Peter Bründl / Carl Eduard Scheidt (Hrsg.)

Psychosomatische Prozesse

Ätiologie, Krankheitsverlauf und Behandlung

Jahrbuch der Kinder- und Jugendlichen-Psychoanalyse
Band 7

Jahrbuch der Kinder- und Jugendlichen-Psychoanalyse

Die Reihe *Jahrbuch für Kinder- und Jugendlichen-Psychoanalyse* möchte der Anwendung psychoanalytischer Theorie, Forschung und klinischer Erfahrung in der Arbeit mit Kindern, Jugendlichen und jungen Erwachsenen zwischen 0 und 25 Jahren einen besonderen Raum geben, von dem neue Impulse ausgehen sollen.

Historisch angewachsenes psychoanalytisches Wissen prägt in vielen Schattierungen Theorie und Praxis der psychoanalytischen und tiefenpsychologisch fundierten Einzelpsychotherapie von Kleinkindern, Kindern, Jugendlichen und jungen Erwachsenen samt begleitender Elternarbeit, ist häufig der Bezugsrahmen von Säuglings-Eltern-Psychotherapien, Gruppenpsychotherapien und Erziehungsberatung.

Die Kinder- und Jugendlichen-Psychoanalyse treibt die Psychoanalyse als Wissenschaft und Kunst mit voran, wirkt als kritisches Regulativ für die Psychoanalyse des Erwachsenenalters und trägt interdisziplinär zur Weiterentwicklung und zu neuen Konzeptbildungen in der Entwicklungspsychologie, in der Erziehungswissenschaft, in Pädiatrie, Kinder- und Jugendpsychiatrie, in der Soziologie, in den Neuro-, Rechts- und Kulturwissenschaften bei.

Das *Jahrbuch* soll deshalb als Forum KlinikerInnen, ForscherInnen und am Wissenszuwachs Beteiligten und Interessierten behilflich sein, die Zukunft einer lebendigen, effektiven, kulturkritischen und übernationalen Psychoanalyse offen zu halten.

Peter Bründl / Carl Eduard Scheid (Hrsg.)

Psychosomatische Prozesse

Ätiologie, Krankheitsverlauf und Behandlung

Jahrbuch der Kinder- und Jugendlichen-Psychoanalyse
Bd. 7

Beiträge von Christine Anzieu-Premmereur,
Dieter Bürgin, Adriana Grotta,
James F. Herzog, Agathe Israel, Paola Morra
Fernanda Pedrina, Marianne Rauwald,
Barbara Saegesser, Viktoria Schmid-Arnold,
Barbara Steck, Alfred Walter,
Adriana von Schelling

Brandes & Apsel

Auf Wunsch informieren wir Sie regelmäßig mit unseren Katalogen »Frische Bücher« und »Psychoanalyse-Katalog«. Wir verwenden Ihre Daten ausschließlich für die Zusendung unserer beiden Kataloge laut der EU-Datenschutzrichtlinie und dem BDS-Gesetz. Bitte senden Sie uns dafür eine E-Mail an info@brandes-apsel.de mit Ihrer Postadresse. Außerdem finden Sie unser Gesamtverzeichnis mit aktuellen Informationen im Internet unter: www.brandes-apsel.de

1. Auflage 2018

Umschlag: Brandes & Apsel Verlag, Frankfurt a. M. unter Verwendung eines Bildes von Picture-Factory@fotolia.com
DTP: Felicitas Alt, Brandes & Apsel Verlag, Frankfurt a. M.
Druck: STEGA TISAK, d. o. o., Printed in Croatia
Gedruckt auf säurefreiem, alterungsbeständigem und chlorfrei gebleichtem Papier.

Bibliografische Information Der Deutschen Nationalbibliothek:
Die Deutsche Nationalbibliothek verzeichnet diese Publikation in der Deutschen Nationalbibliografie; detaillierte bibliografische Daten sind im Internet über www.ddb.de abrufbar.

ISBN 978-3-95558-238-8

Inhalt

Carl Eduard Scheidt / Peter Bründl
Vorwort 7

Dieter Bürgin / Barbara Steck (Basel)
Psychosomatik und Conditio humana 16

Christine Anzieu-Premmereur (New York)
Affektunterdrückung und psychosomatische Ausbalancierung
Die klinische Theorie der Pariser Psychosomatischen Schule über somatische Störungen im Kindesalter 35

Agathe Israel (Neuenhagen bei Berlin)
Die Entwicklung der Selbstkohärenz entlang von Genährtwerden, Verdauen, Ausscheiden
Dargestellt an der Säuglings-Eltern-Psychotherapie 57

Viktoria Schmid-Arnold (München)
Schwangerschaft und Mutterschaft nach In-vitro-Fertilisation (IVF) und intracytoplasmatischer Spermainjektion (ICSI) aus psychoanalytischer Perspektive 82

Fernanda Pedrina (Zürich)
Kommunikative Musikalität in der Eltern-Säugling-Psychotherapie 111

James M. Herzog (Boston)
»Wenn es recht ist, bleibe ich jetzt bei Dir«
Musik der Mütter und Verbundenheit im analytischen Spielraum 132

Alfred Walter (Augsburg)
Wenn körperliches Leiden zur Beziehungsinszenierung wird
Körpernahe Narrative als Bewältigungsversuche körperlich bedrohlicher Erfahrungen 144

Adriana von Schelling (München)
»Ich wäre gerne eine Meerjungfrau«
Der Übergang von der Kindheit in die Adoleszenz in der Behandlung eines 14-jährigen Mädchens 163

Marianne Rauwald (Frankfurt a. M.)
Vererbte Wunden
Transgenerationale Weitergabe elterlicher Traumatisierungen im Kontext pädagogischer und therapeutischer Arbeit 180

Barbara Saegesser (Basel)
Über Konzepte und Heilverfahren für psychosomatisch erkrankte Jugendliche im ostafrikanischen Umfeld
Theorie und Klinik 198

Adriana Grotta / Paola Morra (Mailand / Bologna)
Diagnose und psychodynamische Abklärung in der Therapie eines autistischen Patienten – Die Geschichte von Leo 218

Die Autorinnen und Autoren 235

Dank 239

Carl Eduard Scheidt / Peter Bründl

Vorwort

In seiner vielzitierten Arbeit »Comments on the metapsychology of somatization« beschrieb Max Schur (1955) die Entwicklungs- und Reifungsvorgänge des gesunden Kindes als einen kontinuierlichen Prozess der Desomatisierung. Während das Neugeborene aufgrund seiner noch unentwickelten und nicht ausdifferenzierten psychischen und somatischen Strukturen auf Störungen seiner Homöostase von außen vor allem körperlich reagiert, wird durch die zunehmende Reifung und Entwicklung des Ichs und der diesem zu Gebote stehenden repräsentationalen Funktionen der Sprache eine differenziertere Verarbeitung von Umweltreizen und Belastungen möglich. Wenn die Entwicklung günstig verläuft, verfügt das Ich dann über Regulations- und Adaptationsmöglichkeiten, die gestuft zunächst mentale, d. h. kognitive und psychische Ressourcen in Anspruch nehmen und dadurch die Reizverarbeitung von der somatischen Ebene fernhalten. Erst wenn die Adaptationsmöglichkeiten im äußeren Ring der Homöostase, wie Bowlby (1975) es nannte, ausgeschöpft sind, werden im Sinne einer Resomatisierung physiologische und körperliche Reaktionsmuster aktiviert. Dieses in der psychoanalytischen Psychosomatik lange Zeit einflussreiche Konzept, an das auch Franz Alexander (1985) mit seiner Theorie der Bereitstellungserkrankungen anknüpfte, erklärt, weshalb psychosomatische Beschwerden und Erkrankungen im Kindesalter eine besondere Rolle spielen. Aufgrund der noch unvollständigen Ausdifferenzierung der Ichstrukturen und der noch unvollständigen Separierung körperlicher und seelischer Prozesse schlagen Belastungen im Kindesalter stärker und nachhaltiger auf den Körper durch. Dies gilt umso mehr, wenn die Entwicklung der Ichfunktionen durch ungünstige Umweltbedingungen gestört ist.

Andererseits bedeutet dies nicht unbedingt, dass psychosomatische Erkrankungen im Kindes- und Jugendalter viel häufiger sind als im Erwachsenenalter. Denn im Kindesalter sind natürlich auch die körperlichen Kompensationsmöglichkeiten und die biologische Plastizität größer als im höheren Lebensalter. Die unmittelbare Abhängigkeit der psycho-biologischen Homöostase von der Qualität der Interaktion mit den primären Bindungspersonen ist jedoch im Kindesalter sicher anders und größer als im Erwachsenenalter und dies ändert sich erst schrittweise im Laufe der Entwicklung.

Phänomenologisch bestehen zwischen den psychosomatischen Störungen des Kindes- und des Erwachsenenalters Ähnlichkeiten und Überschneidungen.

Somatoforme und dissoziative Störungen, Essstörungen und Psychosomatosen gleichen sich im Erscheinungsbild, so dass dieselben diagnostischen Kategorien sowohl in der Erwachsenenpsychosomatik wie in der Psychosomatik des Kindesalters verwendet werden (Bürgin, 1993). Andere psychische und psychosomatische Störungen des Kindesalters, wie die Gedeihstörungen, die Hypervigilanz, die Enuresis oder die Enkopresis, wiederum haben keine Entsprechung im Erwachsenenalter. Verhaltensstörungen wie die Trichotillomanie treten im Erwachsenenalter nur im Rahmen schwerster regressiver Zustände oder bei Psychosen auf. Diese letztgenannten Krankheitsbilder spielen bezüglich ihrer Prävalenz in der Psychosomatik des Erwachsenenalters eine untergeordnete Rolle.

Auch im Hinblick auf die zugrunde liegenden pathogenetischen Prozesse gibt es zwischen der Psychosomatik des Kindes- und des Erwachsenenalters Überschneidungen. Die Psychosomatik im Kindesalter ist naturgemäß entwicklungsbezogen. Sie ist auf das Zusammenspiel der individuellen Entwicklung des Kindes in Abhängigkeit von den psychosozialen Umweltbedingungen und der Verfügbarkeit und Zugänglichkeit der primären Bindungspersonen und ihrer Fähigkeit, eine feinfühlige Resonanz für die Bindungsbedürfnisse des Kindes zur Verfügung zu stellen, ausgerichtet. Bowlbys Studie im Auftrag der WHO (1954), in der junge Erwachsene nachuntersucht wurden, die als Kinder während des Krieges von ihren Eltern getrennt worden und in Heimen aufgewachsen waren, hatte bereits deutlich die deletären psychosozialen Folgen einer frühen Trennung aufgezeigt. Die Folgen von Trennung und Deprivation auf der körperlichen Ebene wurden vor allem durch die für die Psychosomatik einschlägigen Untersuchungen von M. Hofer (1984) bekannt, die verdeutlichten, in welchem Ausmaß der noch unausgereifte Organismus des Säuglings in den Frühphasen der Entwicklung von der Regulation durch externe soziale Fürsorge abhängig ist, durch die hochspezifisch und hochselektiv die Einstellung unterschiedlicher physiologischer Systeme organisiert wird. Hofer (1987) hatte in tierexperimentellen Untersuchungen gezeigt, dass Trennungserfahrungen in der frühen Entwicklung zu komplexen physiologischen Reaktionen führen, die unterschiedliche physiologische Systeme wie die Herzschlagfrequenz, die Atmung, die Körpertemperaturregulation, endokrine Prozesse (HPA-Achse) oder den Schlafrythmus betreffen. Die Spezifität der externen psychobiologischen Regulationsfunktion konnte dadurch belegt werden, dass nach Trennung die akute Distress-Reaktion unter bestimmten Bedingungen durch ein Muttersurrogat beendet werden kann. Taktile, olfaktorische und Verhaltenseigenschaften des Muttertieres lösen, wenn sie entzogen werden, jeweils unterschiedliche physiologische Reaktionen aus. Hofer sprach von »versteckten Regulatoren«, die in der Interaktion zwischen Müttern und ihrem Nachwuchs wirksam werden und die einen direkten Einfluss auf die physiologische Homöostase ausüben. Insbesondere die These Hofers, dass es bei Spezies mit komplexeren kortikalen Funktionen im Lauf der Entwicklung zu einer Internalisierung dieser Regulationsfunktion kommt (Hofer, 1984), die eng mit dem Erwerb symbolischer Funktionen, d. h. der Ich-Funktionen zusammenhängt, kann als Unterstützung der Konzepte von Schur verstanden werden. Wie wir wissen, ist diese Internalisierung nie ganz vollständig, so dass der Körper auch im Erwachsenenalter in gewisser Weise ein offenes, d. h. umweltabhängiges, biologisches System bleibt, das auf vielfältige Weise durch den Einfluss sozialer Erfahrungen moduliert werden kann (Hofer, 1984; Pipp & Harmon, 1987).

Auch die moderne Erwachsenenpsychosomatik stützt sich stark auf die Entwicklungspsychologie und die Entwicklungsneurobiologie. Hierzu hat die Rezeption der Bindungstheorie Bowlbys wesentlich beigetragen (Scheidt & Waller, 1999). Erstaunlich spät wurde im Kontext der Rezeption der Bindungstheorie in der Psychosomatik das Konzept der Regulationsstörungen eingeführt (Taylor, 1993), das u. a. auf den Studien von Hofer fußte und diese mit psychoanalytischen Konzepten der Entwicklung verbindet. Wie die Bindungstheorie postuliert auch die Theorie der Regulationsstörungen kybernetische Systeme, in denen die seelischen Prozesse als Teil hierarchischer und sich wechselseitig beeinflussender Subsysteme verstanden werden (Taylor, 1993).

Während in der Erwachsenen-Psychosomatik die Entwicklung über die biographische Rekonstruktion im Behandlungsprozess erschlossen wird, spielen in der Kinderpsychotherapie und -psychosomatik Direktbeobachtungen und Rekonstruktion ineinander. In der Verknüpfung dieser beiden Informationsquellen liegt das besondere Potential der Therapie. *Fernanda Pedrina* beschreibt in ihrem Beitrag im vorliegenden Band am Beispiel einer Fallvignette von Lebovici und in ihrer Konzeption der SKEPT als ein der musikalischen, spontanen Improvisation analogen Prozess sehr eindrucksvoll, wie zeitlich gerafft und verdichtet die szenische Darstellung und die Abstimmung in der therapeutischen Interaktion zwischen Mutter und Kind und dem Therapeuten in seiner Kommunikation mit der Mutter-Kind-Dyade im Behandlungsprozess abläuft.

Was die Forschung betrifft, sind die Möglichkeiten einer systematischen Verknüpfung von Kinder- und der Erwachsenenpsychosomatik bis heute viel zu wenig ausgeschöpft worden. Es mangelt beispielsweise an großen Langzeitstudien, in denen die Verläufe von der frühen Kindheit bis in das junge Erwachsenenalter nachgezeichnet werden, um die Interaktion zwischen biologischen Reifungsprozessen und psychosozialen Entwicklungsbedingungen detailliert zu untersuchen und zu verstehen.

Durch die Fortschritte der kognitiven Neurowissenschaften und der Epigenetik beginnen sich heute weiterhin einige der Lücken zu schließen, die Felix Deutsch 1959 veranlasst hatten vom »Mysterious Leap from the Mind to the Body« zu sprechen. Michael Meaney hat in den vergangenen 15 Jahren in einer Reihe von sehr eindrucksvollen tierexperimentellen Studien gezeigt, wie frühe Sozialerfahrungen auf molekularer und Zellebene in die biologische Regulation eingreifen. Die zentrale Schaltstelle ist dabei die epigenetische Regulation in der Aktivierung von Gen-Sequenzen, die die Synthese körpereigener Eiweißmoleküle in der Zelle kodieren. Wie Meaney in seinen tierexperimentellen Untersuchungen zeigen konnte, wird durch den Entzug der taktilen Stimulation durch das Muttertier in frühen Zeitfenstern der Entwicklung die Bildung von Kortisol-Rezeptoren im Zwischenhirn blockiert, was zu einer langfristigen Fehlregulation und einer Störung der Anpassungsfähigkeit im körpereigenen Stress-System (HPA-Achse) führt (Buschdorf & Meaney, 2015). Dies hat zur Folge, dass die biologische Anpassungsfähigkeit des Organismus auf Stress langfristig suboptimal eingestellt ist und ferner auch, dass sich in der späteren Entwicklung auf der Verhaltensebene stärkere Angstreaktionen unter Belastung zeigen (Meaney, 2015). Es kann aufgrund dieser mehrfach replizierten Studien heute als unzweifelhaft belegt gelten, dass die frühen Sozialerfahrungen einen außerordentlich nachhaltigen und langfristigen Einfluss nicht nur auf die psychosoziale Entwicklung, sondern auch und gerade auf die biologischen Regulationsprozesse ausüben.

Obwohl die skizzierten Fortschritte der Entwicklungsneurobiologie die Bedeutung psychosozialer Erfahrungen in der Frühphase der Entwicklung eindrücklich bestätigen, bleibt die Behandlung in der Psychosomatischen Medizin sowohl der Erwachsenen wie auch der Kinder und Jugendlichen natürlich die Domäne der Psychotherapie. Es gibt bislang keine Möglichkeiten, biologische Fehlregulationen in der Folge von Entwicklungsdefiziten anders als auf psychotherapeutischem Wege zu behandeln. Gerade für eine auf dem Verständnis der psychosozialen Entwicklung basierende Psychotherapie sind deswegen die psychoanalytischen Konzepte der Symptomentstehung und ihrer Behandlung unverzichtbar. Dazu gehört beispielsweise das Modell der Konversion als einer zumeist relativ hochstrukturierten Form der Symptombildung auf der Grundlage eines psychischen Konfliktes (Freud, 1893) ebenso wie Alexanders Modell der Bereitstellungserkrankungen (Alexander, 1955), das Alexithymie-Konzept oder die *Pensée operatoire* der französischen Schule der Psychosomatik. Die im vorliegenden Band versammelten Aufsätze greifen jeweils auf verschiedene Weise auf diese Konzepte der psychoanalytischen Psychosomatik zurück und machen diese in der Anwendung auf das Prozessverständnis in der Behandlung fruchtbar. So zeigt *Christine Anzieu-Premmereur* in ihrer Arbeit im vorliegenden Band an dem eindrucksvollen Fallbeispiel eines zweijährigen Jungen, wie eine entwicklungsbedingte Aufhebung der vorbewussten Verknüpfung mit dem emotionalen Erleben zu einem flachen und entleerten emotionalen Erleben in der Mutter-Kind-Interaktion führt und wie diese dyadische Form der Alexithymie und der depressiven Affektentleerung sich im therapeutischen Prozess schrittweise verändern und rückgängig machen lässt.

Betrachtet man die oben genannten psychosomatischen Konzepte nicht als konkurrierende Erklärungsmodelle, sondern als heuristische Konstruktionen, die im Einzelfall jeweils Unterschiedliches zum Verständnis beitragen, so ergibt sich eine facettenreiche Perspektive auf die psychosomatischen Problemzusammenhänge. Historisch hat sich der Fokus in den vergangenen Jahren unverkennbar von einer Konfliktpathologie psychischer Störungen hin zur Strukturpathologie verschoben. Dies mag unterschiedliche Gründe haben. Einerseits ist es vermutlich durch die Veränderung der gesellschaftlichen Lebens- und Sozialisationsbedingungen tatsächlich zur Entwicklung anderer Formen und Ausprägungsgrade psychischer Störungen gekommen. Andererseits führt aber möglicherweise auch eine verfeinerte psychodynamische Diagnostik dazu, dass wir heute den Anteil struktureller Störungen besser erkennen. Aufgrund der Häufigkeit struktureller Störungen in der Behandlung messen wir dem Konzept der Mentalisierung (Allen, Fonagy & Bateman, 2008) und anderen Modellvorstellungen, die die Störung der Symbolfunktion in den Mittelpunkt stellen, besondere Bedeutung bei. Natürlich hat dies auch Konsequenzen für die Behandlungstechnik und das Verständnis der Aufgabe des Analytikers im psychoanalytischen Prozess. Hier sehen wir heute klarer den Analytiker als Teil des interaktiven Prozesses, der auf die Ko-Konstruktion und Versprachlichung abgespaltener unbewusster Phantasien und Erfahrungsfragmente in einem dialogischen Prozess abzielt, in den der Analytiker als Teilnehmer der unbewussten Szene sehr weitgehend einbezogen ist.

Die im vorliegenden Band versammelten Beiträge nähern sich dem Thema der Behandlung psychosomatischer Störungen im Kindes- und Jugendalter aus unterschiedlichen Perspektiven: So eröffnen *Dieter Bürgin/Barbara Steck* die Reihe mit ihren psychoanalytischen, interdisziplinären Ausführungen zur Psychosomatik und Conditio Humana in Erkundung der menschlichen grundlegenden Existenzbedingungen. Sie zentrieren ihre Überlegungen auf die psychosomatischen Beschwerden, auf Stress als multidirektionales Geschehen zwischen Gehirn, Psyche, Immun- und Stoffwechselorganisation,, auf die frühkindliche Entwicklung, auf Schmerz mit seinem psychosomatischen Ausdruck und auf die Psychosomatik der Ausscheidungsstörungen, welche durch Fallvignetten illustriert werden.

Christine Anzieu-Premmereur beleuchtet die klinische Theorie der Pariser psychosomatischen Schule über somatische Störungen im Kindesalter am Beispiel einer detaillierten Beschreibung ihrer simultanen Behandlung eines retardierten Kleinkindes mit seiner persönlichkeitsgestörten Mutter. Die Autorin zeigt, wie psychotherapeutisch zunehmend die das Kind schädigende Affektunterdrückung der Mutter aufgehoben und entwicklungsfördernd für Mutter und Kind eine verbesserte psychosomatische Ausbalancierung sich einstellen konnte.

Adriana von Schelling schildert sehr differenziert die Behandlung eines 14-jährigen Mädchens, das wegen einer sehr heftigen Angst vor dem Erbrechen (Emetophobie) und anderen hypochondrischen Ängsten die Therapie aufsucht. Psychodynamisch steht eine als destruktiv und schuldhaft erlebte Separations-Individuationsproblematik im Mittelpunkt. Als Grundlage der Somatisierung wird in diesem Fall die symbiotische Verstrickung mit dem mütterlichen Objekt verstanden, wobei die Mutter ihrerseits im Sinne einer transgenerationalen Individuationsproblematik in der ungelösten Beziehung zu ihrer eigenen Mutter kaum Möglichkeiten einer Mentalisierung früher Distress-Zustände zu entwickeln vermochte.

Alfred Walter schildert in einem sehr plastischen Fallbericht die Geschichte eines achtjährigen Jungen, der aufgrund einer Leukämie-Erkrankung mit den damit verbundenen medizinischen Eingriffen im Alter von zwei Jahren ein schweres frühes körperliches Trauma erlitten hatte. Die Verarbeitung dieser Erfahrung führte zu einem Rückzug in eine autistoide Phantasiewelt. Die Verschmelzung von früher Körpererfahrung, Selbst- und Objekterleben, die sich in der Traumaerfahrung ausgebildet hatte, wird, wie der Autor zeigt, in der Therapie auf eine faszinierende Weise in Handlungsdialogen kreativ reinszeniert und narrativ rekonstruiert. Die autistoide Abkapselung kann so im Verlauf sukzessive in die Erfahrung einer mentalisierenden und haltgebenden Objekterfahrung transformiert werden.

Barbara Saegesser berichtet in ihrem Beitrag über ihre psychoanalytische Arbeit in Ostafrika und die dort geübte Praxis der Behandlung psychischer und psychosomatischer Erkrankungen. Der Beitrag gibt ein eindrucksvolles Zeugnis der Kulturgebundenheit der Vorstellungen von Gesundheit und Krankheit sowie der zugehörigen Behandlungsmethoden. Beschrieben werden der Besuch bei zwei Heilern sowie die Geisteraustreibung bei zwei jungen Frauen, bei denen psychosomatische Symptome als Ausdruck der Besessenheit durch böse Geister (Djins) gedeutet wurden. Religiöse Praktiken, hier des Islam, spielen unmittelbar auch in die Behandlung hinein, psychologische Behandlungsansätze sind dort dagegen weitgehend unbekannt.

James Herzog berichtet in seinem Beitrag über die psychoanalytische Begegnung mit einer Patientin, die durch ihre Familiengeschichte im Holocaust eine schwere frühe Traumatisierung erlitten hatte. Patientin und Analytiker sind miteinander durch das Schicksal in Auschwitz ermordeter Familienmitglieder verbunden. Im verkörperlichten Dialog im analytischen »Spielraum« wird die existentielle Dimension dieser Begegnung spürbar und fühlbar. In der Übertragung übernimmt der Analytiker die Rolle eines lebenserhaltenden exo-Skelettes, Verantwortung und Mitverantwortung für das Lebensschicksal seiner hochbegabten, aber durch das Trauma schwer geschädigten Patientin. Herzog zeigt ein Verständnis von Psychoanalyse auf, das – weit über die Technik einer Behandlungsmethode hinausgehend – auf die Tiefe einer existentiellen, auch von Musik jenseits der Sprache getragenen Begegnung im Zusammenhang einer geteilten Erfahrung von Traumatisierung hinweist. Gleichzeitig verweist er den Leser schlaglichtartig auf die mögliche transgenerationale Transmission von schweren Traumata, die die Entwicklung von Gedeih-, Fütter- und Essstörungen bedingen können

Marianne Rauwald konzentriert sich theoretisch und klinisch, teilweise angelehnt an Ilany Kogan, ganz auf die über mehrere Generationen hinweg weitergegebenen traumatischen Prozesse und vererbten Wunden bedingt durch unzureichende Mentalisierung der seelischen Schmerzen auf Grund der über die Generationen hinweg unzureichend bleibenden Abgrenzungen zwischen traumatisierter Mutter und Kind bzw. unentwickelter Selbst- und Objektsdifferenzierung, Selbst- und Objektskonstanz. Sie zeigt eindrucksvoll, wie die erste, zweite und dritte Generation gleichzeitig in den zwei Welten der aktuellen Gegenwart und der Vergangenheit der Vorfahren leben muss.

Viktoria Schmid-Arnold berichtet in ihrem Beitrag über die Analyse einer Patientin, die nach einer In Vitro-Fertilisation (IVF) mittels Intrazytoplasmatische Spermieninjektion (ICSI) schwanger wird und im Zuge dieser Schwangerschaft in eine schwere Krise hineingerät. Gerade auch in Anbetracht der mittlerweile großen Häufigkeit und gesellschaftlichen Relevanz der IVF zeigt dieser Fallbericht die komplexen Konfliktkonstellationen und psychischen Risiken, die durch diesen Behandlungsprozess angestoßen und heilsam so aufgehoben werden können, dass die Chance für eine zukünftige hinreichend gute Mutter-Kind-Beziehung sich einstellt.

Agathe Israel fokussiert in ihrer Beschreibung und theoretischen Ausrichtung einer SKEPT Behandlung auf die Entwicklung der Selbstkohärenz entlang von Nähren – Verdauen – Ausscheiden beim Säugling und Kleinkind in Relation zum gelingenden oder misslingenden metabolisierenden Containment von Schmerzuständen, Sinnesempfindungen und Affekten des Kleinkindes durch seine primären Objekte im Sinne Bions, zumal die Sinnesempfindungen des Säuglings bei der Verdauung sich im Gegensatz zu Fütterung und Ausscheidung der direkten sinnlichen Wahrnehmung der Eltern entziehen.

Die im vorliegenden Band versammelten Beiträge, die sich teils aus dem Blickwinkel der psychotherapeutischen Behandlung, teils aus der Sicht der empirischen Forschung oder der Ethnopsychoanalyse dem Feld der Psychosomatik nähern, entfalten eine reichhaltige und faszinierende Vielfalt an Verstehensmöglichkeiten im Zugang zum Feld der Kinder- und Jugendpsychosomatik und -psychotherapie. Der Band zeigt, wie die von Geburt an engste Interdependenz von Soma und Psyche (sowohl im Säugling wie bei den Eltern) in normalen und dysfunktionalen Entwicklungen sich differenzieren und wie lebensgeschichtliche Störungen sich im psychotherapeutischen Narrativ transformieren. In der Zusammenschau ergibt sich eine facettenreiche Sicht auf die aktuellen Themen der Behandlung sowie die theoretischen Konzepte, die für die psychoanalytische Arbeit mit psychosomatisch belasteten Menschen eine zentrale Rolle spielen.

Aus dem Band 7 dieses Jahrbuchs von 2017 (Abklärung – Diagnose – Fallbeschreibung: S. 177–191) wurde in der inzwischen verbesserten und von den Verfasserinnen autorisierten Übersetzung aus dem Italienischen der Beitrag »Diagnose und psychodynamische Abklärung in der Therapie eines autistischen Patienten. Die Geschichte von Leo« von *Adriana Grotta* und *Paola Morra* erneut übernommen. Der nach einer Risikoschwangerschaft geborene Leo, wurde sehr früh nach seiner Geburt als Risikokind und später mit autistischen Zügen diagnostiziert. Von fünf bis 18 war er in durchgehender analytischer Psychotherapie bei Adriana Grotta, zu der er später als kompetenter Erwachsener mit 30 nochmals eindrücklichen Kontakt aufnahm. Es ist beeindruckend, wie die ca. 13 Jahre lange Therapie in einem umfassenden interdisziplinären Setting durchgeführt wurde, für das die psychoanalytische Behandlung sich als zentral und die anderen Mitbehandlungen organisierend erwies.

Literatur

Alexander, F. (1955/dt. 1985): *Psychosomatische Medizin*. Berlin/New York: de Gruyter. 4. Aufl.

Allen J. G.; Fonagy, P. & Bateman A. W. (2008): *Mentalizing in Clinical Practice*. American Psychiatric Publishing.

Bowlby, J. (1954/dt. 1975): *Bindung. Eine Analyse der Mutter-Kind-Beziehung*. München: Kindler.

Bürgin, D. (1993): *Psychosomatik im Kindes- und Jugendalter*. Stuttgart/Jena/New York: Gustav Fischer.

Buschdorf, J. P. & Meaney, M. (2015): Epigenetics programming in the HPA-Axis. *Compr Physiol*, 6(1), 87–110.

Deutsch, F. (1959): *On the mysterious leap from the mind to the body*. New York: IUP.

Freud, S. (1893): *Über den psychischen Mechanismus hysterischer Phänomene. Stud. Ausgabe, Bd. 6*. Frankfurt a. M.: Fischer, 1975.

Hofer, M. (1984): Relationships as regulators. A psychobiologic perspective on bereavement. *Psychosom Med*, 46, 183–197.

Hofer, M. (1987): Early social relationships. A Psychobiologist's view. *Child Dev* 58, 633–647.

Meaney, M. J. (2015): Effects of the social environment and early life stress on neurodevelopment, cognition, behaviour and health. *Psychoneuroendocrinology*, 61, 11.

Pipp, S. & Harmon, R. J. (1987): Attachment as regulation. A commentary. *Child Dev*, 58, 648–652.

Scheidt, C. E. & Waller, E. (1999): Bindungsrepräsentation, Affektregulation und psychophysiologische Reaktionsbereitschaft. Anmerkungen zur Bedeutung neuerer Ergebnisse der Bindungsforschung für die Psychosomatik. *Zeitschrift für Psychosomatische Medizin und Psychoanalyse*, 45, 313–332.

Schur, M. (1955): Comments on the metapsychology of somatization. *Psychoanalytic Study of the Child*, 10, 119–164.

Taylor G. J. (1993): Clinical applications of a dysregulation model of illness and disease. A case of spasmodic torticollis. *Int J Psychoanal*, 74, 581–595.

Dieter Bürgin / Barbara Steck
(Basel)

Psychosomatik und Conditio humana

Der menschliche Körper ist das beste Bild
der menschlichen Seele.
Ludwig Wittgenstein (1889–1951)

1. Einleitung

Alle Menschen unterliegen dem, was wir die *Conditio humana* nennen, d. h. den Grundbedingungen der menschlichen Existenz. Viele Mächte (z. B. Klima, Natur, Krankheiten, Tod) wirken anhaltend auf uns ein, kümmern sich nicht um Individuen und Gruppierungen. Wir haben keinen Einfluss auf sie, sind aber weitestgehend von ihnen abhängig. Konzeptuell können wir sie als Fakten der Außenwelt oder als Gegebenheiten unserer Innenwelt verstehen. Eine Auflehnungsmöglichkeit besteht einzig in der Selbsttötung, gleichsam einer radikal-omnipotenten Verwerfung, einem Versuch, die Lebenskräfte zu pervertieren, sie ins Gegenteil zu verkehren oder auszulöschen. Eine Akzeptanz menschlicher Existenzbedingungen kommt der Tatsache gleich, sich im Leben mit dem Unbekannten auseinanderzusetzen. Dies ist allerdings nur möglich, wenn sich die aus der anfänglich totalen Abhängigkeit gebildeten Allmächtigkeitsgefühle in Richtung Realitätsakzeptanz und zum Spielerischen hinbewegen. Reifungs-, Entwicklungs- und Veränderungsbewegungen werden dann möglich. Was ursprünglich als potentielle Katastrophe galt, vermag nun als Lernerfahrung erlebt werden. Die Frage, wie sich ein Gefühl von Kontinuität im eigenen Sein bei so viel Wandel bilden kann, findet dann zunehmend Interesse. Persönliche Kontinuitätsgefühle tragen zum Aufbau eines authentischen Selbst bei, erlauben ein Empfinden sinnerfüllter Intentionalität und das Erleben einer eigenen Existenz. Allerdings brauchen Säuglinge, Klein- oder Schulkinder und auch Adoleszente hierfür den Beistand von verständigen Erwachsenen, die ihnen beim Umgang mit den vorgefundenen Lebenstatsachen zur Seite stehen.

Wir unterliegen dem Drang des Lebens zu existieren, was sich gleichzeitig als Wunsch und als Angst manifestiert. Wir verfügen über ein spezifisches Genom und erfahren uns als Wesen, die mittels angeborener Kräfte (Triebe), die nach außen gerichtet sind, einen Stoffwechsel mit der Umwelt zu etablieren im Stande sind. Bereits Babys besitzen eine Fähigkeit, Erfahrungen zu speichern, Beziehungen aufzubauen, welche mittels eines emotionalen Austauschs (»Aufnehmen« und »Ausscheiden«) Reifung und Entwicklung ermöglichen, Bedürfnisse und Begehren zu entwickeln, sich an den entstehenden Gefühlen der Lust oder des Schmerzes zu orientieren und zu handeln. Als Erwachsene vermögen wir, uns zu reproduzieren und damit teilweise Spuren zu hinterlassen.

Wir sind abhängig von und eingebunden in die für uns erkennbaren Natur- und Speziesgesetze, in eine spezifische Geschichtlichkeit, in ein soziokulturelles wie auch familiales Umfeld, in die Bedingungen der Endlichkeit und Sterblichkeit (Geburt, Lebenszeit und Tod), aber auch in die kosmologischen und molekularbiologischen Bedingungen physikalisch-chemischer Art. Zu den Grundbedingungen der menschlichen Existenz gehören auch der Geschlechts- und der Generationenunterschied sowie die Notwendigkeit, Verbindungsbrücken zwischen Körper und Psyche zu bauen, die wir sind und gleichzeitig haben. Gedanken, Gefühle, Fantasien und Träume bzw. Rêverie[1] stellen sich ein, ohne dass wir imstande wären, zu sagen, woher sie stammen oder wie sie sich im Detail gebildet haben. Wir erleben sie als eigene, können sie aber, ohne die Annahme eines uns unzugänglichen Unbewussten, kaum verstehen.

Diesen Grundbedingungsmächten können wir uns nicht entziehen, sie sind aber auch nicht zu enträtseln. Jedes Kleinkind versucht in der ihm eigenen Art und Weise, Antworten darauf zu finden. Jeder einzelne Mensch kann versuchen, in der ihm bestmöglichen Weise modifizierend mit diesen Grundbedingungen zu »spielen«. Was wir vorfinden, versuchen wir uns zu eigen zu machen, d.h., es mittels persönlicher Wünsche und Motivationen als zu uns gehörig zu empfinden. Letztlich erscheinen uns »das Subjektive« wie auch »das Objektive« wie geheimniserfüllte Räume. Obwohl sich unsere intrapsychischen Strukturierungen, die sich weit ab von einem reflektierenden Bewusstsein entwickelt haben und – wenigstens was die intrauterine Zeit und die ersten drei Lebensjahre angeht – einer »infantilen Amnesie« unterliegen, d.h. nicht mehr bewusst erinnerlich sind, entwickeln wir für unser subjektives Seelenerleben ein Gefühl von persönlicher Verantwortung. Das Subjekt erlebt

1 »Träumerisches Ahnungsvermögen« (Bion, 1997).

sich, selbst wenn es gut integriert ist, als ein Gemisch von widersprüchlichen Teilen. Stets besteht die Gefahr eines mehr oder weniger großen Zerfalls der jeweils erreichten Integration. Wir erfahren uns als hin- und hergeworfen zwischen einer Orientierung an innerer oder an äußerer Realität.

2. Psychosomatische Beschwerden

Sie können durch *psychisches und/oder somatisches Leiden* verursacht werden. Organische Erkrankungen, vor allem chronische und ernsthafte, führen oft zu einer hohen psychischen Belastung, die – auf Grund der mit der Krankheitsverarbeitung verbundenen Emotionen – die Krankheitssymptome noch weiter zu intensivieren vermag.

Psychosomatische Phänomene bei Kindern und Jugendlichen entsprechen zwar meistens über den Körper ausgedrückten Affekten. Generell aber sind bei psychosomatischen Störungen verschiedene Faktoren und deren Zusammenspiel beteiligt.

3. Stress

Stress kann als ein multidirektionales, kommunikatives Geschehen zwischen verschiedenen Systemen (z. B. Gehirn, Psyche, Immun- und Stoffwechselorganisation) betrachtet werden. Die komplexe Interaktion dieser unterschiedlichen Systeme führt zu positiven oder negativen Veränderungen im Gehirn, der Psyche und/oder dem Körper (Steck & Steck, 2015). Auf kritische Lebensereignisse, so genannte Stressoren, erfolgt eine koordinierte und energetisierende Reaktion, die unsere körperliche Integrität und unser psychisches Wohlbefinden aufrechterhält. Die Psyche und damit auch das Gehirn stellen Bedrohungen und potentiell stressvolle Situationen fest und initiieren physiologische, emotionale und Verhaltensreaktionen, die entweder der Anpassung dienen oder gesundheitsschädlich sein können. Die mit chronischer Stressbelastung verbundenen Hormone schützen den Körper kurzfristig und fördern eine Anpassung. Auf lange Sicht hinaus jedoch bewirken die Belastungen von der Art eines chronischen Stresses Veränderungen in Gehirn, der Psyche und dem Körper, allenfalls mit nachfolgenden Erkrankungen. Die Stressreaktion ist eine angeborene, das Gehirn und den Körper umfassende Funktionsweise, welche in ihrer Erscheinungsform in hohem Ausmaß durch Anlagefaktoren des Säuglings, Umwelteinwirkungen und die damit verknüpften Austauschvorgänge gekennzeichnet ist und somit Reifungs- und Entwicklungsgesetzen untersteht.

Die zentralen Komponenten des Stresssystems sind im Hypothalamus und im Hirnstamm lokalisiert. Sie bilden Teile eines neuroendokrinen Steuerungssystems – der Hypothalamus-Hypophysen-Nebennieren-Achse (HHN) – und eines Teiles des unwillkürlichen Nervensystems – nämlich des sympathischen-adreno-medullären Systems. Die Aktivierung dieser Systeme hat eine erhöhte Ausscheidung von Stresshormonen (Corticotropin-Releasing-Hormon [CRH], Cortisol, Noradrenalin und Adrenalin) zur Folge. Gleichzeitig manifestieren sich erhöhte, entzündungsbedingte Zytokine,[2] welche für die Koordination des Immunsystems verantwortlich sind. Die Herstellung eines Gleichgewichts zwischen kognitiv-integrativer und emotional-senso-motorischer Verarbeitung und wie sich dieses in verschiedenen Situationen verändert, wurde in mehreren neurobiologischen Studien untersucht (Koslowska et al., 2015).

Der *toxische Stress* kommt durch eine zu starke, zu häufige oder zu lange andauernde Aktivierung der körperlichen Stress-Reaktionssysteme zustande. Zumeist ist keine schützende und unterstützende Beziehung von Erwachsenen vorhanden gewesen. Alle Formen von emotionaler Nicht-Verfügbarkeit der primären Beziehungspersonen in der frühen Kindheit (z. B. Vernachlässigung, Drogenmissbrauch oder Depression) sind geeignet, eine toxische Reaktion auf Stress zu induzieren. Zusätzlich zu den eher kurzfristigen Veränderungen im beobachtbaren Verhalten, kann toxischer Stress bei Kleinkindern wenig nach außen sichtbare, jedoch permanente Änderungen der Hirnstrukturen und -funktionen nach sich ziehen. Die Plastizität des fötalen, des Säuglings- und des frühkindlichen Gehirns macht dieses besonders empfindlich gegenüber hormonellen Einflüssen. Anhaltend erhöhte Werte von Stresshormonen unterbrechen und verändern die Größe der Glucocorticoid-Rezeptoren in der Amygdala und modifizieren im Cortex die Entwicklung der Hirnarchitektur. Gleichzeitig kann chronischer Stress zum Verlust von Neuronen und von neuronalen Verbindungen im Hippocampus und medialen präfrontalen Cortex (PFC) führen.

Frühkindlich-stressvolle Ereignisse bei einem Kind können durch die nachträgliche Bearbeitung in der Phantasie zu Symptomen oder einem psychischen

2 Zytokine sind Proteine, die das Wachstum und die Differenzierung von Zellen regulieren. Sie gehören zu den Peptiden (verknüpfte Aminosäuren), wie z. B. Interferone und Interleukine.

Zusammenbruch Anlass geben. Breuer & Freud hielten bereits 1895 fest, dass »Eindrücke aus der vorsexuellen Zeit, die auf das Kind wirkungslos geblieben sind, später als Erinnerungen traumatische Gewalt erhalten« (S. 121). Für Winnicott (1974) kann die frühkindliche Erfahrung einer primitiven Agonie[3] nicht Vergangenheit werden, wenn sie nicht zuerst vom Ich in die eigene gegenwärtige Erfahrung und aktuelle Bewältigung aufgenommen und durch nachträgliches Wiedererleben »erinnert« wird.

Familien mit vielfachen Stresserfahrungen weisen gewisse gemeinsame Merkmale familiärer Dynamik und Beziehungsstrukturen auf: Generationsübergreifende Übertragungen, auch von familialen Vermächtnissen, finden vielfach statt.

Die nachhaltigste Folge von stressvollen, traumatischen Erlebnissen zeigt sich in der Unfähigkeit, Erregungszustände zu regulieren, Gefühle von Wut, Angst, Trauer und Schmerz zu steuern und in Worte zu fassen sowie Reize angemessen wahrzunehmen und sich auf die Umwelt einstellen zu können. Je jünger ein Kind zum Zeitpunkt der Traumatisierung ist und je länger eine Traumatisierung andauert, umso größer ist seine Gefährdung (van der Kolk, 1998; van der Kolk et al., 2007).

4. Frühkindliche Entwicklungskomponenten und Beziehungsformen

Die *Psyche als subjektive Erlebnis- und Erfahrungswelt* und das *Gehirn als das dazugehörige objektivierbare Organsubstrat* bilden zusammen ein erkenntnistheoretisches Paradoxon, nämlich Eines und doch nicht das Gleiche zu sein. Es handelt sich um eine unauflösbare Widersprüchlichkeit der menschlichen Natur, einer Gegebenheit der Conditio humana, der wir ausgesetzt sind und die sich nur in ganz kleinen Schritten erschließen lässt.

Entwicklung Soma/Psyche: Evolutionsgeschichtlich ist zuerst der Körper vorhanden; die Psyche beginnt mit einer phantasievollen Ausarbeitung des physischen Funktionierens und hat als wichtigste Aufgabe, vergangene Erfahrungen, gegenwärtiges Bewusstsein und Zukunftserwartungen miteinander zu verbinden. Sie speichert innerpsychisch Beziehungserfahrungen und entwickelt den Austausch vom Körper mit der Außenwelt. Psyche und Soma stehen in einer Wechselbeziehung zueinander. So bewirken psychische Beeinträchti-

3 Agonie: altgriechisch ἀγωνία: Qual, Kampf.

gungen körperliche Veränderungen und vice versa. Die Integration von Erfahrungen aus der Psyche und dem Soma bildet die Grundlage für die Entwicklung eines wahren Selbst. Bei einer genügend guten Mutter-Kind-Beziehung findet eine fortschreitende Differenzierung der Beziehung zwischen dem Körper der Mutter und dem des Kindes statt, wie auch zwischen dem Körper des Kindes selbst und seiner Psyche. Bei einer psychosomatischen Krankheit werden psychische Schmerzen nicht auf der psychischen Ebene bearbeitet, sondern kommen durch somatische Beschwerden zum Ausdruck, der Körper wird zum Behältnis von unbewusstem psychischem Schmerz (Winnicott, 1988/1994).

Die Beziehungen zwischen Kindern und ihren primären Betreuungspersonen (»Mutter«): Die Kommunikation zwischen Kind und primärer Bezugsperson besteht zunächst aus körperlichen, sensomotorischen Erfahrungen. Das Suchen und Finden einer lustvollen Befriedigung des Säuglings hängt von der körperlichen und emotionalen Verfügbarkeit seiner »Mutter« ab. Wenn das weinende Kind eine mitfühlende Stimme hört, einen entsprechenden Gesichtsausdruck wahrnimmt und/oder eine beruhigende Berührung erfährt, so wird es Erfahrungen von Schmerz oder Angst zusammen mit den erlebten Erfahrungen von Zuwendung und Hilfe zu integrieren versuchen. Wenn die Bezugspersonen auf das Weinen eines Kindes mit Ärger, Ablehnung oder Rückzug reagieren, so entwickelt das Kind Repräsentanzen negativer Erwartung (Bucci, 2011).

Die Übertragung unbewusster Wünsche und Phantasien der Eltern auf ihre Kinder erfolgt in Form von Handlungen, Auslassungen und auch durch nonverbale Kommunikation. Während der Säuglingsernährung finden mehrere Kommunikationsarten statt: Blickaustausch, Positionen von Mutter und Säugling und ihre gegenseitige Anpassung; Prosodie, Tonalität, Vokalisation der Stimme im Dialog; Heben und Halten, Kontakt und Berührung; Geschmacks- und Geruchsempfindungen. Das Kind reagiert auf das kommunikative – Phantasmen ausdrückende – Verhalten seiner Eltern mit seinen eigenen, dem jeweiligen Alter angepassten Verständnisversuchen, auf dem Hintergrund seiner Wünsche nach Kommunikation, seinem Bedürfnis nach Beziehung und Austausch sowie seiner eigenen Impulse und Abwehrmechanismen. Bereits das Neugeborene verfügt über eine nicht geringe Anzahl von Fähigkeiten, seine Eltern zu Eltern zu machen.

Ein ängstliches, hyperprotektives Beziehungsverhalten einer Mutter, das als Kompensation ihrer emotionalen Ablehnung des Kindes zustande gekommen ist, kann die Form eines schmerzlichen, zwischenmenschlichen Austauschs erhalten und sich als *Somatisierungsstörung* beim Kind zeigen. Die sich immer wiederholende Schmerzerfahrung eines Kindes dient dann der loyalen Aufrechterhaltung einer frühkindlich-schmerzlichen Beziehung, bei welcher die Vergangenheit seine Gegenwart und Zukunft dominiert. Wenn psychischer Schmerz an die Beziehungsrepräsentanzen mit einer bedeutungsvollen Person gebunden ist, so kann er nur schwer aufgegeben werden, da dies mit dem Risiko verbunden wäre, einen Teil von sich selbst zu verlieren. Dies wiederum dürfte mit unerträglichen Gefühlen von Liebesverlust und damit narzisstischer Leere verknüpft sein.

Somatisch und psychisch kranke Eltern: Eine ernsthafte psychische oder somatische Erkrankung eines Elternteils kann Auswirkungen auf die kindliche Entwicklung und die psychosozialen Funktionen haben. Psychosomatische Symptome, hypochondrische Ängste, Konversionsbildungen und Körperbildstörungen sind bei Kindern von *körperlich* kranken Eltern häufiger als bei Kindern von gesunden Eltern und kommen durch Imitations- und Identifikationsprozesse mit dem kranken Elternteil zustande. Die durch eine psychische oder somatische Krankheit beim Kind ausgelösten Affekte sind oft kaum erträglich. Die Angst vor dem Verlust des kranken Elternteils, aber auch die Angst, ebenfalls von der elterlichen Krankheit betroffen sein zu können, sowie die Enttäuschung darüber, dass der kranke Elternteil nicht für die Entwicklungsbedürfnisse des Kindes zur Verfügung stehen kann, lösen Verlust- und Wutgefühle aus, die durch psychosomatische Phänomene zum Ausdruck kommen können. Kinder von schwer kranken Eltern sind fähig, die stressvolle Situation zu bewältigen, wenn sie mit anderen Familienmitgliedern oder alternativen Bezugspersonen außerhalb der Familie bedeutungsvolle und kontinuierliche Beziehungen zu entwickeln vermögen und der elterlichen Krankheit Sinn und Bedeutung zuzuschreiben im Stande sind (Steck, 2002).

5. Schmerz und psychosomatischer Ausdruck

Somatischer und psychischer Schmerz: Die affektiven und sensorischen Komponenten des Schmerzes sind eng miteinander verbunden: Der psychische Schmerz aktiviert die gleichen neuronalen Wege wie jene, die bei körperlichem Schmerz eine Rolle spielen. Es bestehen eindeutige Ähnlichkeiten zwischen physischem und emotionalem Schmerz; dies macht den Schmerz, den eine Person beim Trauern um einen geliebten Menschen empfindet, leichter verständlich (Eisenberger et al., 2003; Panksepp, 2003). Psychischer Schmerz wird durch einen realen oder subjektiv imaginierten Verlust einer geliebten Person, über welchen nicht getrauert werden kann, verursacht; die signifikante Person ist zwar irreversibel verloren, doch das – infolge des Verlustes –

deprivierte Subjekt hält intrapsychisch weiterhin an der Existenz der geliebten Person fest (Pontalis, 1977).

Seelenschmerz hat mit dem Verlust oder der Unmöglichkeit einer intensiven libidinösen Besetzung einer Objektrepräsentanz irgendwelcher Art zu tun, kommt einer Verzweiflung über ein Ausgeliefert-Sein und etwas nicht verändern zu können gleich. Jegliche Art eines unersetzbaren und anhaltenden Verlustes lässt die für die Erhaltung des emotionalen Gleichgewichtssystems wichtige intrapsychische Omnipotenz scheitern. Scheiternde Omnipotenzstrebungen sind in den meisten Fällen mit narzisstischen Verletzungen, Hassgefühlen und Zerstörungswünschen verknüpft. Wenn der Seelenschmerz heftig ausgebildet ist, so zerreisst er das Gefühl einer »continuity of being« und damit Schutzhüllen des Selbst.

Jede entwicklungsmäßig bedingte Überforderung wie auch die Unmöglichkeit, einen emotionalen Kontakt mit dem für die Entwicklung notwendigen Gegenüber herzustellen (z. B. bei depressiven oder drogenabhängigen Eltern) kann wegen des Unvermögens, für diese Zuständen aus eigenen Mitteln Abhilfe zu schaffen, unerträglichen Seelenschmerz verursachen.

Das Ausgesetzt-Sein an Konfusionszustände der Betreuenden, die dem Säugling und/oder Kleinkind weder Ordnung noch Orientierung zu entwickeln erlaubt, verursacht einen Seelenschmerz, der schnell und mit allen Mitteln zum Verschwinden gebracht werden soll. Jede Entwicklungsphase kann somit durch Seelenschmerz in mehr oder weniger großem Ausmaß beeinträchtigt oder gestört werden. Das Ich versucht, seiner jeweiligen Entwicklungsebene entsprechend, die ihm in jener Entwicklungsphase zugänglichen und wirksamen Abwehr- oder Anpassungsformen (z. B. die Verschiebung in den Körper bzw. seine Funktionen) möglichst rasch einzusetzen, um den Zustand der Hilflosigkeit so schnell wie möglich rückgängig zu machen. Freud (1926) konzipierte seelischen Schmerz und damit Pein als die Reaktion auf Objektverlust. Es sei aber eigentlich unerklärlich, warum Trauer so schmerzlich sei. Wenn man aber die enorme Bedeutung der Objektbeziehungen für die Entwicklung eines Kindes in Betracht zieht, so scheint es durchaus sinnvoll zu sein, den Verlust der Objektbeziehung bzw. den Besetzungsabzug als äußerst schmerzlich zu gestalten, um diesen so selten wie möglich eintreten zu lassen.

Präverbale emotionale Erfahrungen werden als implizite, unbewusste Gedächtnisinhalte gespeichert. Emotionen, die weiterstgehend durch den Körper (zum Beispiel in Form von Schmerz) ausgedrückt werden, entsprechen oft somatosensorischen Empfindungen der frühen Kindheit. Spuren solcher Erfahrungen können ständig reaktiviert werden und beeinflussen somit das affektive, emotionale, sexuelle und kognitive Leben eines Individuums. Somatische Dysfunktionen können ohne nachweisbares somatisches Substrat in motorischen, sensorischen, viszeralen und anderen funktionellen Bereichen auftreten.

Kaum erträgliche, frühkindlich-stressvolle und zumeist traumatisch wirkende Gefühle von Kindern und Jugendlichen mit Erlebnissen von mangelndem Gehalten-Werden, ungenügenden Containment-Erfahrungen und emotionalen Regulationsschwierig-keiten äußern sich oft in Form von psychosomatischen Reaktionen und Phänomenen. Die unaushaltbaren Gefühle, die (auf Grund des noch nicht entwickelten Sprechvermögens) sprachlos bleiben, noch nicht mit Worten benannt oder wegen einer Ich-Schwäche psychisch nicht integriert werden können, schreiben sich in den Körper ein und treten in Form von psychosomatischen Symptomen in Erscheinung. Frühe Beziehungs- und Interaktionsstörungen zwischen Säugling und Bezugsperson werden meistens auf einer präsymbolischen Ebene ausgedrückt, z. B. in Form von Ernährungs- oder Ausscheidungsstörungen, welche eng mit dem Aufbau der frühesten Beziehung zu den primären Bezugspersonen verbunden sind.

6. Zur Psychosomatik der Ausscheidungsstörungen

6.1

Bei der Kontinenz handelt es sich um einen Entwicklungsprozess, der durch eine schwere Familienbelastung beeinträchtigt werden kann, weswegen Familienstress ein wichtiger prognostischer Faktor bei der Behandlung der Enuresis im Kindesalter darstellt (Joinson et al., 2016).

Enuretische Kinder befinden sich meist in psychischer Bedrängnis. Das Symptom »Einnässen« ist in der Mehrzahl der Fälle Ausdruck und Folge einer Überforderung der zu Beginn der kindlichen Entwicklung vorhandenen physiologischen und psychischen Möglichkeiten des Kindes. Stressvolle Ereignisse in der frühen Kindheit können mit Bettnässen im Schulalter verbunden sein. Häufiges und persistierendes Bettnässen bis zum Alter von neun Jahren ist eindeutig mit belastenden Ereignissen verknüpft.

Vor allem bei den Kindern, die – aufgrund einer insgesamt problematischen Erziehungssituation – neben der Enuresis weitere Verhaltens- oder Persönlichkeits-auffälligkeiten zeigen, ist die Einbettung in psychische Zusammenhänge nicht zu übersehen. Sieht man sich einem enuretischen Kind gegenüber, vor allem wenn es bereits das Schulalter erreicht hat, sollte immer geprüft werden, inwieweit das Einnässen nicht ein Alarmsignal eines überforderten Kindes darstellt und Ausdruck eines verkörperten Hilfeappells an die Umwelt ist. Ein Gefühl, stets in der eigenen Autonomie bedroht zu sein, kann Ausdruck darin finden, dass letztlich niemand gewaltsam imstande ist, dem Kind eine Entleerungsordnung aufzuzwingen und dass das Symptom diese Tatsache unliebsam zum Ausdruck bringt.

Es kann davon ausgegangen werden, dass in vielen Fällen zu bestimmten Zeiten der Entwicklung eine genetisch bedingte Vulnerabilität der Ausscheidungsorgane den Urethraltrakt anfälliger für verschiedenste physiologische und psychosoziale Störungen macht als andere Organsysteme. Belastende und Stress induzierende Ereignisse in den ersten Lebensjahren scheinen eine weitere Erhöhung der Anfälligkeit für die Ausbildung sowohl der primären als auch der sekundären Form der Erkrankung darzustellen.

Die Auseinandersetzung mit den Bedürfnissen des Kleinkindes und die hierdurch ausgelösten Phantasien, Einstellungen und Ängste beeinflussen nachhaltig die Haltung der Eltern bei der Reinlichkeitserziehung ihres Kindes. Die Erfahrung mit der eigenen Reinlichkeitserziehung und hiermit verbundene positive und negative Kindheitserinnerungen können als Vorbilder einer gelungenen Erziehung zur Sauberkeit dienen oder als Hemmschuh bei der Suche nach einer angemessenen Lösung der Erziehungsaufgabe wirken. Oftmals sieht sich das später enuretische Kind, das sehr sensibel für die Erwartungen und Hoffnungen seiner Eltern ist, im weiteren Verlauf seiner Entwicklung aufgrund der elterlichen Haltung mit einer übertriebenen, inkohärenten oder zu früh eingeleiteten Reinlichkeitserziehung konfrontiert. Das durch diese Anforderungen oft physiologisch und psychologisch überforderte Kind kann dann meist nur eine mangelhafte Verarbeitung und Lösung dieser Entwicklungsaufgabe leisten. Führen in der weiteren Entwicklung Ereignisse (wie z. B. Trennungserlebnisse, Familienzwietracht, Einschulung, Geburt eines Geschwisters oder vergleichbare Vorkommnisse) zu einer emotionalen Überforderung des Kindes, so kann es zum Persistieren des im Kleinkindalter natürlichen Einnässens (etwa bis zum fünften Lebensjahr) kommen (primäre Enuresis). Das Kind sucht aufgrund seiner Lernerfahrungen bei belastenden Ereignissen unbewusst Zuflucht in den trost- und lustspendenden Gefühlen des Urinierens. Die Erfahrung, dass das Einnässen nach oder während emotional bedrückenden Geschehnissen zumindest kurzfristig Erleichterung und Trost vermittelte, verfestigt die auftretende Symptomatik. Der Umstand, dass das Einnässen in der Nacht wesentlich häufiger zu beobachten ist, mag damit zusammenhängen, dass der Schlaf die Verleugnung der Befriedigung durch das Symptom und den partiellen Aufmerksamkeitsentzug gegenüber dem Blasenweckreiz begünstigt. Interpersonell kann die Symptomatik, je nach Reaktion der Umwelt, zum Vehikel verschiedenster Botschaften mit aggressivem oder hilfesuchendem Inhalt werden und eine besondere Stellung des Kindes in der Familie oder der Gruppe der Gleichaltrigen mit sich bringen.

Das Risiko eines Kindes, an einer sekundären Enuresis zu erkranken, steigt mit der Anzahl der belastenden Lebensereignisse an (Fergusson et al., 1990). Zu solchen gehören Trennungserlebnisse verschiedenster Art, z. B. Hospitalisierung, Scheidung der Eltern, Zwietracht in der Familie, die Geburt eines Geschwisters, Wohnorts-wechsel, Unfälle, Operationen, der Eintritt in die Schule bzw. den Kindergarten, das Auftauchen einer neuen Erziehungsperson (z. B. bei Wiederverheiratung eines Elternteiles) oder der Verlust eines für das Kind bedeutungsvollen Angehörigen. Stress erzeugende Ereignisse gelten sowohl als mögliche auslösende oder begleitende Faktoren der sekundären Form der Erkrankung.

Die länger dauernde Trennung eines Säuglings von seiner Mutter löst, sofern keine adäquaten Substitutspersonen zur Verfügung stehen, beim Säugling eine anaklitische Depression aus (Robertson & Robertson, 1971). Umfangreiche Studien in der Tierforschung zeigen, dass im Zentralnervensystem bei Trennungsangst sowohl Opiate als auch Endorphine und ebenso Oxytocin und Prolaktin als Regulative ausgeschüttet werden (Panksepp, 2003). Zudem ist die Reaktivität des Sympathikus gesteigert (Koslowska et al., 2012).

Dem Einnässen können verschiedenste Bedeutungen zukommen: Es mag z. B. einen Wunsch nach Regression (Winnicott, 1953) ausdrücken, als Hilfeschrei und Suche nach Aufmerksamkeit verstanden werden (Kemper, 1969), Ausdruck einer Ambivalenzhaltung gegenüber den Leistungsanforderungen der Umwelt sein (Dührssen, 1978), ein Festhalten an erotischer Selbststimulation bedeuten (Schmit & Soulé, 1985), die urethrale Ausdrucksform einer durch Frustration ausgelösten Aggression darstellen oder die Erscheinungsform eines unbewussten Wunsches nach einer unantastbaren Autonomie sein.

Das Symptom selbst kann verschiedenen, dem Kind unbewussten Zwecken dienen. Diese können aus einem primären Krankheitsgewinn bestehen, der sich in einem passiv-regressiven Gefühl und einer erotischen Stimulation der Haut äußert. Ähnlich dem Erleben und der Lust eines Neugeborenen beim Baden kann die Symptomatik – mehr oder weniger bewusst – interpersonell genutzt werden, z. B. durch Vermeidung von Trennungen, durch engeren Kontakt zur Mutter, durch masochistische Befriedigung bei familiärem Ärger oder durch die Vermeidung adoleszenter Reifungs- und Entwicklungsprozesse mit Fixierung in ödipaler »Komplizenschaft« (Bürgin & Rost, 1990).

Vorrangiges Ziel muss es daher sein, die Fokussierung der Eltern und des Kindes auf das Symptom Einnässen abzuschwächen und den zu Grunde liegenden »psychosozialen Kummer« des Kindes in den Mittelpunkt der Behandlung zu stellen. Die überwiegende Zahl der enuretischen Kinder weist mit dem

Symptom Einnässen auf psychische Belastungen hin. Liegen unmittelbare Hinweise für solche vor, so sollte – z. B. in Form offener Fragen – darüber gesprochen werden. Die Fokussierung sollte hierbei weniger auf dem Einnässen, als vielmehr auf den zugrunde liegenden Ängsten oder Problemen (z. B. bezüglich einer optimalen, elterlichen Zuwendung) liegen.

6.2

Stuhlinkontinenz (Enkopresis) stellt eine schwere und belastende Problematik für Kinder und ihre Eltern dar und kann mit Schuld- und Schamgefühlen verbunden sein. Kinder können zu Opfern von Mobbing werden oder selbst aktiv an Mobbing beteiligt sein. Stuhlinkontinenz beeinflusst signifikant die Lebensqualität und kann soziale Probleme und ein geringes Selbstwertgefühl bewirken. Bei ungefähr 95 % der Kinder kann keine organische Ursache identifiziert werden, d. h. es handelt sich um eine funktionelle Defäkationsstörung. Die Enkopresis kann sich auf dem Boden zahlreicher psychischer Krankheitsbilder entwickeln und gilt im Allgemeinen, vor allem bei älteren Kindern und Jugendlichen, als Indikator einer eher schweren psychischen Störung. Die Mehrzahl der enkopretischen Kinder zeichnet sich durch eine Reihe zusätzlicher Symptome aus. Hierbei nimmt die Enuresis als häufigstes Begleitsymptom eine zentrale Rolle ein.

Bei der Enkoprese findet kein geregelter Stuhlgang im Sinne eines regelmäßigen Toilettengangs statt. Nur das Kind weiß, wann es sich entleert. Das Beschmutzen kann auf eine schwerwiegende Angstproblematik hinweisen (»die Hosen voll haben«) oder einen Wunsch nach kleinkindhafter Geborgenheit (»in den Windeln liegen«) widerspiegeln. So ist es nicht ungewöhnlich, dass Kinder, die sich ungeliebt, einsam oder auch überfordert fühlen, in die autoerotische Beschäftigung mit den Ausscheidungsvorgängen flüchten, um das selbst geschaffene »Liebes-Ersatzobjekt« unmittelbar im Hautkontakt zu spüren (Keilbach, 1977). Das Kind versucht nicht selten, mit dem Einkoten seine Hilflosigkeit und seine Wünsche nach Bindung und Fürsorge zu artikulieren.

Im Zusammenhang mit der Retention der Faezes kann sich aber auch eine Art von Vergnügen ausbilden, mittels der verfügbaren Omnipotenzphantasien, Kastrationsängste oder Gefühle von Leer-Sein zu vermeiden, den Kot im Rektum zurückzuhalten und damit einen spezifischen autoerotischen Spannungsanstieg zu erreichen.

Oft zeigt sich eine eingeschränkte Fantasieaktivität, die in erster Linie darauf abzielt – neben der leidvollen Erfahrung der scheinbaren Unkontrollierbarkeit –, das Vergnügen, sich durch die Enkoprese der aggressiven Gefühle zu entledigen, verspüren zu können. Es handelt sich um eine heimliche, der

Wahrnehmung der Außenwelt entzogene Manipulation eines inneren Körperobjektes im phantasmatischen und somatischen Bereich.

Psychoanalytisches Vorgehen bei der Enuresis und der Enkopresis zielt in der Einzelbehandlung nicht in erster Linie darauf ab, dass das Kind seine autoerotische Befriedigung aufgeben kann, sondern wirkt auf eine Beziehungsveränderung und auf einen anderen Umgang mit dem eigenen Körper hin. Das Symptom soll zunehmend als ein von ihm aktiv gestaltetes Geschehen mit individuell-spezifischen Bedeutungen wahrgenommen werden, sodass der Patient mehr und mehr im Stande ist, nach anderen Problemlösungen zu suchen (Bürgin & Rost, 1990).

7. Fallvignette

7.1 Anamnese

Die Mutter des sieben Jahre alten Jan stammt aus einer Scheidungsfamilie. Sie selbst litt vom dritten Altersjahr ab bis zur Pubertät an einer Enuresis. Die Schwangerschaft mit Jan sei aus einer flüchtigen Beziehung entstanden. Die Mutter habe die Schwangerschaft erst nach sechs Monaten wahrgenommen. Der leibliche Vater habe die Existenz seines nichtehelichen Sohnes gegenüber seiner Mutter zwei Jahre lang verschwiegen. Im Alter von zwei Jahren erfolgte bei Jan eine operative Hüftgelenksdysplasie-Korrektur. Seither besteht eine gewisse Retardierung in der Körperselbstwahrnehmung und der Muskeltonus-Regulation. Die Eltern lebten bis vor drei Jahren zusammen, stritten sich allerdings sehr über den Erziehungsstil. Nach der Trennung kam es zu vielen Streitereien um das Besuchsrecht, die erst mit Hilfe der Vormundschaftsbehörde geklärt werden konnten.

Die Mutter ist eine neue Partnerschaft eingegangen. Ein erster Therapieversuch von Jan mit einem Antidepressivum beim Kinderarzt blieb erfolglos. Wegen des praktisch täglichen Einnässens und Einkotens im Tagesheim und zu Hause wurde eine Hospitalisation auf einer kinderpsychiatrischen Station zur psychosomatischen Abklärung eingeleitet. Bei der Aufnahme weigerte sich Jan, mit in das Untersuchungszimmer zu kommen. Später allerdings beschäftigte er sich intensiv mit Spielsachen, zeigte große Explorationsfreude, aber auch schnelle Ermüdbarkeit. In jenem Kontakt nässte er unvermittelt ein. Während des zweiwöchigen stationären Aufenthaltes konnten keine Hinweise für somatische Ursachen weder der Enuresis noch der Enkopresis gefunden werden. Hingegen forderte Jan von den Betreuerinnen sehr viel pädagogisches Geschick im Hinblick auf eine reibungslose Einbindung in den Klinik- und Gruppenalltag. Es wurde eine Einschulung in eine Einführungsklasse in die Wege geleitet, ebenso wie eine psychoanalytische Psychotherapie.

Es handelt sich um einen chronischen Elternkonflikt mit einer Broken-Home-Situation und neuer Partnerschaft der Mutter. Bei beiden Eltern bestand eine Neigung zur Verleugnung von Jans Existenz. Zwischen der Mutter, dem Vater und dem jetzigen Partner der Mutter bestehen weiterhin große Erziehungsdissonanzen wie auch Schwierigkeiten, sich über diese unterschiedlichen Einstellungen auszusprechen, was den Knaben in ein beachtliches Spannungsfeld stellt und seine Eigenständigkeitsentwicklung beeinträchtigt. Die operative Korrektur der Hüftgelenksdysplasie könnte die Neigung zu einem somatischen Ausdruck seiner intrapsychischen Not verstärkt haben.

7.2 Interview

Der siebenjährige Jan, der wegen einer primären Enuresis diurna et nocturna und einer primären Enkopresis mit Obstipation stationär aufgenommen wurde, stellt im video-registrierten und hinter einem Einwegspiegel stattfindenden, diagnostischen Interview ein Fussballspiel auf, bei dem ein Spieler auf das Tor des andern zielen soll.

> *Der reale Intermediärraum zwischen den beiden Protagonisten wird zu einem Bereich, in welchem es um Macht, Bezwingen und Intrusion geht. Es gibt im Prinzip nur Sieger und Verlierer, nichts dazwischen.*

Während der Installation und des Beginns des Spiels entwickelt sich ein Dialog zwischen den beiden Protagonisten. Jan sei hier in der Klinik wegen des Einnässens und Einkotens; er müsse auf das WC gehen, könne sich dort aber nicht erleichtern. Er halte alles zurück – so gehe es eben in die Hose! Das finde er lustig. Dann müsse ihm die Mama nämlich den Hintern reinigen. Eigentlich würde er gerne aufhören, aber… nun verstummt er.

> *Macht/Ohnmacht, Zurückhalten und Ausstoßen, automatische physiologische Vorgänge und eigenständige Steuerung – all dies fließt offenbar in seine Beziehung zur Mutter ein und setzt sich bereits in die Übertragungsbewegung um. (Verstummen dürfte gleichbedeutend sein wie Retinieren.)*

Die Intervention des Interviewers, jetzt behalte er den Rest des Satzes in sich drin wie manchmal den Kot, bewirkt, dass Jan meint: »Ja, aber ich behalte ihn im Mund.« Der Interviewer spricht nun die Beobachtungs- und Aufnahmesituation an, sie zeige vielleicht auf, dass Jan gerne eine Intimität nur mit Mama teilen würde, dies insbesondere dann, wenn andere Leute präsent wären; er wolle wahrscheinlich die Dinge, d. h. seine Gefühle wie auch seine Körperprodukte, lieber für sich behalten oder sie dort deponieren, wo dies seinen Wünschen entspräche.

Die Intervention des Interviewers beschreibt nun eine Ähnlichkeit zwischen der gegenwärtigen und der familial-intimen Situation. Bei der letzten könnte die Retention oder das Deponieren in der Hose eine Schutzmaßnahme gegen das Gefühl der Hilflosigkeit sein. Als wolle er sagen: Niemand kann mich zwingen, diese »Autonomie« ist mir nicht zu nehmen.

Hierauf erklärt Jan, das alles (nämlich das Einkoten und das Einnässen) höre niemals auf, oder er wisse es wenigstens nicht, wann es aufführen würde. Einen anderen Weg für seine Probleme zu finden, würde nicht gehen. Der Interviewer konfrontiert ihn damit, dass Jan immerhin über eine Selbstentscheidung darüber verfüge, was dieser wütend und heftig verneint. Jan nennt dann verschiedenste, zum Teil verstorbene Personen, die für dieses »Nicht-Aufhören« seiner Symptome verantwortlich seien.

Das Sprechen geht weiter. Jan meint, seine Symptomatik auch! Er verleugnet seine Mitbeteiligung bei einer potentiellen Steuerung und bezeichnet irgendwelche Personen, die er kennt, als verantwortlich für die Symptombildung.

Jan spricht undeutlich, er macht während der ganzen Zeit des Gesprächs am Stuhl herum, gleitet auf den Boden, klopft, rollt sich in ein Endstück Teppich ein, macht einen sehr kleinkindlichen Eindruck, bleibt aber weiter im Gespräch. Er berichtet von zwei Vätern, die er habe, der eine sei gestorben. Die Geschichte wirkt aber sehr wirr, Jan verliert den Faden.

Die Sprachsteuerung verschlechtert sich, Jan entgleitet dem ursprünglichen Rahmen (geordnetes Gespräch), bleibt aber im Dialog und erzählt amorph von zwei Vätern und dem Verlust des einen. Er versucht offenbar, den Dialog zu vertiefen, gerät aber dabei in die Nähe derart schmerzlicher Inhalte, dass er – einerseits als defensive Massnahme, andererseits aber vielleicht auch als direkte Mitteilung über die damalige traumatische Wirkung des Geschehens – die Kontinuität verliert.

Der Interviewer meint, wenn Jan seine Körperprodukte oder die Dinge, die er in sich sprachlich ausgeformt habe, in sich drin behalte, so gäbe ihm dies vielleicht Orientierung und Sicherheit. Jan spricht jetzt davon, dass er alles kaputt machen wolle, und rollt sich erneut ein Stück weit in den Teppich ein.

Offenbar bewegt sich Jan nun in Bereichen heftigsten Schmerzes und wilder Wut und Destruktivität, wogegen er sich mittels einer aktiven Hülle (Teppich) zu schützen versucht.

Jan erklärt, er habe einen Zauberstab und könne sich zum Roboter machen. Ob er dann gleich klein sei wie jetzt? Nein, mit dem Zaubern könne er sich sicher ganz groß machen. Wenn nötig, würde er sich eben selbst an den Haaren ziehen und großwerden. Er werde nicht schnell sterben, denn er sei ja noch ein Kind. So habe er viel Zeit, alle Leute zusammenzuschlagen. Der Interviewer hält fest, dass er die große Wut vernommen habe, die Jan in sich trüge, sie aber noch nicht verstehe und der Ansicht sei, Jan selbst könne sie auch noch nicht richtig verstehen, nur fühlen.

Omnipotenz (Zauberstab) oder Depersonalisierung (sich zum Roboter machen) werden als archaische Abwehrformen gegen die auftauchende Hilflosigkeit mobilisiert. Das Ausgeliefertsein an die Entwicklung – und damit ein unerträgliches Warten-Müssen auf das Groß- und Mächtig-Werden – erzeugt massivste, reaktivierte narzisstische Wut, die wahrscheinlich ebenso viel Angst auslöst.

Am Boden liegend stösst Jan nun mit seinen Füßen gegen den Interviewer und den Tisch. So habe er in der Vorstellung vielleicht den einen Papa weggestoßen, um nicht erleben zu müssen, dass dieser die Familie verlassen habe, stellt der Interviewer fest, worauf Jan deklariert: »Jetzt ist es fertig!«

Nachdem die Wut verbal vom Interviewer anerkannt worden ist, vermag sie sich direkt in eine Handlung von Jan, die gegen den Interviewer gerichtet ist, umzusetzen. Als der Interviewer eine Verknüpfung mit einer angenommenen, interpsychischen Vorstellung von Jan herstellt (Vater weggestoßen), kann Jan klar signalisieren, dass er in diesem Moment bis hierhin und nicht weiter gehen möchte.

Jan entwickelt mit seinen Symptomen eine Art Verzweiflungsautonomie, kann sich so als mächtig erleben und gleichzeitig die Mama nötigen, sich für seine Ausscheidungsphänomene zu interessieren. Gelingt dies, so gibt es ihn! Er hat in seinem Leben oft zwiespältige Erziehungshaltungen seiner Eltern erlebt.

Die Mutter wollte ihn dazu bringen, sich auf den Topf zu setzen, der Vater zog ihm immer wieder Windeln an. Im Kindergarten fiel Jan durch sehr aggressive und destruktive Handlungen auf, obwohl er gut kontaktfähig und emotional spürbar war. Jan geht mit Worten ähnlich wie mit Körperprodukten um. Es konnte eine Tendenz bei ihm beobachtet werden, viele seltsame Geschichten zu erzählen, die noch wenig integriert erscheinen.

8. Diskussion

Die genetische Ausstattung und der für den jeweiligen Entwicklungsstand spezifische Umgang mit den für ein Individuum gegebenen Fakten der Conditio humana legen in Wechselwirkung mit den Beziehungen zu den Menschen der eigenen Umwelt und deren Einwirkungen auf das Subjekt zu einem nicht geringen Teil fest, wie die intrapsychische Welt des sich schnell oder langsamer entwickelnden Wesens und damit die Fähigkeit, die Menschen in der äußeren Welt für die eigene Entwicklung im Winnicott'schen Sinne »zu gebrauchen«, strukturiert wird. Die psychoanalytische Psychotherapie arbeitet in einem speziellen Setting und bietet ein interpersonales Übergangsfeld an, das es ermöglicht, Übertragungs- und Gegenübertragungsbewegungen wahrzunehmen. Die Interventionen des Analytikers können wie ein Einbringen von »Enzymen« konzeptualisiert werden. Diese »Fermente« aus einer »fremden« Psyche kann der Patient – ein Kind, eine jugendliche Person oder ein erwachsener Mensch – zur Neukombination freier Valenzen nutzen und damit neue Verbindungen erschaffen und frische Konfliktlösungen kreieren.

Kinder und Jugendliche sind darauf angewiesen, dass ihre somatischen Kommunikationen gehört und verstanden werden. Sind die entsprechenden Inhalte einmal symbolisiert, lassen sie sich leichter mit anderen psychischen Inhalten verknüpfen. So lernen die Patienten, die Botschaften ihres eigenen Körpers wahrzunehmen und diese zur Kenntnis zu nehmen. Es ist Aufgabe der betreuenden Erwachsenen, ihnen zu helfen, Sinn und Bedeutung des körperlichen Ausdrucks ihres psychischen Schmerzes zu finden und die gewonnene Einsicht zur psychischen Verarbeitung und ihrer Entwicklung zu nutzen.

9. Zusammenfassung

Der Säugling entwickelt sich innerhalb eines Beziehungsfeldes, in welchem alle Beteiligten den Grundbedingungen der menschlichen Existenz ausgesetzt sind, denen sie sich nicht zu entziehen vermögen. Auf diesem Hintergrund vollzieht sich die Entfaltung angeborener Faktoren und gestalten sich die mit Interaktionen und Identifizierungen verknüpften Austauschvorgänge mit dem sorgetragenden, personalen Umfeld, woraus die immer komplexer werdende Innenwelt entsteht. Frühkindlich stressvolle Erfahrungen mit traumatisierenden Auswirkungen, subjektiv als Seelenschmerz wahrgenommen, überfordern oft die regulativen Ichfunktionen des Kleinkindes und geben Anlass zu pathologischen Abwehrformen. Sie können meist nicht integriert werden und schreiben sich in Körperfunktionen ein, z. B. in Form von Beeinträchtigungen von Ausscheidungsfunktionen. Diese unterliegen als präverbale Abläufe der infantilen Amnesie. Anhand einer Fallvignette werden bei einem sieben Jahre alten Knaben die psychosomatischen Konfliktlösungsversuche dargelegt.

10. Literatur

Bion, W. (1997): *Lernen durch Erfahrung.* Frankfurt a. M.: Suhrkamp.

Breuer, J. & Freud, S. (1895): *Studien über Hysterie. G. W. Bd. 1.*

Bucci, W. (2011): The interplay of subsymbolic and symbolic processes in psychoanalytic treatment: it takes two to tango – but who knows the steps, who's the leader? The choreography of the psychoanalytic interchange, psychoanalytic dialogues. *Int. J. Relat. Perspect.* 21 (1), 45–54.

Bürgin, D. & Rost, B. (1990): Pädiatrie. In: von Uexküll, Th. (Hrsg.): *Psychosom Med.* München: Urban & Schwarzenberg. 4. Aufl.

Dührssen, A. (1978): *Psychogene Erkrankungen bei Kindern und Jugendlichen.* Göttingen: Vandenhoeck & Ruprecht.

Eisenberger, N. I.; Lieberman, M. D. & Williams, K. D. (2003): Does rejection hurt? An FMRI study of social exclusion. *Science*, 302 (5643), 290–292.

Fergusson, D. M.; Horwood, L. J. & Shannon, F. T. (1990): Secondary enuresis in a birth cohort of New Zealand children. *Pediatr. Perinat. Epidemiol.*, 4, 53–63.

Freud, S. (1926): *Hemmung, Symptom und Angst. G. W., Bd. 14.*

Joinson, C.; Sullivan, S.; von Gontard, A. & Heron, J. (2016): Stressful Events in Early Childhood and Developmental Trajectories of Bedwetting at School Age. *J. Pediatr. Psychol.*, 41 (9), 1002–1010.

Keilbach, H. (1977): Untersuchung an acht Kindern mit der Hauptsymptomatik Einkoten. *Praxis Kinderpsychol. Kinderpsychiat.*, 26, 117–127.

Kemper, W. (1969): *Bettnässer-Leiden (Enuresis)*. München: Reinhardt.

Koslowska, K.; English, M. & Savage, B. (2012): Connecting body and mind: the first interview with somatizing patients and their families. *Clin Child Psychol Psychiatry*, 18, 223–245.

Koslowska, K.; Palmer, D. M.; Brown, K. J.; Scher, S.; Chudleigh, C.; Davies, F. & Williams. L. M. (2015): Conversion disorder in children and adolescents. A disorder of cognitive control. *Journal of Neuropsychology*, 9, 87–108.

Panksepp, J. (2003): Neuroscience. Feeling the pain of social loss. *Science*, 302 (5643), 237–239.

Pontalis, J. B. (1977): *Entre le rêve et la douleur*. Paris: Editions Gallimard.

Robertson, J. & Robertson, J. (1971): Young Children in Brief Separation. *Psychoanal. Study Child*, 26, 264–315.

Schmit, G. & Soulé, M. (1985): L'énurésie. In: Lebovici, S., Diatkine, R. Soulé, M. & (Hrsg.): *Traité de psychiatrie de l'enfant et de l'adolescent, Vol. II*. Paris: PUF.

Steck, A. & Steck, B. (2015): *Brain and Mind, Subjective Experience and Scientific Objectivity*. New York: Springer.

Steck, B. (2002): *Multiple Sklerose und Familie, Krankheitsverarbeitung und soziale Situation*. Basel: Karger.

van der Kolk, B. A. (1998): Zur Psychologie und Psychobiologie von Kindheitstraumata. *Praxis Kinderpsychol. Kinderpsychiat.* 1, 19–35.

van der Kolk, B. A.; Alexander, C.; McFarlane, A. C. & Weisaeth, L. (2007): *Traumatic stress. The effects of overwhelming experience on mind, body, and society*. New York: Guilford Press.

Winnicott, D. W. (1953): Symptoms tolerance in paediatrics. *Proc. Roy. Soc. Med.*, 46 (8), 675–684.

Winnicott, D. W. (1974): Fear of Breakdown. *International Review of Psycho-Analysis*, 1, 103–107.

Winnicott, D. W. (1988/1994): *Die menschliche Natur*. Klett-Cotta: Stuttgart.

Christine Anzieu-Premmereur
(New York)

Affektunterdrückung und psychosomatische Ausbalancierung

Die klinische Theorie der Pariser Psychosomatischen Schule über somatische Störungen im Kindesalter

Die Verletzlichkeit von Kindern zeigt sich in funktionalen und somatischen Störungen. In der frühen Kindheit hat das emotionale Gleichgewicht in der Mutter-Kind-Dyade und in der Familie Auswirkungen auf die Fähigkeit des Kindes sich zu regulieren. Wenn es aber überwältigt wird, verbindet sich die körperliche Spannungsentladung mit somatischen Symptomen.

Später entwickeln die Kinder eine komplexere psychische Organisation mit Konflikten und Abwehrstrategien. Wenn es in diesen neuen Umgestaltungen an Beweglichkeit zwischen den Affekten, den Repräsentanzen und an der Symbolisierungsfähigkeit mangelt, können die Belastungen im emotionalen Leben, die Trennungs- und Kastrationsängste, die psychischen Funktionen nicht beleben, sondern zur Desorganisation des Körpers führen.

Die Pariser Psychosomatische Schule wurde in den 1970er Jahren durch Psychoanalytiker der Pariser Psychoanalytischen Gesellschaft, hauptsächlich von Pierre Marty, Michel Fain, Rosine Debray und dem Kinderarzt Leon Kreisler begründet. Sie entwickelten eine spezifische Behandlungstechnik für Patienten mit schmerzhaften somatischen Erkrankungen, nachdem sie gemerkt hatten, dass diese merklich bzw. nur sehr schwer mit Vorstellungen und Gefühlen spielen konnten.

Die Theorie zielt auf die funktionale Qualität des Vorbewussten. Kann der Patient bildhaft über sein Leben erzählen, sind diese Vorstellungen beweglich und haben sie sich über Zeiträume hinweg entwickelt? Man entdeckte dabei, in welcher Weise die somatischen Patienten äußerst konkret denken, sich wenig vorstellen, ein armes Gefühlsleben und ernste Schwierigkeiten haben, Vorstellungen mit Gefühlen und inneren Bildern zu verknüpfen; sie beschreiben ihr aktuelles Leben ohne Bezug zu ihrer Vergangenheit. Die Fähigkeit, Angst und Konflikte auszuhalten, ist dementsprechend eingeschränkt.

André Green beschrieb grundlose Depression als »weiße Depression«, weil die Patienten verleugnen, dass sie jemanden oder etwas betrauern bzw. vermissen – stattdessen »fühlen sie sich ganz leer«. Diese Patienten zeigen eine »mechanische« Funktionsweise, die ganz verdinglicht und unmetaphorisch ist. Die Sprache dieser Patienten hat keine Beziehung zur Phantasietätigkeit oder Symbolisierung. Es gibt keine Verbindung mit den Triebstrebungen. Fakten werden ohne jedwede Implikationen psychischer Repräsentanzen ebendieser Fakten berichtet.

Die Pariser Psychosomatische Schule hat spezifische Verhaltensweisen und Stimmungen beschrieben, die mit psychosomatischen Symptomen und Erkrankungen während der Kindheit im Zusammenhang stehen. Die beobachte Psychopathologie besteht mehr aus Verhaltenssymptomen und weniger aus neurotischen Symptomen. Der Mangel an vorgestellten Bildern und an Phantasie geht einher mit Impulsivität, Agieren, »leerem Verhalten«; dies führte zu der Bezeichnung »blanke Neurose«, um die negative Seite der Symptome zu betonen, die da sind: dürftiger zwischenmenschlicher Austausch, mangelnde Besetzung der affektiven Beziehungen zu Anderen, neutrale Affektlage und eine Automatisierung des Lebens. Das Kind ist anscheinend ganz abgeschnitten von Empfindungen, von Affekten und vom Phantasieleben. Sein mechanisches Verhalten lässt es abwesend und unbezogen erscheinen. Der Kinderarzt Leon Kreisler, der beschrieben hatte, wie psychosomatische Kinder evaluiert werden können, diagnostizierte bei diesen Kindern »grundlose Depression«, d. h. eine nicht-mentalisierte Depression in einem unlebendigen Kind, das sich aber in mechanischer Weise verhält. Die mangelnde Traumaktivität, die mangelnde Spielfreude und die somatischen Symptome oder Erkrankungen können verschwinden, sobald das seelische Erleben mit Repräsentanzen, also wenn die Verbindung zur Phantasietätigkeit wieder hergestellt wird. Wegen der kaum spürbaren Qualität seiner Affektbesetzung von Beziehungen scheint es zuweilen, als sei das Kind der ganzen Welt gegenüber indifferent. Es gibt keine autoerotischen Betätigungen, nur manchmal mechanische, sich wiederholende Handlungen zur Selbstberuhigung. Es entwickelt sich keine spezifische Bindung; Bindungsfiguren werden vermieden; der Prozess von Individuation und Separation kommt zum Stillstand; jegliche Veränderung im Leben macht verletzlich. Das macht das Kind mit seinem defekten Schutzschuld sehr empfindlich gegenüber Erregung und zwingt es, sich der Außenwelt anzupassen. All das signalisiert ein schwaches Ich und ein kaum aktives Vorbewusstes.

Im Babyalter schreit das hypotone Baby dramatisch oder ist schlaflos völlig still, seine Interaktionsfähigkeit ist wie bei einer anaklitischen Depression kaum vorhanden; es besteht die Gefahr somatischer Desorganisation, beispielsweise bei schwerwiegenden Schlaf- und Fütterstörungen oder bei Atemwegs- und Hauterkrankungen.

Es ist wirklich überraschend, wie wirksam psychoanalytische Behandlungen bei Kindern und ihren Eltern sich erweisen, sobald die libidinösen Kräfte innerhalb der Familie wieder aufgerichtet werden können, obwohl die somatische Erkrankung als eine organische Krankheit erschienen war, die nicht durch Sprechen und Spielen geheilt werden könnte.

Affektunterdrückung

Psychoanalytiker*innen, wie Marilia Aisenstein, die mit kranken Patienten arbeiten, beschreiben eine besondere Weise, wie die Psyche funktioniert: dürftiges Phantasieleben, mechanisches Denken und eine Form der Objektsbeziehungen, bei denen das Objekt als mit dem Subjekt auf Grund projektiver Verdoppelung identisch erlebt wird. Diese spezifische Modalität seelischen Funktionierens resultiert aus disqualifizierter Libido innerhalb der psychischen Kräfte.

Affektunterdrückung wird häufig als Schutz gegen Gefühle eingesetzt. Affektunterdrückung meint nicht Verdrängung, sondern ist ein viel radikalerer Abwehrmechanismus. Denn Verdrängung ist sowohl in der normalen psychischen Entwicklung als auch bei psychischen Erkrankungen ein allgegenwärtiger psychischer Vorgang. Freud verknüpfte sie mit der Verfassung des Unbewussten in Abgrenzung von der übrigen Psyche.

Um Laplanche und Pontalis zu zitieren: Verdrängung ist eine

> Operation, wodurch das Subjekt versucht, mit einem Trieb zusammenhängende Vorstellungen (Gedanken, Bilder, Erinnerungen) in das Unbewusste zurückzustoßen. Die Verdrängung geschieht in den Fällen, in denen die Befriedigung eines Triebes – der durch sich selbst Lust verschaffen kann – in Hinblick auf andere Forderungen Gefahr läuft, Unlust herbeizuführen. (Laplanche & Pontalis, 1972 [1967], S. 582).

Das Verdrängte bleibt im Unbewussten. Das Ich als verdrängende Instanz arbeitet unbewusst.

Ganz unterschiedlich ist es dagegen bei der Affektunterdrückung: Sie schließt einen Inhalt aus dem Bewusstsein aus, ohne dass eine Überführung aus dem Vorbewussten in das Unbewusste stattfindet. Im Gegensatz dazu besteht bei der Verdrängung eine assoziative Verbindung zwischen der unbewussten Repräsentanz mit dem bewussten Leben; die Verbindung besteht dabei meistens im Affekt. Verdrängt wird die Repräsentanz, nicht die mit ihr verbundenen Affekte.

Um erneut Laplanche und Pontalis zu zitieren:

> Unterdrückung unterscheidet sich von Verdrängung. Der unterdrückte Inhalt wird einfach vorbewusst und nicht unbewusst. Im Falle der Unterdrückung eines Affekts wird dieser nicht ins Unbewusste abgeschoben, sondern gehemmt, sogar ausgelöscht. (ebd., S. 570)

Unterdrückung ist ein Abwehrmechanismus, der darauf zielt, Empfindungen und Gefühle auszulöschen. Dies führt notwendig zum Mangel an libidinösen Besetzungen im seelischen Leben und in den Beziehungen. Aggression ist dann nicht mehr mit erotischen Inhalten verknüpft und kann zu Destruktivität führen. Grundlose Depression gehört zum Verlust sowohl des narzisstisch besetzten wie des libidinös besetzten Objekts. Sie lässt sich als Niederschlag selbstdestruktiver Strebungen und von Triebentmischung verstehen.

Psychosomatische Prozesse beim Kind

Ausgetauschte Affekte der Eltern können in ihren Babys und kleinen Kindern zu übermäßiger Aufregung, Erregung und Angst führen, die aus der unbewussten Aktivität der Eltern stammen, die diese nicht in sich selber containen konnten. Mutter und Kind regulieren die angemessenen Gefühle, Affekte und die Erregung entsprechend Freuds ökonomischer Theorie gemeinsam. Übermäßige Erregung dominiert aber. Ein Ausmaß an nicht zu bewältigender traumatischer Erregung desorganisiert das Ich.

Die mechanischen Funktionsweisen ruhen auf Überbesetzung von Wahrnehmung auf. Sie schützen das Subjekt vor den Auswirkungen seiner defizitären Halluzinationen mit ihren traumatischen Belastungen, die sie in seinem psychischen Apparat erzeugen. Mechanische Funktionsweisen sind ein typischer Hinweis auf eine fragile, unsicher modulierte psychosomatische Ausbalancierung.

Die französische Psychosomatikerin Rosine Debray hat während der frühen 1980er Jahre die dyadische analytische Behandlungstechnik entwickelt. Damit wird die Balance zwischen den Ängsten der Eltern samt ihren Projektionen in den Säugling einerseits und andererseits die Fähigkeit des Kindes zu containen und zu verwandeln, evaluiert und zur Reorganisation verholfen. Der Analytiker übernimmt dabei spielerisch die Rolle von haltender Mütterlichkeit und verweist gleichzeitig auf die transgenerationale Transmission unbewusster Botschaften an das Kind. Gezielt wird darauf geachtet, den Narzissmus der Mutter zu schützen, der durch die Symptome des Babys schwer verletzt ist. Dazu bedarf es der Kenntnis von der spezifischen inneren Dynamik bestimmter Eltern, wenn mit dieser flexiblen analytischen Technik die dürftigen mentalen und neurotischen Kapazitäten behandelt werden. Ziel der Arbeit ist es, die psychische Organisation der Mutter zu verändern, um qualitativ und quantitativ dem Kind diese Affekte zu ersparen und um gleichzeitig das Kind zu bewegen, der Mutter die seelische Arbeit zu erleichtern.

Ein weiterer Analytiker aus der Pariser Psychosomatischen Schule machte wichtige Beiträge, indem er die libidinösen Gedanken und Strebungen der Mutter als grundlegend frühe Einflüsse auf die psychische Entwicklung des Kleinkindes einbezog. In seiner Arbeit über die Schlaflosigkeit beschreibt Michel Fain die Innenwelt der Mutter, während sie ihr Baby versorgt und gleichzeitig an den Vater denkt – an den Vater ihres Kindes und an ihren eigenen Vater. Durch diese Reverie verschafft sich die Mutter Abstand von erotischen Gefühlen bei der körperlichen Versorgung ihres Babys. Ihre Vaterphantasien gewähren dem Baby einen für seine Psyche elementar notwendigen Schutzschild.

Michael Fain bezeichnete diesen Moment im Leben des Babys als »Zensur der Geliebten«. Die Mutter wendet sich von ihrem Baby ab, um ihr Leben mit dem Vater wieder aufzunehmen. Innerlich entwickelt sie zwei Repräsentanzen von ihrem Kleinkind: »das Baby am Tag«, das auch zum Vater gehört, und »das Baby der Nacht« die phantasmatisch inzestuöse Frucht mit ihrem Vater. Diese diskontinuierliche libidinöse Besetzung durch die Mutter schafft dem Kind Raum für seine eigenen Phantasien und Träume. So öffnet sich ein Raum für den Dritten, der das Baby von der Mutter trennen wird, als Anfang der Symbolisierung. Nach Fain entwickelt das Baby seine Fähigkeit zur Repräsentanzenbildung und zur Regulierung von Erregung gerade dadurch, dass es vom elterlichen Paar allein gelassen wird. Dementsprechend verlagert diese Konzeptualisierung den dynamischen Ödipus in eine sehr frühe Phase der kindlichen Entwicklung.

Michael Fain unterstreicht in seiner Arbeit, dass die ödipale Struktur des kleinen Kindes unvollständig ist; zukünftig wird das Kind eine körperliche Anziehung erleben, verbunden mit den vorausgegangenen traumatischen Verstrickungen in seine frühen Vater- und Mutterbeziehungen. Durch diese wird die halluzinatorische Wunschbefriedigung vorübergehend blockiert, und das

Ich organisiert sich in frühreifer Weise in einem autonomen Modus. Dieser Vorgang der Triebentmischung bereitet den Grund für Somatisierung, die später dann als fehlgeleitetes Triebschicksal sich verstehen lässt.

Übergangsobjekt und Psychosomatik

Mit dem Übergangsobjekt baut das Baby eine Brücke, die die Wiedervereinigung mit der Mutter repräsentiert und die Empfindung von Einssein mit der Mutter erlaubt; es bewegt sich zwischen erinnerten körperlichen Empfindungen und der symbolischen Schöpfung von Wiedervereinigung. Das Übergangsobjekt kann dann zwanghaft benutzt werden, wenn vorher Deprivation erlebt worden ist.

Wie Renata Gaddini gezeigt hat, liegen psychosomatische Symptome auf derselben Entwicklungslinie wie die Entwicklungsobjekte, denn sie entstehen als Abwehr gegen die Erfahrung von Verlust. In der frühen Kindheit scheinen die meisten psychosomatischen Symptome ein Gefühl von Wiedervereinigung mit der Mutter aufrechtzuerhalten. Haarausreißen, heftiges körperliches Schaukeln, Kolitis, Asthma, Dermatose, sie alle verweisen auf mangelhafte Selbstberuhigungsaktivitäten, die das Kleinkind entwickelt hatte, als es Angst und Deprivation ausgesetzt war, als Soma und Psyche noch unzureichend integriert waren. Die Entwicklung aus totaler Abhängigkeit hin zu mehr Autonomie kann durch ein Übergangsobjekt gestützt werden, das die Oralität und das Hautempfinden lustvoll beruhigt. Dies setzt eine gute Beziehung mit dem mütterlichen Objekt voraus, die in Autoerotik oder mit dem Übergangsobjekt neu erlebt werden kann. Bei älteren Kindern zeigt sich die Anfälligkeit für psychosomatische Desorganisation, wenn sie ihre psychomotorische Unsicherheit einsetzen, um an dem wahrgenommenen konkreten Objekt in der Außenwelt sich anzuhängen. Wenn das anhaltende Bedürfnis, ständig getragen zu werden, ge- bzw. unterbrochen wird, kommt es zu einer schrecklichen Angstreaktion. Damit zeigt sich das stete Beharren auf Außenwelt als einem Hilfs-Ich.

Der Kontrollmangel ist bei diesen Kindern auslösend für psychosomatische Erkrankungen. Außerdem ist der emotionale Austausch mit Anderen bei ihnen ungewöhnlich dürftig, sie scheinen keinen Tonus zu haben, ihre Beziehungen sind unlebendig, ganz ohne libidinöse Besetzung, »eine leere Beziehung«.

Als Babys zeigen sie keine Fremdenangst. Viele Essgestörte scheinen diese Angst auf die Nahrung verschoben zu haben. Gleichzeitig bestehen eine ungeheure Gier und ein ganz kurzfristiges Anklammern an die Mutter sowie mangelnde Verinnerlichung ihrer Präsenz. Die mütterliche Imago bleibt undifferenziert, und das Kind zeigt eine Bindungsstörung, das es leicht mit einem Nicht-Körper in Verbindung kommen lässt, die sich auch bei allergischen Reaktionen beobachten lässt.

Dabei ist bedeutsam, dass diese Erscheinungen reversibel sein können. Sobald eine Intervention zum Zug kommt, die die libidinösen Kräfte zwischen Kind und den Eltern stärkt, können die psychosomatischen Symptome verschwinden und das Seelenleben des Kindes bessert sich.

Charles leeres Verhalten und Ekzem

Es handelt sich um eine von Depression überwältigte Zweierbeziehung. Es war keine manifeste, aktive Depression mit traurigen Gefühlen und Hoffnungslosigkeit. Meist herrschte leere Gestimmtheit vor mit dürftiger Gedankenbewegung und ganz flachem emotionalem Erleben, unterbrochen von krisenhaften Momenten explosiver negativer Gefühle und dramatisch agierte Abfuhr der Gefühle. Die Dyade zeigte Abwesenheit von Affekten und pure Erregung ohne bedeutungsschaffender Fähigkeit der Mutter zum Containment, das dem Kind hätte helfen können, Gefühle mit Symbolisierungsprozessen zu verknüpfen.

Die mangelnden, tief unbewussten Repräsentanzen bei gewissen depressiven Eltern entziehen dem Baby die libidinöse Beziehung. Damit bleibt dem Kind keine andere Möglichkeit, als seine erregenden Gefühle dann in seinen Körper abzuleiten. Die ganz konkrete Gedankenabwehr der überwältigten und depressiven Mutter verunmöglicht ihr, ihr Kind zu halten und zu containen, was sich jedoch in analytischer Psychotherapie bessert.

Die Mutter sprach anhaltend nur langweilig, ohne mich oder das Kind anzusehen, während das Kind nonstop im Zimmer herumlief und sich für nichts interessierte. Ein unbewegt scheinendes Kind, das in Gegenwart eines Fremden keinerlei Angst zeigte, mit einem sich ständig wiederholenden Verhalten, wie es im Zimmer herumlief, weder zu seiner Mutter noch zu mir hinschaute, sorgfältig den Spiegel im Zimmer vermeidend und kein Spielzeug berührte. Kein Lächeln, keine bewegte Mimik, mit einem leeren Blick auf die konkrete Welt. Dies kleine Kind befand sich in einem Zustand, bei dem kein Objekt Besetzung erfuhr. Aber seine Mutter berichtete sofort, mit ihm sei es wundervoll ruhig, weil er voller Ekzem sei. Sobald er symptomfrei sei, sei es unglaublich schwierig, ihn zu regulieren, er laufe flüchtend vor ihr weg, haue seinen Kopf auf den Boden, wenn er durch ihre Kontrollversuche frustriert sei.

Charles zeigt das typische »Leere-Verhalten-Symptom«, das mit weitreichender Verdrängung verbunden ist, zusammen mit sich entwickelnden Verdauungs-, Haut- und Atemwegsymptomen. Dieser Zustand ist charakterisiert durch mangelnde Vitalität im Sinne des Kinderarztes Leon Kreisler verbunden mit Entwicklungsverzögerung, Rückzug aus Beziehungen und aus der Umwelt, mangelnder Affektlage und somatischer Desorganisation. Das erinnert sehr an die anaklitische Depression im Sinne von René Spitz und an die Bindungsstörung im Sinne von John Bowlby und Mary Main bei einem Baby, das Vernachlässigung und frühe Trennungen erleben musste. In der Pariser Psychosomatischen Schule erwartet man als Folge dieser spezifischen Erscheinungen, wenn sie mit psychosomatischen Symptomen verbunden sind, im Verlaufe der Kindheit Verhaltensstörungen als einzige Ausdrucksmöglichkeit für intrapsychische Konflikte. Das erinnert sehr an Freuds Traumakonzept, weil ein Baby angesichts von mangelnder oder übermäßiger Stimulierung in der frühen Zweierbeziehung leidet, da Gehaltenwerden und die containenden Funktionen defekt waren.

Die Mutter von Charles entwickelte ihre Art mit ihm umzugehen, indem sie ihn anschrie, auf den Hintern haute und ihn unter die kalte Dusche stellte. Aber sie hätten gemeinsam, so meinte die Mutter, eine wunderbare Art, sich gegenseitig sprachlos zu verstehen, da Charles überhaupt nicht redete. »Jeder weiß sofort, was der andere denkt«, meinte sie.

Charles lief nonstop mit einem leeren gleichgültigen Blick und mit mangelnder Angst in einem Setting mit einer Fremden im Zimmer herum. Ohne Frage, ohne Neugier.

Als ich anfing, ihn anzusprechen, nachdem ich mich kurzfristig der Mutter gewidmet hatte, machte er vollen Terror. Er warf sich auf den Boden und schlug mit seinem Kopf darauf ein. Am liebsten wäre ich aus überflutender Angst und aus Schutzbedürfnis nahe auf ihn zugegangen, aber seine Mutter zeigte keinerlei Reaktion. Sie sagte, »es bleibt abzuwarten, dass er sich selber wieder beruhigt«. Sie redete nicht zu ihm und versuchte auch nicht, ihn auf eine haltende Weise zu beruhigen. Sie versuchte nur, den Blick auf ihn zu vermeiden. Sie meinte, sie »fühle gar nichts«, als ich sie fragte, was sie mache, wenn er sich so dramatisch verhält. Unterdrückung war ihr Abwehrmechanismus. Und das Kind war verloren und konnte seine Gefühle und Konflikte nicht regulieren.

Als ich darüber sprach, wie mich der Distress des Kindes schockierte, und bemerkte, dass der Kinderarzt schon versucht hatte, für sie Therapiestunden einzurichten, brach sie daraufhin die Konsultation ab, denn sie hatte das Gefühl, etwas »runterwürgen« zu müssen.

Dies zeigte mir, wie jeglicher Konflikt körperlich erlebt wurde. Keine Verbindung mit Gefühlen, keinerlei Verknüpfung, nur eine rein körperliche Empfindung. Das verwies auf zu große Nähe zum Kinderarzt und auf die zu große Angst, ihre Schuld über mangelnde mütterliche Fähigkeiten wahrzunehmen und Furcht, Ideen und Gedanken mit Gefühlen zu verbinden. All das war ihr nicht möglich. Unterdrückung war ihre radikale Abwehr. Vergeblich versuchte ich, etwas über ihre Familiengeschichte zu erfahren. Keine Erzählungen über das Kind, die Geschwister, die Großeltern waren zu erhalten. Wir durften nur im Hier und Jetzt der augenblicklichen Konsultation bleiben.

Nachdem ich mich kurz in meiner eigen Angst verloren hatte, beschloss ich, die Affekte beim Namen zu nennen und etwas einzusetzen, was sie nicht kannten: spielen.

Ich war überzeugt, wenn wir schon in der momentanen Situation bleiben sollten und nur die Handlungsabläufe ohne jegliche zugehörige Assoziationen beschrieben blieben, dann würden wir zusammen gedankenlos agieren. Der Zweijährige handelte sprachlos, vom Augenkontakt ganz zu schweigen, seine Erregung war unerträglich, seine Mutter redete manisch nonstop, ohne Assoziationen, ohne Vorstellungen und ohne Erinnerungen.

Sie sagte, ja, sie sei glücklich, wenn er Ekzeme habe, dann blieb er mit wenigen Gefühlen ganz ruhig, was ihr wirklich ganz gut täte. Sie musste dann nicht mit einem Haufen von Gefühlen zurechtkommen. Sie hatte keine Gefühle. Sie schützte sich durch die Vermeidung von Affekten auf Kosten ihrer Mentalisierungsfähigkeit. Keinerlei Innenleben, kein Raum für Gedanken und Erinnerungen. Und dementsprechend keinerlei Spiegelung für das kleine Kind.

Spielen und Gefühle benennen

Wenn nach Winnicott der Vorläufer des Spiegels das Gesicht der Mutter ist, dann vermittelt die emotionale Erwiderung auf den Blick ihres Babys zur Mutter dem Kind das Empfinden von ihm selbst. Es ist entscheidend, »gesehen zu werden«, damit das Kind befähigt wird, sein Gefühl zu erkennen und sich seine Erfahrungen anzueignen, die sich im Gesicht der Mutter widerspiegeln. Beatrice Beebee hat mit ihrer aktuellen Erforschung der Baby-Mutter-Interaktion gezeigt, dass die Mutter die Erfahrungen ihres Kindes nicht nur durch ihren Blick auf das Kind widerspiegelt, sondern durch alle Kanäle, mit denen sie mit dem Kind kommuniziert. Die Spiegelfunktion wird nicht nur durch das Gesicht der Mutter vermittelt, sondern auch durch den Körperkontakt und die Qualität, wie sie hält; all dies meldet dem Kleinkind zurück, was es gerade erlebt.

Charles warf zufällig ein Spielzeugauto auf den Boden. Indem ich das Auto zwischen meinen und seinen Füßen hin und her schob, begann ich ein Spiel. Er hörte auf herumzulaufen und wurde aufmerksam. Ich erinnerte mich an Freuds Arbeit über seinen Enkel mit der Garnrolle und bemerkte zu dem Wechsel des Autos zwischen uns: Jetzt geht es verloren und wird zurückgegeben usw. Dann äußerte ich einige Gefühle, wie schön es ist, wenn man das Auto zurückbekommt, und wie traurig es ist, wenn es nicht mehr da war. Charles sah mich ganz intensiv an. Er krabbelte auf den Schoß seiner Mutter, sobald ich nachdrücklich depressive Gefühle ansprach, etwa die Furcht, das Auto zu verlieren. Und dann fügte ich hinzu, wie viel Freude und Lust es ihm macht, wenn er das kleine Auto zurückbekommt, genauso schön, wie wenn er ganz nahe bei seiner Mama ist. Völlig überraschend nahm sie ihn ganz zärtlich in ihre Arme, und er konnte sich entspannen. Es herrschte eine Art neuer Zärtlichkeit. Ich sagte ihnen, mir scheint, als seien sie beide zusammen zufrieden. Sie schauten mich überrascht an. Und Charles nahm sein Deckchen. Ein fast völlig zerrissenes Stück Stoff, das er immer bei sich hatte, und steckte seinen Daumen in den Mund.

Es war erleichternd, seine gewisse Fähigkeit zur Selbsttröstung und vielleicht auch seine lustvolle Erfahrung zu beobachten. Ich sagte ihnen, dass Charles es wohl in guter Erinnerung behalten wird, wie ihn seine Mutter gehalten hat. Ich versuchte, die Fähigkeit für Gefühle verknüpft mit der Erinnerung an Beziehungen und Ereignisse in Worte zu fassen. Innerlich dachte ich mir auch, dass dieser Zweijährige sich nur ganz selten passiv seiner Mutter überlassen durfte. Meistens musste er aktiv Emotionen und Empfindungen selber in Verhaltensstörungen abführen. In einem zärtlichen Moment Objekt der Mutter sein zu dürfen, ließ ihn die Kontrolle aufgeben und öffnete einen Raum für Autoerotik und Übergangsphänomene.

Das Spiel mit dem Spielzeugauto handelte von Verlust des Objekts und seiner Wiedergewinnung, davon, dass er, ohne aktiv zu sein, aufnehmen kann und er den Austausch mit der Welt der Objekte positiv besetzen kann. Die Benennung seiner Affekte (die Angst, zu verlieren) und das Glück, wieder vereint zu sein, halfen ihm, Selbstempfindung zu integrieren, und verhalfen der Mutter zum Gefühl, verstanden worden zu sein.

Dieses erste Treffen veränderte die Dyade. Die Mutter hatte es zugelassen, dass ich ihr ihre Gefühle spiegelte. Sie machte die Erfahrung, als sie ihren Sohn missbrauchte und von mir kritiklos gewürdigt wurde. Ich hatte depressive Gefühle angesprochen, ohne mich direkt auf sie zu beziehen. Das nahm ihr die Furcht, der Andere könnte in ihre Intimsphäre eindringen. Sie konnte eine erste Verknüpfung machen. Die Angst über den Verlust des Autos machte sie nachdenklich, sicherlich. Sie dachte an den Vater, der berufsbedingt wochenlang nicht da war.

Der Dritte tauchte auf, als ich mit dem Kind über sein eigenes Selbst sprechen konnte; dabei war die Repräsentanz des abwesenden Vaters und des abwesenden Ehemanns präsent.

Sofort versuchte sie, den freudvollen Augenblick beiseitezuschieben, indem sie mir erzählte, wie grausam ihr Sohn sei. Als sie ihn einmal küssen wollte, schlug er seinen Kopf gegen den ihren, sodass sie vor Schmerz weinen musste, während er laut darüber lachte. Er war also gewalttätig und sie die passive Masochistin. Ihr ging es viel besser, wenn er voller Ekzeme war; da war er ruhig, gegenüber Fremden unbeteiligt und forderte von ihr keinen Kontakt. Als ich sie nach ihren Gefühlen in der Szene fragte, in der ihr Kopf verletzt wurde, fand sie dafür keine Worte: »Ich war betroffen, mehr weiß ich nicht.« Ich meinte, sie hätte ja wütend sein können, traurig oder gleichzeitig konflikthaft ihren Sohn hassen und lieben können. Sie blieb still, schaute mich an und war zunehmend nachdenklich. Charles verfolgte ganz aufmerksam, wie seine Mutter auf eine neue Weise konzentriert war, und wollte sie mit seinen fragenden Augen »berühren«. Sie meinte, sie könne dafür keine Worte finden.

Voller Angst begann Charles, wieder im Zimmer herumzurennen. Ich sagte zu ihm, wie einsam er sich fühle. Ich sagte, als Charles damals seiner Mutter wehgetan hatte, als Mami ihn küssen wollte, hat er ihr doch zu verstehen gegeben, wie traurig er war. Er nahm sein Tüchelchen und begann heftig körperlich zu schaukeln. Ich sagte ihm, wie einsam er sich fühlt. Er schaute mich ganz intensiv an. Aber seine Mutter konnte die Spannung nicht aushalten. Sie fing an laut zu lachen und erzählte, dass bei seinem älteren Bruder das Ekzem verschwand, sobald er in der ersten Klasse lesen konnte. Charles war aufgeregt, weil ihm die Aufmerksamkeit seiner Mutter verloren gegangen war, und rannte zur Tür, um sie zu öffnen. Ich sagte, dass er eifersüchtig auf seinen Bruder ist, dem seine Mutter so viel Aufmerksamkeit schenkt. Verdutzt zeigte er mit seinen Finger auf meinen Mund.

Auf diese Weise zeigte die Mutter, wie sie Gefühle unterdrückt und wie sie spaltete, sobald Gefühle und Konflikte für sie unerträglich wurden. Sie verleugnete jeglichen ehemaligen Konflikt und ihre Angst. Sie beteuerte, dass in der Familie alles perfekt sei. Das Lachen half, Gedanken zu verleugnen. Charles war mit dem fragilen Narzissmus seiner Mutter konfrontiert.

Das leere Verhalten von Charles kehrte zurück, er seinerseits fühlte nichts, aber er stieß mit seinem Fuß beim Herumlaufen im Zimmer gegen ein Spielzeug, und das Geräusch des abstürzenden Spielzeugs machte ihm Angst. Voller Panik stürzte er zur Tür und wollte sie aufmachen. Ich deutete ihm, dass er sich vom Spielzeug verfolgt fühlt, obwohl er doch wütend auf seine Mami darüber sein sollte, wie sie über seinen Bruder gesprochen hatte. Er ging zu Boden, haute mit seinem Kopf dagegen und sagte mit Nachdruck:

»NEIN.« Ich glaubte, er hatte Angst, Gefühle zu haben, die angemessener Weise mit Konflikten verknüpft sind. Da seine Mutter ihn damit nicht containen konnte, entschloss er, sich selbst dafür nicht nur als eine Weise des Containments, sondern auch als Überich-Funktion zu benutzen. Er hielt ein und schaute mich an. Ich nahm das Spielzeug und machte ein Spielangebot. Er rollte wieder das Spielzeugauto von vorher auf mich zu und wir machten weiter mit dem Hin und Her und machten dabei Motorengeräusche nach. Zum ersten Mal machte Charles mit so einem unartikulierten Geräusch den Mund auf. Die Mutter fand das interessant, dass ihr Sohn plötzlich etwas »sagen« konnte, und meinte, damals, als er sie verletzt hatte, hätte er auch schon dieses seltsame Geräusch gemacht.

Plötzlich erinnerte sie sich ganz genau an jenen Tag. Als Charles in der Küche herumlief, zerbrach er einen Teller. Sie war darüber verärgert. Er tat sich weh und haute seinen Kopf gegen die Wand. Sie entschloss sich, ihn auf den Schoß zu nehmen, aber sein Lachen verletzte sie.

Charles schämte sich über den Bericht seiner Mutter und lief hinter meinen Stuhl und versteckte sich. Und er fing wieder an, mit dem Kopf auf den Boden zu schlagen. Ich reagierte sofort und sagte lautstark: »Wo ist denn nur Charles? Er ist verschwunden. Seine Mami ist ganz durcheinander, sie braucht ihn, sie liebt ihn. Wo ist er nur?«

Die Mutter war geschockt und ängstlich; da kam Charles zurück, und zum ersten Mal lachte er. Wieder schrie ich. »Schau, er ist wieder da! Was für eine Freude, ihn wieder zurückzuhaben. Sie sind sicher ganz glücklich, dass Ihr Sohn wieder bei Ihnen ist.« Er verschwand sofort wieder hinter meinen Stuhl und wir begannen mit einem Kuckuck-da-da-Spiel, bis er zu erregt war. Ich entschloss mich, die Mutter zu bitten, ihn auf ihren Schoß zu nehmen. Dann erzählte ich, dass der Vater regelmäßig da und dann wieder nicht da ist, wie schwer es sei, ganz sicher daran zu glauben, dass er nicht für immer verloren gegangen ist.

Wieder machte Charles ein Geräusch und zeigte auf meinen Mund. Zum ersten Mal in dieser Sitzung sprach die Mutter ihn direkt an und sagte: »Ja, mein Schatz, Madame Anzieu hat ein Wort für so was; es heißt SPIELEN.« Und sie erklärte, dass der Vater nun schon für zwei Wochen weg sei auf seiner neuen Arbeit, dass er dafür sehr lange weg sein muss. Die Eltern hatten ihren Kindern nie gesagt, warum der Vater weg ist.

In dieser Sitzung kämpften wir gegen die Unterdrückung der Affekte und Repräsentanzen, während wir gleichzeitig entdeckten, wie wichtig Sprache ist. Charles reagierte darauf in interessanter Weise: Er zeigte mit seinem Finger auf die Poster an der Wand, und seine Mutter bemühte sich, die Bilder mit ihrem Inhalt zu beschreiben. Als Repräsentation des Abwesenden? Ich war mir bewusst, dass sie möglicherweise an der Unmöglichkeit litt, ein verlorenes Objekt zu betrauern, sie hatte sich doch immer geweigert, mit mir über Vergangenes zu sprechen.

Zweite Sitzung

Nachdem sie zugesagt hatte, ganz wenige Stunden zu kommen, erschien sie einige Tage später mit Charles mit seinem immer noch gleichen, leeren Verhalten und voller Ekzeme. Aufgeregt sagte sie sofort: »Alles ist ok! Ich habe daran gedacht, was Sie mir gesagt haben. Dass wir in unserer Familie nicht beruhigen können. Deshalb lege ich ihm jetzt ein Kissen unter, sobald er mit seinem Kopf auf den Boden schlagen will.« Ihre Aufregung war wohl darauf zurückzuführen, dass sie mir ihre sich neuentwickelnde Denkfähigkeit zeigen konnte, und weniger darauf, wofür sie sich für ihren Sohn entschieden hatte.

Die Haut von Charles war rot, violett und trocken, ein schmerzvoller Anblick. Er kratzte sich. Jegliche Erfahrung von Schmerz und Unlust hatte angeblich nur mit dem Körper zu tun. Es gab keinen seelischen Raum. Deshalb war Regression untersagt, und es gab nur die Möglichkeit, gedankenlos zu handeln und zu wachsen. Wurde die Erregung übermächtig, konnte mit den Gefühlen nur durch Abfuhr umgegangen werden. Charles Mutter stand ununterbrochen unter Angst. Da sie sich fürchtete, Gefühle mit Vorstellungen zu verknüpfen, unterdrückte sie Aggression als erotische Gefühle mit Assoziationen, aber ihr Kind konnte sich nicht auf ihre seelische Fähigkeit, zu containen und zu transformieren, verlassen. Wie sollte sie die Spannungen regulieren, die das Kind erzeugte, wenn es von seinen eigenen Konflikten überwältigt wird?

Obwohl sie verneinte, irgendetwas zu fühlen, zeigte sich an ihrem Gesicht, wie angstvoll und konfliktbeladen sie war. Angst vor Schuldgefühlen, weil sie mit ihrem Kind so gewaltsam umging. Sie behauptete, eine sehr gute Mutter zu sein. Gleichzeitig entwickelte sie das Ideal »der anderen Frau«, die gut bemuttern kann. In ambivalenter Übertragung sprach sie über ihre wunderbare Begabung, Söhne aufzuziehen, und wie sie von Kritik anderer Frauen verfolgt wird, wo sie doch gleichzeitig gedacht hatte, dass »eine bessere Frau als sie selbst« ihren Sohn beruhigen kann. Sie konnte nichts über ihre eigene Mutter assoziativ sagen; sie schaute mich an, als sei ich blöde, weil ich andeutete, sie hätte, als ich Nein gesagte hatte zum Kopfschlagen ihres Sohnes, mir gegenüber ein wenig Schuld und Neid gehabt haben können.

Dann konnte sie darüber sprechen, wie verzweifelt sie ist, ihren Sohn nicht beruhigen zu können, und über ihre Vorstellung, dass alle anderen Mütter in der Tagesstätte dies besser als sie könnten. Sie gestand, sich nicht vorstellen zu können, was sie mit Charles machen könnte. Ihre Idealisierung von Mütterlichkeit und ihr Gefühl, eine Versagerin zu sein, bedingten ihr mangelndes Selbstwertgefühl. Sie hatte nicht hinreichend Kräfte und Vertrauen in sich selbst, um ihrem Sohn Grenzen zu setzen.

Sie berichtete, dass sie ihn auf der Straße herumlaufen lassen konnte, ohne hinter ihm herzugehen, dass er Spielzeug kaputt mache und in Geschäften Wutausbrüche hinlege. Die Anwendung väterlicher Gesetzesregeln war ausgeschlossen. Sie konnte nur ihre Affekte verleugnen. Und sie übertrug ihre Schwäche auf ihren Sohn. Sie glaubte, ihm Freiheit schenken zu können, die ihn aber hilflos werden ließ, sodass er ohne ein verlässliches Überich archaische Abwehrmechanismen aufrechterhielt. Im Kind war die Verleugnung liebevoller und aggressiver Gefühle mit der absoluten Kontrolle über seinen Körper verbunden. Es gab den erotischen Körper, den kranken Körper und den Körper des Zweijährigen, aber wir konnten nicht über die Entwicklung des Kindes sprechen. Sie war eine mächtige, allwissende, kontrollierende Frau, die sich zugleich abwerten und sagen konnte: »Er braucht gar nichts zu sagen, weil ich ja alles verstehe.«

Während der zweiten Sitzung sprach sie nonstop, und Charles ging emotions- und interesselos im Zimmer herum. Nachdem sie sich schließlich beruhigt hatte, und ich etwas sagen konnte, hörte er meine Stimme; er fürchtete sich vor meiner Stimme, weil sie nicht die Stimme seiner Mutter war. Mir schien es ein Fortschritt zu sein, dass er in dieser Form Fremdenangst zeigte. Ich sagte ihm, er hätte wegen meiner Stimme Angst gehabt, seine Mutter sei nicht da. Ich bot ihm die Spielsachen an, die wir benutzt hatten, beschrieb die Formen, die Farben, machte Geräusche nach, ordnete den Spielsachen Gestalten und Empfindungen zu. Nachdem er mir einige Minuten aufmerksam zugehört hatte, bewegte er sich weg und schob mir das kleine Spielzeugauto zu. Ich verstand, dass er mit mir das Spiel wieder aufnehmen wollte. Aber ein lautes Geräusch von draußen versetzte ihn in Panik. Charles erstarrte schweigend voller Terror, während seine Mutter – ihn ignorierend – nicht zu sprechen aufhörte. Charles jedoch entwickelte frische Neugier und wollte die Türe aufmachen. Ich vermutete Neugier, aber vielleicht wollte er nur aus dem Raum weg. Er zog am Kleid seiner Mutter. Sie hörte nicht auf zu sprechen und schaute ihn nicht an: erneut die Verleugnung von Gefühlen und Kommunikation. Zunehmend agitierte Charles und verletzte sich an der Türe. Deshalb sagte ich, er dürfe nicht weglaufen und müsste mit seiner Mutter im Zimmer bleiben. Er warf sich auf den Boden und warf dabei auf seine Mutter blickend sein Tüchlein weg. Ich wusste, er würde mit seinem Kopf wieder auf den Boden einschlagen, aber seine Mutter hörte nicht auf zu reden. Ich hatte das Gefühl, sie schämte sich in der Situation.

Deshalb sagte ich zu ihm: »Mme Anzieu ist gemein. Sie hat Dir verboten, die Türe aufzumachen. Und Du bist böse auf Mama, weil sie nicht die Türe aufgemacht hat, wie Du es wolltest. Du hattest das Gefühl, Mme Anzieu war nur mit Mami, aber nicht mit Dir beschäftigt. Du und Mami, ihr beide sollt doch eins sein, ein Unterschied zwischen euch ist skandalös.« Vor Mutters Füßen liegend gab er mir einen tiefdunklen Blick, schob mir das Auto wieder zu, damit wir unser Spiel wieder aufnehmen.

Ich hatte im Kopf behalten, dass die Mutter die Abwesenheit von Zuhause mit dem Kopfschlagen von Charles verbinden konnte. Sie schloss ihn aus, als wäre er mit niemand verbunden, es gab keine Vergangenheit und keine Zukunft. Ich meinte, es sei schwierig für sie beide, befriedigende Lösungen zu finden. Sie erwiderte nein, sie könnten ganz wunderbar mit Stress umgehen. Bei ihrem Erstgeborenen hätte sie die kalte Dusche eingesetzt, aber bei Charles mache sie es besser, sie bringt ihn zum Lachen. Und sie fing an, ihn zu kitzeln, während sie mir gleichzeitig erklärte, am besten beruhige er sich, wenn man ihn in die Luft wirft. Ihr Ehemann hätte ihr diesen guten Rat gegeben.

Desorganisierende Spiele

Es mag ein schönes Spiel sein, das Baby in die Luft zu werfen und es wieder aufzufangen, ein wiederholtes Weg- und dann wieder Nahesein, wie Trennung und Wiederannäherung. Gutes Gehaltenwerden kann Organisator für die Symbolisierung von Trennung sein. Es kann auch eine desorganisierende, gewaltsame Aktivität sein, weil es dem kleinen Kind ganz schwindlig wird. An Stelle von Lust kann überwältigende Erregung treten, weil das Kind nicht nur von seinem Objekt, sondern auch von seinem Selbst abgetrennt ist. Da das Kind dabei passiv ist, geschieht offensichtlich das Gegenteil von dem, was Freud über das Spiel mit der Garnrolle beschreibt. Der Erwachsene bringt das Kind in schwindelige Verwirrung, ohne es ihm zu ermöglichen, diese Erfahrung ersatzartig zu verschieben. Verlust kann nicht symbolisiert werden.

Charles hatte schon mehrere negative Handlungsweisen in Antwort auf heftige Gefühle entwickelt: Herumlaufen, Kopfschlagen, Abfuhr von angstvollen und negativen Gefühlen, offensichtlich schwache Objektsbeziehungen, mangelnde Qualität seiner libidinösen Besetzungen, Abgrenzung gegenüber der Introjektion von mütterlichem Gehaltenwerden. Angesichts von Verlust oder überflutender Spannung warf er sich gewöhnlich auf den Boden oder wurde in die Luft geworfen.

Ihre Hilflosigkeit war beim Spiel der Eltern spürbar. Mit einem aggressiven, schwierigen Kind spielten sie mit ihm in erschreckender Weise den Verlust von

Halt, ließen ihn herabfallen und setzen ihn intensiver Angst vor Kontrollverlust aus. Dieses Verhalten war rein ökonomisch. Ich meine damit, Abfuhr und Ausbalancierung anzustreben anstatt Lust und Bedeutung. Potentiell kann das ein traumatisch-gewaltsames Spiel sein, das mit der desorganisierenden Lust verbunden ist, zum elterlichen Körper im erotischen Kontakt wieder zurückzukommen. Ein Mix von primitiven Ängsten, bodenlosem Fallen und Verlust des Orientierungssinns innerhalb einer gemeinsamen Erregtheit mit dem Erwachsenen. Ein Spiel ohne Worte, kein Spiel in und mit Symbolen. Die Eltern spielten zu eigenen Bedürfnis, nicht depressiv zu sein, ihn wie die Garnrolle verschwinden zu lassen und ihn wieder zurückzubekommen.

Ich fragte mich, wie ich ihnen helfen könnte, einen Raum zu schaffen und zu erfassen, innerhalb dessen Gefühle und Repräsentanzen miteinander verknüpft werden können.

In der ersten Sitzung hatte sich Charles hinter meinem Stuhl versteckt, nachdem seine Mutter ihn wegen eines Fehlverhaltens beschämt hatte, nachdem ich ihr positiv bestätigt hatte, sie hätten eine sehr gute Verbindung miteinander. Sofort musste sie das zerstören.

In der zweiten Sitzung kritisierte sie ihn wiederholt in derselben Weise. Deshalb wollte sie ihn zum Lachen bringen, weil er so schwierig war und Charles erneut hinter mir verschwand. Mir schien, als wollte er ganz hinter mir im Rücken bleiben. Ich bemerkte zu ihr, vielleicht hätte Charles ein wenig Schuldgefühle, weil er sie nicht glücklich gemacht hatte. Sie möge ihm zeigen, dass wir ihn hier brauchen und ihn so wertschätzen, wie er ist. In spielerischer Weise suchte ich deshalb nach ihm und war glücklich überrascht, ihn hinter mir zu finden. Er lachte dabei, aber nur ein bisschen. Ich bezog die Mutter in das Spiel ein, indem ich zu ihr sagte: »Sie müssen sich so viel Sorgen machen, wenn er nicht bei Ihnen ist, sie sind so besorgt. Sie müssen ihn so vermisst haben; sie mussten so traurig sein!« Zum ersten Mal fing sie an zu lächeln. Ich verknüpfte dies mit dem abwesenden Vater und mit dem Warten auf ihn. Schließlich brachte sie ihre erste Assoziation: Sie meinte, sie hätte eine Idee. Sie verknüpfte es mit dem Verhalten ihres Sohnes in der Tagesstätte. Er beginne jeden Tag damit, dass er gegen jedes Kind mit seinem Kopf stößt. Sie glaubte nun, sie sollte noch eine Zeitlang bei der Übergabe bleiben, anstatt ihn schnell ohne Abschiedsworte zu verlassen. Sie hätte gerade beschlossen, sie würde am nächsten Tag bei ihm bleiben. Dann würde er voraussichtlich sein gewaltsames Verhalten unterlassen können. Ich war überrascht von ihrer neuen Fähigkeit, Bezüge herzustellen.

Jede Sitzung begann mit einem Kuckuck-da-da-Spiel, und Zuhause spielten sie es auch. Ihre Bezeichnung dafür war: das Spiel. Innerlich waren sie gleichzeitig bei mir und bei ihnen selbst, hatten sich die Fähigkeit zu spielen angeeignet und zeigten mir stolz, dass sie selber »Das Spiel« konnten.

Es hätte auch ein Fetisch sein können. Hoffentlich war es der Anfang für ein kreatives und lustvolles Zusammensein.

Anfänglich hatte ich eine negative Gegenübertragung. Ich war irritiert und fürchtete, für das vernachlässigte Kleinkind zu passiv, unwirksam und ängstlich zu sein. Gleichzeitig brachte ich für die verborgene Depression der Mutter Einfühlsamkeit auf. Mir schien die Mutter an einer Charakterneurose zu leiden, die wenig Hoffnung auf Veränderung machte. Aber sie konnte Fortschritte machen, sie konnte nachdenken, wie Verbesserungen ausschauen könnten. Sie konnte einige ihrer Gefühle erkennen: negative mir gegenüber, Traurigkeit angesichts der Abwesenheit des Ehemanns. Es war schier unmöglich, an ihrer mütterlichen Identifikation zu arbeiten. Sie weigerte sich, über ihre eigene Geschichte und ihre Familie zu sprechen, weshalb ich gezwungen war, gegenwärtig, also im Hier und Jetzt zu bleiben. Mir war über den Zeitraum der wenigen Sitzungen hinweg beobachtbar geworden, dass ihre Kleidung und ihre Frisur zunehmend etwas femininer wurden. Aber wir blieben auf einem narzisstischen Niveau, ohne die ödipale Position zu erreichen. Am Schwierigsten war es für mich, bei der Arbeit nicht zu agieren und meine Denkfähigkeit aufrechtzuerhalten. Mein intensives Durcharbeiten während der Sitzungen erschöpfte mich, weil es nach wenigen Minuten wieder ausgelöscht wurde und ich mich von meinem Ärger erholen musste. Jegliche meiner Konstruktionen löste sich in einer Diskontinuität von Verleugnungen auf. Das behinderte mich arg, mich ganz auf den Fall einzulassen. Weil das Kind mit seinen psychosomatischen Symptomen sehr entwicklungsverzögert war, hatte ich mich entschlossen, mit ihnen zu arbeiten. Ich ging von der Annahme aus, dass die schlechte Ausbalancierung seiner psychischen Funktionen in seinem Ekzem zum Ausdruck kam; wenn ich der Mutter zu mehr Feinfühligkeit gegenüber dem Kind verhelfen könnte, dann würde das Kind teilweise seine Entwicklung nachholen und sein Ekzem loswerden können.

Am Ende der zweiten Sitzung geschah etwas Bedeutsames: Als ich die Beendigung der Sitzung ankündigte, warf Charles alles Spielzeug durch die Luft und fing an, mit seinem Kopf auf den Boden einzuschlagen. In diesem augenblicklichen Chaos erstarrte seine Mutter voller Zorn. Ich intervenierte, packte ihn fest an Armen und Beinen und sagte ihm, dass ich nicht möchte, dass er sich selber weh tut, das sei zu schmerzvoll, aber wir würden uns bald wieder sehen. Nachdem er ruhiger geworden war, platzierte ich ihn auf Mutters Schoß. Er wehrte sich nicht, sie war schockiert, aber erleichtert. Sie machte es ihm mit seinem Rücken an ihrer Brust bequem, er nuckelte an seinem Daumen und atmete heftig. Ich machte eine Bemerkung darüber, dass sie jetzt erneut ruhig zusammen sein können. Sie lächelte. Er schaute auf die Bilder und zeigte mit dem Finger darauf. Weil die Mutter stumm blieb, erklärte ich: Das ist eine Mami mit ihrem Baby, so wie du heute. Dann gab er einen merkwürdigen Laut von sich und sagte plötzlich unter großen Mühen, sich zu artikulieren: »Der Hund.« Ich wusste nichts mit dieser Sprache und dem Wort anzufangen. Ich schaute zur Mutter. Sie sagte mir, dies sei sein Lieblingswort, sein einziges Wort. Charles liebte Hunde.

Die Benutzung der Sprache

Während der dritten Sitzung spielte Charles wieder Kuckuck-da-da. Ich machte eine Bemerkung zum Vater, der abwesend ist, der zurückkommt, der dann mit der Mutter zusammen ist. Nachdrücklich machte ich darauf aufmerksam, dass Charles gemischte Gefühle über das elterliche Paar hat und sich dann einsam fühlt. Charles reagierte heftig. Er schrie erstmals »Mami« und zeigte auf das Bild an der Wand. Die Mutter tröstete ihn wortlos, während ich ihm versicherte, dass er uns ein Bild von sich und seiner Mutter zeigt. Dieses Bild kann er sich merken, wenn Mami nicht da ist, auch als eine Art Spiegelbild von ihm selbst. Ich hatte bemerkt, dass er immer vermieden hatte, vor dem Spiegel, der sich in einer Ecke des Raums befand, stehen zu bleiben. Die Mutter war sehr stolz, dass ihr Sohn Worte benutzte, und herzte ihn. Und er kam zu mir, um mir auf die Hand zu klatschen.

Ich erzählte ihm, wie unglücklich er war, als ich sagte, dass er sich alleine und vom Elternpaar verlassen fühlt. Vielleicht war er auch ein bisschen eifersüchtig. Seine Mutter war bestürzt, dass ich ihrem Sohn solche Ideen einflößen würde. Ich sagte ihr, was er mit meiner Hand gemacht hatte, sei interessant: eine nicht gewalttätige, aggressive Handlung, um Nein zu sagen. Nein mir gegenüber, eine Zurückweisung, bei der er gleichzeitig seine Aggression regulieren kann. Vielleicht hatte er sich lange wie ein Hund gefühlt, der seine Gefühle nicht regulieren kann, aber nun kann es Charles. Mir schien, dass Charles während der Sitzungen angesichts einer Mutter, die alle Assoziationen zum Verschwinden bringt, fähig wurde, Vorstellungen mit Gefühlen zu verknüpfen. Sein neues Sprechen verwies auf eine fortschreitende Benennung von Gefühlen. Als er zu mir kam, um auf meine Hand zu klatschen, erschien mir dies als entsprechender Verschiebungsprozess seiner Wut auf ein böses Objekt; eine Spaltung zwischen der guten Mutter und einem verfolgenden, äußeren Objekt, vielleicht als mögliche Symbolisierung.

Die auftauchende, wenn auch spärliche, aber bedeutsame Sprache verwies auf die Probleme, mit denen Charles konfrontiert war, sobald er das Symbol von dessen affektiver Entladung trennte. Sein erstes Wort HUND schien mit oralen Phantasien verknüpft; das Maul des Hundes bellt, frisst, beißt, verschlingt, vergleichbar dieser Dyade, deren Beziehung zu eng war. Charles und seine Mutter verschlangen sich gegenseitig. Hunde pinkeln auch und verrichten ihr Geschäft in öffentlichen Anlagen, rennen und spielen. All diese triebhaften, erotischen Handlungen lassen sich mit der Wahl seines ersten Sprachwortes verknüpfen.

Der erste Einsatz von Zurückweisung, das NEIN, verband sich mit dem Sprachbeginn. Anfänglich konnte Charles seine Opposition nur durch Selbstverletzung zeigen. Als Baby imitierte Charles keine Laute. Als Kleinkind war er noch nicht bereit, ein Gespräch zu verinnerlichen.

Etwas Neues war passierte, als Charles sich mit mir durch das Auto austauschte. Charles zeigte mit seinem Finger auf meinen sprechenden Mund. Ich sprach von Gedanken und Gefühlen, die ich habe. Ein Raum für Vorstellungen begann zu entstehen. Mit einem Wort NEIN zu sagen, mit dem Finger, mit dem Kopf entstand für das Kind im Austausch ein Raum für Kommunikation mit einem Alphabet und dem Recht sich zu widersetzen bei gleichzeitig liebevoller Verbundenheit.

Das Spiel mit dem kleinen Auto bezeichnete Abwesenheit. Dabei wurden Worte verwandt, um ohne körperliche Empfindungen eine Verbindung zwischen uns aufzubauen. Mir schien, dass das auftauchende erste Wort HUND gleichzeitig auf seine Fähigkeiten verwies zu phantasieren, bei dem er Triebgeschehen, Libido, Aggression und Bindungsverhalten verdichtete und Zugang zur Symbolisierung fand.

Die diffusen Ängste führten zu Stress ob des mütterlichen Objekts.

Vierte und letzte Stunde

Charles Mutter wurde stolz, weil sie neuerdings hilfreiche Lösungen für ihren Sohn ausfindig machen konnte. »Ich habe das Gefühl, als könnte ich jetzt richtig für ihn sorgen!« Seine Symptome waren verschwunden, aber sie musste ein gewisses Maß an Frustration aushalten, weil sie nicht mehr omnipotent, nicht mehr sprachlos alles verstehen konnte, mit Grenzen und Regeln umgehen musste. Sie war ziemlich frustriert und entgegnete mir in schlechter Laune auf alle meine ersten Sätze. Das war auch die letzte Sitzung. Denn sie hatte geplant, nur für wenige Sitzungen innerhalb weniger Wochen zu kommen, ehe sie nach außerhalb von Paris umziehen würde. Aber sie hatte sich nie vorgestellt, dass sie mich vermissen könnte. Sie glaubte, sie würde wie ehemals beim Kinderarzt erleichtert sein, weil sie keine Bindung zu mir habe. Und plötzlich war sie so enttäuscht, weil sie mich verlassen musste.

Charles und seine Mutter hatten neue Spiele entdeckt, meist Puzzle. Das Erste war ein Wal voller Babys. Eine neue Beschäftigung, die ruhige, lustvolle Aufmerksamkeit erlaubte, bei der Bilder gemacht und wieder auseinandergemacht wurden. Damit ließen sich die Ängste gut meistern.

Sie rief mich nach dem Umzug oft an, um mich schließlich um eine Überweisung zu bitten, denn der Vater hatte von ihr verlangt, einen Therapeuten zu finden. Nachdem er zu seinem Glück gesehen hatte, dass Charles recht ruhig geworden war und keine Ekzeme mehr hatte, wurde ihm endlich klar, dass Charles entwicklungsverzögert war. Mit Eltern, die um ihn besorgt waren, begann sich für das Kind die Dimension der Zeit einzustellen. Ich erfuhr auch, dass Charles ein neues Symptom entwickelt hatte. Das neue Symptom signalisierte ein sich verbesserndes Seelenleben: Charles hatte eine Hundephobie entwickelt.

Das neue Symptom war ein gutes Zeichen, dass ein ehemals somatisches, bedeutungsloses Symptom sich in Angst verwandelt hatte, die mit einem Objekt in Verbindung stand und mit Konflikten um die Besetzung des Objekts mit einer Fülle von infantilen, sexuellen Repräsentanzen. D. h. die unbewussten Phantasien wurden verdrängt. Unterdrückung hatte aufgehört, die Abwehrstrategie zu sein.

Dann fing sie an, mir von ihren nächtlichen Träumen zu erzählen, und bald danach fing Charles an, Albträume mit Schlafstörungen zu haben. Diese Symptomatik verschwand, weil seine Eltern ihm helfen konnten, sich zu beruhigen und alleine zu schlafen. Der Zugang zur Traumwelt war ein gutes Zeichen, dass er seelisch fähig wurde, Repräsentanzen und Assoziationen mit libidinösen Strebungen zu verbinden.

Erst nach vielen Wochen stimmten die Eltern einer Therapie für Charles zu. Aber schließlich halfen Psychoanalyse und Sprachtherapie, dass Charles einen kräftigen Entwicklungsweg einschlagen konnte.

Zusammenfassung

In der psychoanalytisch begründeten Arbeit mit Babys und Kleinkindern begegnet der Kinderanalytiker Verhaltensformen, Angstzuständen und Syndromen, die möglicherweise auf Brüche in den frühen Symbolisierungsprozessen zurückzuführen sind. Handelnd Spannung abzuführen statt zu spielen und zu träumen verrät, dass der Prozess, Vorstellungen mit Gefühlen zu verbinden, fehlgelaufen war. Verhaltensauffälligkeiten nehmen derzeit an Häufigkeit zu. Dies zeigt sich uns auch in unserer kinderanalytischen Arbeit und veranlasst uns Analytiker, danach zu fragen, warum das Kind anstatt zu spielen handelt.

Bei schwer gestörten Fällen ist es die Aufgabe des Analytikers, die Bildung von Repräsentanzen zu fördern. Das geschieht, wenn er dem Kind mittels Sprache, insbesondere metaphorischer Sprache, mittels Spiel und Kreativität seine Vorstellungskraft zur Verfügung stellt.

Ein eigener theoretischer Rahmen erlaubt es, frühe Schwierigkeiten von Kleinkindern als fehlendes Repräsentationsvermögen zu interpretieren; er erlaubt das Auffinden spezifischer Interventionen in der Mutter-Kind-Dyade. Wenn wir Eltern dadurch zu mehr Flexibilität gegenüber ihrem einzigartigen Kind verhelfen, kann dies die Wiederherstellung von deren Fähigkeiten zur Repräsentanzenbildung und zur Einfühlung in die Innenwelt ihres Kindes führen. Mit für das Kind vorgeschlagenen Metaphern und Spielen erleichtern wir, das »Zusammen-da-Sein« zu bemerken, und fördern die sich entwickelnde Repräsentanz von der Gegenwart des Objekts.

Wenn die Fähigkeit zur Repräsentanzenbildung sich nicht vollständig entwickeln darf, kann das funktionierende Seelenleben zerstört werden. So gesehen hat der Psychoanalytiker die Aufgabe, dem Kind Struktur und Containment zu ermöglichen und gleichermaßen die eigene Kreativität des Kindes zu kultivieren, insbesondere die Fähigkeit zur Bildgewinnung. So früh als möglich gilt es, im therapeutischen Prozess primitive Abwehrmechanismen aufzuheben. Ansonsten besteht das große Risiko, dass Vitalität und Sexualität des Kindes unterentwickelt bleiben, verbunden mit dem Risiko der Abfuhr in den Körper und sich entwickelnder somatischen Symptome, die oft nicht in Verbindung zu seelischen Vorgängen gebracht werden. Bei dieser Pathologie sind psychoanalytische Interventionen wirksam, und es ist dringend notwendig, Psychologen und Mediziner umfangreich das Bedeutungsfeld der psychosomatischen Störungen sinnvoll verständlich zu machen.

Übersetzung aus dem amerikanischen Englisch
von Peter Bründl, München

Literatur

Aisenstein, M. & Smadja, C. (2010): Conceptual framework from the Paris Psychosomatic School: A clinical psychoanalytic approach to oncology. *Int J Psychoanal*, 91 (3), 621–640.

Anzieu-Premmereur, C. & Cornillot, M. (2003): *Pratiques psychanalytiques avec les bébés*. Paris: Dunod.

Debray, R. (1987): *Bébés/mères en révolte. Traitements psychanalytiques conjoints des déséquilibres psychosomatiques précoces*. Paris: Le Centurion.

Fain, M. (1971): The Prelude to Fantasmatic Life. In: Birksted-Breen, D.; Flanders, S. & Gibeault, A. (Hrsg.): *Reading French Psychoanalysis*. London: Routledge, 2010.

Freud, S. (1895): A Project for a Scientific Psychology. *SE 1*, S. 283–397.

Freud, S. (1914): Remembering, Repeating and Working-through. (Further Recommendations in the Technique of Psychoanalysis II). *SE 12*, S. 145–156.

Freud, S. (1920): Beyond the pleasure principle. *SE 18*, S. 14–17.

Gaddini, R. & Gaddini, E. (1970): Transitional objects and the process of individuation: a study in three different social groups. *Journal of the American Academy of Child Psychiatry*, 9 (2), 347–365.

Green, A. (1993): *The Work of the Negative*. London: Free Association Books, 1999.

Kreisler, L. (1992): *Le nouvel enfant du désordre psychosomatique*. Privat.

Kreisler, L.; Fain, M. & Soulé, M. (1978): *L'enfant et son corps: études sur la clinique psychosomatique du premier âge*. Paris: PUF.

Laplanche, J. & Pontalis, J. B. (1972 [1967]): *Das Vokabular der Psychoanalyse*. Frankfurt a. M.: Suhrkamp.

Marty, P. (1958): The allergic object relationship. *Int J Psychoanal*, 39 (2–4), 98–103.

Marty, P. (1968): A major process of somatization: The progressive disorganization. *Int J Psychoanal*, 49 (2), 246–249.

Winnicott, D. W. (1945): Primitive Emotional Development. In: *Trough Paediatrics to Psychoanalysis*. New York: Basic Books, S. 145–156, 1975.

Winnicott, D. W. (1953): Transitional objects and Transitional Phenomena – A Study of the First Not-Me Possession. *Int J Psychoanal*, 34 (2), 89–97.

Agathe Israel
(Neuenhagen bei Berlin)

Die Entwicklung der Selbstkohärenz entlang von Genährtwerden, Verdauen, Ausscheiden

Dargestellt an der Säuglings-Eltern-Psychotherapie

Einführende Gedanken

Mit der Geburt verlor das Baby das Kontinuum seines intrauterinen Lebensraums und die innige Verbindung mit dem mütterlichen Körper, wurde hineingeworfen in eine Welt der Diskontinuitäten und Getrenntheit. Es

> muss jetzt sehr schnell bis an die Grenze seiner Möglichkeiten seine biologischen Fähigkeiten zur Integration in das äußere Milieu einsetzen, ebenso wie seine persönlichen Kompetenzen, die sich mit einer Geschwindigkeit entwickeln, wie nie mehr in seinem Leben (Guinard, 2018).

Seine ständig wechselnden Körperzustände – vermischt mit heftigen Gefühlen – beherrschen sein Erleben, die sein rudimentäres Ich noch nicht differenzieren oder eigenständig verändern kann.

So nimmt das Baby auch Genährt-Werden, Verdauen und Ausscheiden noch nicht als miteinander verbunden oder voneinander abhängig wahr. In seinem Erleben müssen sich nähren, verdauen und ausscheiden und die damit verbundenen komplexen Vorgänge erst zu einem Prozess zusammenfügen, der, ergänzt durch seine Hauterfahrungen, als innerer Ort den ersten Bezugspunkt zur Welt bilden kann. Ich verstehe ihn als *Leiblichkeit* des Babys, die die unbewusste Gewissheit vermittelt, ein Subjekt zu sein.

Ein Säugling sucht von Anfang nach einem Objekt, das ihm dabei hilft. Unentbehrlich ist ihm dabei seine Mutter, die ihn nicht nur pflegt, sondern auch »wirklich psychische Funktionen für das Baby ausüben muss, damit das Baby, indem es allmählich diese Funktionen in seine inneren Objekte introjiziert, lernt, diese Funktionen schließlich in sich selbst auszuüben« (Meltzer, 1995, S. 78). Diese inneren Modelle – basierend auf *Körpererleben und Beziehungsgeschehen* – repräsentieren die daraus entstandenen emotionalen Erfahrungen (unbewussten Phantasien) des Säuglings, die er anfangs wie konkrete Objekte in sich selbst erlebt. Nach Winnicott entsteht aus beiden Elementen die »dem Soma innewohnende Psyche«, die »psychosomatische Existenz« (Winnicott, 1990 [1965], S. 57). Das Baby gewinne erst entlang der fortdauernden »mütterlichen Fürsorge«, die es »allmählich als solche wahrnimmt und erinnert, den ›Status der Einheit‹« (ebd.). Dieser ermögliche, entlang der Oberflächenerfahrungen eine Grenze zwischen Ich und Nicht-Ich zu bilden. »So kommt der Säugling dazu, ein Innen und Außen und ein Körperschema zu haben. Auf diese Weise bekommt die Funktion intake (Aufnehmen) und output (Produktion) eine Bedeutung.« (ebd.) Für Winnicott ist das der Ursprung der personalen oder inneren psychischen Realität. An anderer Stelle spricht er vom engen Zusammenhang zwischen den seelischen Mechanismen der Introjektion und der Funktion des Essens und der Beziehung der exkretorischen Körperfunktionen, wie Speichel, Schweiß, Faeces, Urin, Schreien, Strampeln, mit dem seelischen Vorgang der Projektion (vgl. ebd., S. 227).

Dieser Aufteilung folgend, werden in den psychoanalytischen Theorien dem *Nähren und Genährt-Werden* und dem *Ausscheiden und dem Ausgeschiedenen* und den damit verbundenen unbewussten Phantasien und Erfahrungen eine zentrale Bedeutung für die frühe Ich-Organisation und psychische Strukturierung zugeschrieben. Eingang und Ausgang stehen im Mittelpunkt, während die dazwischenliegenden Verdauungsvorgänge nur am Rande erwähnt werden, fast wie eine Maschinerie, die vor sich hin funktioniert.

Nähren, Verdauen, Ausscheiden – drei körperliche und psychische Seins-Weisen

Nähren

Wir treffen auf das *Nähren* im Zusammenhang mit der »Oralität« oder »oralen Phase«, die seit Freuds Entdeckung der Oralerotik in der frühen Phase des kindlichen Sexuallebens und deren Einfluss auf die Charakterbildung (Freud, 1972 [1905]) immer weitreichendere Ausdeutungen erfuhren. Einige möchte ich kurz umreißen. So führt Abraham 1916 eine *primäre präambivalente* oral-saugende Stufe der Einverleibung und eine *sekundäre oral-sadistische* Stufe ein, in der das einverleibte (Mutter-)Objekt, angetrieben durch »traumatische Veränderungen« wie Zahnung und Abstillen, beißend vernichtet wird. »Damit beginnt die Ambivalenz das Verhältnis zwischen Objekt und Ich zu beherrschen« (Abraham, 1969, S. 141ff.). Erikson (1950) verbindet in seinem Stufenmodell der psychosozialen Entwicklung die orale Phase mit *den sozialen Modalitäten des Nehmens und Festhaltens von Dingen* und »die Ursprünge des Grundgefühls des Vertrauens und des Grundgefühls des Schlechten, die durch das ganze Leben Quelle der Urangst und der Urhoffnung bleiben« (Erikson, 1971 [1950], S. 66ff.). Für Klein (1952) ist der erste Kristallisationspunkt in seinem Ich – entlang der oralen Strebungen und Bedürfnisse und Ernährung des Babys – der introjizierte gute und befriedigende Aspekt der *anwesenden* Mutterbrust, der für Kohärenz und Integration sorgt, Liebesgefühle weckt und Zerfalls- und Vernichtungsängsten entgegenwirkt, die für das Baby durch eine böse, versagend-zerstückelte, *abwesende* Brust und nicht durch sein Befinden hervorgerufen werden (Klein, 2000 [1946], S. 13ff.). Die *Schmerzen ihrer Abwesenheit und seiner Getrenntheit* zwingen das Baby zur *Idealisierung und Spaltung* des Brust-Mutter-Objekts – und damit auch seines Ichs – und zur *Ausstoßung* aller damit verbundenen Gefühle, wie Gier, Hass, Neid, Aggression, in die Außenwelt, die in erster Linie die Mutter verkörpert. Sie wird, weil versehen mit dieser bösen Last, in der Phantasie des Babys zur Bedrohung, zur Verfolgerin, die solange durch eine verstehende mütterliche Antwort gemildert werden muss, bis sich Liebegefühle und destruktive Strebungen synthetisieren (vgl. Klein, 2000 [1952], S. 117–121). Winnicott (1971) dagegen geht von zwei Beziehungsmodi des Babys aus, die nebeneinander existieren: der erregten *oralen Triebbeziehung zur Teilobjekt-Mutter,* der Brust, die es mit seinen primitiven oralen Attacken immer wieder vernichtet, und der *Ich-Beziehung zur Umwelt-Mutter*, die nicht zerstört werden kann, weil sie unbeirrbar dem Baby ihr Houlding – zuverlässige Pflege, Einfühlung – gibt. So kann es sich als kreativer Schöpfer von Brust und Milch fühlen – wie auch die Mutter ihr Baby erschafft –, ein »ich-bin«-Erleben, und dann später das Objekt aus seiner omnipotenten Kontrolle entlassen und die Realität der Nicht-Ich-Welt entdecken (Winnicott, 1990 [1965], S. 72–81).

Ausscheiden

Ebensolche Aufmerksamkeit in der Theoriebildung erfuhren die körperlichen Aktivitäten und Sensationen des Ausscheidens und die mütterlichen (elterlichen) Interaktionen und die damit verbundenen (unbewussten) Phantasien des Babys. Der Darmausgang als wichtigste erogene Zone nach dem ersten Lebensjahr wird zum Ausgangsort für die psychosexuelle Weiterentwicklung in die anale Organisation der *analen Phase,* indem bei der Darmentleerung eine »Wollustempfindung« (Freud, 1972 [1905]) durch die gereizte Schleimhaut am After zustande kommt und ein Lustnebengewinn, weil, »den Darm zu entleeren (der Säugling) [...] seinem eigenen Belieben vorbehält«. Der Darminhalt »wird offenbar wie ein zugehöriges Körperteil behandelt, stellt das erste Geschenk dar«, das gefügig gegeben oder trotzig verweigert werden kann. »Später gewinnt er die Bedeutung eines Kindes, entsprechend einer der infantilen Sexualtheorien. [...] Man bekommt die Kinder, indem man etwas Bestimmtes isst, und sie werden durch den Darm wie Stuhlabgang geboren.« (Freud, 1972 [1905], S. 92–102) Abraham entwickelt diese Gedanken weiter, indem er die zwei gegensätzlichen Tendenzen in der »Analerotik« und in den »sadistischen Impulsen« untersucht und betont, dass die begehrte Person vom Säugling »als Gegenstand des Besitzes aufgefasst und dementsprechend mit der primitivsten Form des Besitzes, d. h. Körperinhalt, Kot gleichgesetzt wird« (Abraham, 1969, S. 120). Ausgehend von dieser Einverleibungsphantasie wird Kot-Hergeben als Objektverlust, seine Ausstoßung als Vernichtung eines bösen Objekts und sein Behalten als Objektbewahrung behandelt. Auf dem Kontext der damaligen rigiden Sauberkeitserziehung (Sphinkter-Moral) beschreibt die Dramatik damit verbundener primitiver Macht-Ohnmachtsgefühle den verletzten primären Narzissmus versus Exkretionslust, Müssen und Sollen und den sich daraus entwickelnden analen Charakter (Abraham, 1969, S. 187ff.).

Erikson betrachtet die Analerotik aus der Perspektive der Selbsterhaltungsfunktion und des Problems wechselseitiger innen- und außengelenkter Regulierung von Retention und Elimination, das durch eine rigorose Erziehungsmoral zur »Ordnung und Pünktlichkeit« und das »Ich-Ideal eines mechanisierten Körpers« (Erikson, 1971, S. 76–77) noch verschärft wird:

»Die anale Zone bietet sich, mehr als jede andere, für die Darstellung des eigensinnigen Haftens an widersprechenden Impulsen an.« Er bezieht sich dabei auf die willentliche Steuerung der gereiften Schließmuskeln, mit der – da sich das »gesamte Muskelsystem« dahin entwickelt hat, »Spannung und Entspannung, Beugung und Streckung zu ermöglichen« – das Kind zunehmend Macht über die Umgebung gewinnt. Hergeben/Loslassen und Greifen/Festhalten werden zu *neuen sozialen Modalitäten*, die Erfahrungen, Verhalten und innere Zustände enthalten, die den Konflikt austragen zwischen der anwachsenden Autonomie »ich will – ich will nicht« und dem nötigen Schutz durch Erwachsene »vor der potentiellen Anarchie seines noch ungeübten Unterscheidungsvermögens und seiner Unfähigkeit« (ebd., S. 245ff.). Im günstigen Fall entsteht eine Balance zwischen Liebe und Hass, Zusammenarbeit und Eigensinn und »das Gefühl der Herrschaft über sich selbst ohne Verlust der Selbstachtung«. Im ungünstigen Fall »erwächst ein dauernder Hang zu Zweifel und Scham« (ebd.).

Klein dagegen betont »vielmehr die Veränderungen, die sich in unbewussten Prozessen vollziehen« (Klein, 2000 [1952], S. 147). Sie konzentriert sich auf *die Wandlung der frühen persecutorischen Ängste* vor der Mutter, die die oral-sadistischen Angriffe des neidischen Babys auf ihre Brust und später auf ihren Körper, der auch den väterlichen Penis enthält, hervorriefen. Waren Fäces oder Urin als Produkte seiner Zerstörung ehemals böse, dienten als Waffen gegen die Mutter (Eltern), so relativieren nun »die realen Exkremente seine phantasmatischen Ängste vor ihrem destruktiven Potential« (ebd., S. 143). Befördert wird dies u. a. durch die Erweiterung der Objektbeziehungen, z. B. zum Vater, der auch, aber anders Liebe geben kann, die zunehmende Fähigkeit Angst zu ertragen, die »zunehmende Kontrolle über die Körperfunktionen, um die inneren Gefahren mit Hilfe der äußeren Realität zu prüfen« (ebd.), und eine »Reinlichkeitserziehung ohne Druck, […] in der das Kind ein entsprechendes Bedürfnis zeigt […], sollte grundsätzlich nur ermutigt, aber niemals gezwungen werden […] sich anzupassen« (ebd., Anm. 32). Vorübergehend können Zwangsmechanismen – wie bestimmte Rituale beim Essen, der Reinlichkeit, Wiederholungen, starre Gewohnheiten – auftauchen. Sie helfen dem Ich, orale und anale Ängste vorübergehend zu kontrollieren und »größere Integration und Stärke zu erwerben« (ebd., S. 142, S. 144), d. h. depressive Ängste zuzulassen, die mit Besorgnis und Wiedergutmachung verbunden sind, und Spaltungsmechanismen aufzugeben.

Winnicott (1990 [1965], S. 120ff.) sieht in den körperlichen Erfahrungen der Einverleibung und Ausscheidung die Grundlage für psychische Austauschmechanismen, die die persönliche Welt des Kindes wachsen lassen, weil ununterbrochen Teile des Selbst nach außen projiziert werden können und was außen ist, introjiziert werden kann. Dabei liegt es an der Umwelt-Mutter und »jenen, die die Säuglings- und Kinderpflege leisten«, ob die Schließmuskelbeherrschung als Folge eines natürlichen Heranreifens mit einem Erfolgsgefühl erlebt wird, das den Glauben an die menschliche Natur stärkt, oder ob sie durch Liebesentzug und Drohung »die Vorstellung von Recht und Unrecht übermittelt, […] wie Inkontinenz sich in sozialisierte Selbstbeherrschung verwandelt« (ebd., S. 129).

Alle genannten Theorien nutzen als Ausgangsort die Körperöffnungen als Tor zur inneren Welt.

Verdauen

Erst Bion bezieht den dazwischenliegenden, nicht-sichtbaren Verdauungsprozess des Babys ein, indem er in genialer Weise das Verdauungssystem zur Veranschaulichung seines Modells vom psychischen Apparat und dessen Entwicklung (Container-contained-Modell) nutzt. Sein Ausgangspunkt für die Selbstentwicklung ist das gute Objekt im Ich des Babys, das introjiziert wird mit der Milch; denn das gute Objekt versorgt »darüber hinaus mit Empfindungen von Sicherheit, Wärme, Wohlbefinden und Liebe [...], die es sich [...] anzueignen hat« (Bion, 1992 [1962], S. 79), um dadurch das böse Objekt ausscheiden zu können. »So können wir sagen, dass Milch eine materielle Substanz ist, die mit der Ernährung in Zusammenhang steht und voraussichtlich im Verdauungstrakt verarbeitet wird. Liebe können wir andererseits als immateriell betrachten, wenn sie auch im Hinblick auf das geistige Wohlergehen des Kindes mit Milch vergleichbar ist.« (ebd.) Mit einem Grad von Überzeugung, die wir bei der Liebe nicht empfinden, können wir annehmen, dass die Milch vom »Nahrungstrakt« aufgenommen und verarbeitet wird. Was aber empfängt und verarbeitet die Liebe?

Betrachten wir die Situation des Kindes mit der Mutter:

> Wie das Kind die Milch empfängt und durch das Verdauungssystem verarbeitet, so stellt die Mutter sie durch das Drüsensystem zur Verfügung [...]. Es mag zweckmäßig sein anzunehmen, dass in der Realität eine psychosomatische Brust existiert und ein infantiler, psychosomatischer Verdauungstrakt, der der Brust entspricht. (ebd., S. 80)[1]

Der psychosomatische Verdauungstrakt könne sich im Kind entwickeln, wenn die Mutter träumerisch offen ist für die Wahrnehmung aller Dinge, die von dem geliebten Objekt kommen, um »seine *projektiven Identifikationen* aufzunehmen, gleich ob sie von dem Kind nun als gut oder böse empfunden werden« (ebd., S. 84). Das Kind nutzt die träumerische Versunkenheit der Mutter, »so wie es dank der verdauenden Fähigkeit des Verdauungstrakts die Brust und die Milch, die sie liefert, für sich zu nutzen vermag« (ebd.). Der psychische Nutzen besteht im allmählichen Aufbau der Membran der Kontaktschranke zwischen Phänomenen der inneren Welt, wie die Vorstellungen über die ersehnte Milch, und äußeren Phänomen, wie der vorhandenen Milch. Bion geht also von einer Komplementarität des körperlichen und psychischen Verdauungstraktes aus; aber er bleibt vage hinsichtlich der *gelebten Verdauungsvorgänge, die ständig*

1 Bion ist m. W. der einzige psychoanalytische Theoretiker, der die körperliche Verdauung mit dem psychischen Verdauungsprozess in Verbindung bringt, um die Transformation aus rohen Sinnesdaten (Beta-Elementen) in Gedanken (Alpha-Elemente) mittels der mütterlichen Alpha-Funktion und frühe Spaltungen jenseits des Sadismus zu erklären. Die Tiefenpsychologin und Körpertherapeutin Gerda Boysen, eine geistige Nachfolgerin von Wilhelm Reich, befasste sich auch mit dem psychischen Aspekt der Verdauung, der »Psychoperistaltik«, die sie, weil in der vorsprachlichen Entwicklungszeit geprägt, durch direkten Körperkontakt mit der psychoperistaltischen Stereoskop-Massage beeinflusst und die dadurch freigesetzten Gefühle bearbeitet (vgl. Boysen, 1994).

im Baby ablaufen, bis auf solche Andeutungen wie: »Ähnlich wurde vermutet, dass Kinder an Verdauungsstörungen leiden, die ihren Ursprung in einer emotionalen Störung haben.« (ebd., S. 80)

Aus der Perspektive der *Leiberfahrungen* des Babys lassen die *vom Baby wahrgenommenen, dazwischenliegenden Verdauungsprozesse eine solche stringente Parallelität m. E. nicht zu, weil sie eine psychosomatische Eigenständigkeit haben.* Meine Erfahrungen in der teilnehmenden Säuglingsbeobachtung (nach Esther Bick) und in der Säuglings-Eltern-Psychotherapie lassen mich vermuten, dass von Anfang an körperliche Verdauungsprozesse weitaus *länger und radikaler* wirksam sind und Spuren im unbewussten prozeduralen Gedächtnis hinterlassen, die dem »psychosomatischen Verdauungsvermögen« der Mutter weitaus weniger zugänglich sind, als bisher angenommen. Weil sich die Verdauung des Babys weitestgehend dem mütterlichen Einfluss und ihrem »Verdauungsvermögen« entzieht, aber dennoch existent ist, wird die Anerkennung dieser Tatsache durch die Mutter ihre eigentliche Zugabe zur Selbstkontinuität des Babys.

Ich vermute auch, dass die Eigendynamik »der verdauenden Fähigkeiten des Verdauungstrakts« des Babys (die ich später erläutern werde) von Anfang an das Mutterobjekt ambivalent erleben lässt. Eine unbewusste Ambivalenz, die uns lebenslang begleitet und niemals auflösbar ist, weil *ein Teil des Selbst-Erlebens* von Anfang dem Austausch mit einem verstehenden Gegenüber entzogen bleibt. Er tönt unser Daseinsgefühl, jenseits der Zwiespältigkeit oraler bzw. analer Strebungen, jenseits der Spaltung von Liebe und Hass und deren Synthese durch die wachsenden Ich-Funktionen, jenseits von Ur-Vertrauen und Ur-Misstrauen und all der Begriffe, die wir erfinden, um frühes Erleben zu beschreiben.

Schauen wir auf eine frühe Szene:

Frieder ist drei Wochen alt. Er hat die Brustwarze aus dem Mund gleiten lassen, liegt im Arm seiner Mutter und schaut sie an. Seine Wange berührt leicht ihre nackte Brust, ebenso ein Ärmchen. Das andere ruht auf seinem Körper. Beide Händchen öffnen sich, während die Mutter ihm leise erzählt, dass er gerade aus ihr getrunken habe. Und nun habe er wohl genug. Frieder lächelt, die Zungenspitze kommt einen kurzen Moment zwischen den Lippen hervor. Sie hebt ihn an die Schulter. Ein Bäuerchen entweicht. Dann legt sie ihn wieder in ihren Arm. Sein Gesicht entspannt sich und die Augenlider senken sich langsam. Die beiden scheinen ineinander versunken und Frieder sein Dasein ganz seiner Mutter übergeben zu haben. Die meint, nun werde er wohl einschlafen. Plötzlich schaut er sie intensiv an, dann drückt er seinen Mund an ihre Brust, als suche er die Warze, dann wieder schaut er zu ihr auf. So geht es eine Weile mehrmals hin und her. Die Mutter fragt: »Ach, doch noch nicht satt?« Sie hält ihm zwar die Brustwarze hin, wartet aber ab, ob er sie selbst aufnehmen will. Seine Unruhe wächst. Die Ärmchen fliegen auf und ab. Auch seine Beinchen bewegt er nun leicht und überkreuzt sie, atmet hechelnd, blickt in den Raum. Er wirkt getrieben, verwirrt, geängstigt. Die Mutter meint: »Ach, du weißt nicht, was mit dir ist?« Ihre Hand wandert nun auf seinen Bauch und streicht leicht im Kreis darüber. Nach kurzer Zeit gluckert und faucht es dort drinnen, und wenig später – Frieder verzieht sein Gesicht – ein lautes Zischen. Er beruhigt sich. Er wirkt wie erlöst, aber auch erschöpft. Obwohl ihm die Augen zufallen, sucht er immer wieder den Anblick seiner Mutter, als solle sie die Wandlung erklären. Die streicht ihn nun leicht vom Kopf über den Bauch bis zu den Beinchen: »Da musste was durch. Das kannst du noch nicht so. Und jetzt ist was in der Windel.«

Reflexion der Beobachtung

Die Mutter dachte offenbar daran, dass die aufgenommene Milch die verdauten Reste der Vormahlzeit nach unten drückte. Aber für Frieder, der nun äußerlich schläfrig wirkt, wird es im Inneren über längere Zeit weitergehen. Drinnen in ihm wird weiter gewalkt, zersetzt, entmischt, transportiert.

Frieder versuchte, sein quälendes Unbehagen *oben außen* über den Mund (-eingang) loszuwerden; ein Ort, den er in den ersten Lebenswochen immer besser beherrschen lernte. Vermutlich war für ihn durch die mütterliche Bereitschaft und ihr Geschick beim Stillen und seine Leidenschaft zu saugen bereits ein erstes sinnlich-psychisches Zentrum entstanden, an das er unbewusste Phantasien binden konnte über Zusammenkommen, Zusammenpassen, Verbindung, Geben–Nehmen–Einverleiben, begleitet von oraler Lust und Liebe, Gier oder, wenn er hungrig warten musste, über deren Gegenteil: Getrennt-Sein, Leere, Allein-Sein, Abweisung, begleitet von Unlust und Hass, Verzagen, Wut, Absturz in die Katastrophe.

Aber ein kleines Baby gerät weitaus häufiger – wie Frieder uns zeigt – in einen desintegrierten Zustand als durch quälenden Hunger. Dann sucht es verzweifelt die Brustwarze, als sicheren Ort (Objekt), scheint unfähig sie loszulassen.

> Bevor es ein inneres Konzept von Dreidimensionalität oder innerem Raum gibt, wird Angst dadurch bewältigt, dass ein Objekt zum Festhalten gefunden wird

> durch das Anhaften an der Oberfläche des Objekts mit der Kraft eines Saugnapfes.[2] (Symington, 2002, S. 108)

Seine Mutter wurde in seine Qual hineingezogen, aber nicht davon überflutet. Deshalb kann sie dem Baby und sich selbst einen (räumlich-zeitlichen) Spielraum geben, in dem Unbehagen, Drängen, seine Angst zu zerreißen und Verwirrung existieren dürfen und der sie zu einer intuitiven Geste am richtigen Ort führt: *in die Körpermitte.* Das hilft dem Baby *innen, dass sich sein* Schmerz löst, um schließlich *unten außen* Kaka loszuwerden. Die »denkende« ruhige Mutter-Hand mildert nicht nur den Stress des unreifen Darm(-Babys) – vermutlich ein Gemisch aus verkrampfter Darmwand und adrenalingesteuerten Körperreaktionen verbunden mit einem Katastrophengefühl –, sondern sie vermittelt zugleich eine emotionale Erfahrung: Bedrohung kann überstanden werden. Ohne die (unbewusste) Überzeugung, dass ihr Kind eine eigene Entwicklungskraft besitzt, hätte die Mutter nicht so intuitiv handeln können: Etwas ist innen noch nicht möglich, ich kann das nicht ändern, aber ich kann den Fluss erleichtern.

Frieder durchlebt innerhalb kurzer Zeit: beißenden, bösen Hungerschmerz – gute, wohltuende Sättigung – bösen, reißenden Verdauungsschmerz – gute, erste Entlastung – und dann weitere verborgene, innere Bewegungen. Das »Gute« (Objekt), das er bekam, wandelt sich binnen Kurzem in etwas »Böses«, zutiefst Ängstigend-Bedrohliches, das er nicht vollständig loswerden kann. Selbst der feinfühligsten Mutter gelingt es nicht, die Auswirkungen der unreifen Verdauungsprozesse zu beseitigen, allenfalls sie zu mildern, vorausgesetzt das Baby ist ausreichend fähig sich »mitzuteilen«. So nimmt das Baby m. E. von Anfang an das mütterliche Objekt weitaus *häufiger und wiederkehrender zwiespältig* wahr, als es die bestehenden Theorien widerspiegeln; denn die Befriedigung, die sie ihm gibt, geht mindestens in den ersten Lebensmonaten *immer* mit einer inneren Notsituation (Verfolgung) einher. Die muss es allein bewältigen. Hier kann die Mutter nur indirekt helfen, aber nicht den schmerzenden Hungerzustand beseitigen; vorausgesetzt, sie kann sich in das Verdauungsgeschehen überhaupt hineinversetzen, das wie in einer Blackbox passiert, sich ihrer direkten Wahrnehmung entzieht. Es ist ihr nur indirekt zugänglich durch das Gedeihen des Babys, vielleicht durch seine Darmgeräusche, Spannung der Bauchdecke oder Krümmen seines Körpers und damit verbundene Gefühlsausdrücke.

2 »Before there is any concept of three-dimensionality or of an inner space, anxiety is dealt with by finding an object to stick to, by adhering to surface with the force of a suction disc.« [Übersetzung, A. S.].

Ich vermute deshalb, dass die Eigendynamik »der verdauenden Fähigkeiten des Verdauungstrakts« des Babys (die ich später erläutern werde) von Anfang an das Mutterobjekt ambivalent erleben lässt. Eine unbewusste Ambivalenz, die uns lebenslang begleitet und niemals auflösbar ist, weil *ein Teil des Selbst-Erlebens* von Anfang dem Austausch mit einem verstehenden Gegenüber entzogen bleibt. Er tönt unser Daseinsgefühl, jenseits der Zwiespältigkeit oraler und analer Strebungen, jenseits der Spaltung von Liebe und Hass und deren Synthese durch die wachsenden Ich-Funktionen, jenseits von Ur-Vertrauen und Ur-Misstrauen und all der Begriffe, die wir erfinden, um frühes Erleben zu beschreiben.

Julia Kristeva entwirft für die frühe Lebensphase »im Hinblick auf die Ungewissheiten von Identitäten, die das archaische Band des Ichs zum anderen bestimmen« (Kristeva, 2008 [1999], S. 72), das »Abjekt«. Es sei ein »Pol der Befriedigung und des Widerwillens« (ebd., S. 148). Es sei als ein *archaisches Objekt* zu verstehen, das »das Objekt ebenso verneint wie das werdende Subjekt« (ebd.). Es vereint beide Beziehungsaspekte mit der Mutter: die Faszination und die Ausstoßung. Die damit verbundene Beziehungsdynamik, in der sich das kindliche Subjekt bildet, beschreibt sie als »Abjektion, deren idealisierte Seite die Faszination ist« (ebd.). Wenn wir in diese polarisierte Beziehung zur Mutter die Verdauungsprozesse einbeziehen, kann ihre Überlegung äußerst hilfreich sein, um sich in die affektive Mischung einfühlen zu können, die den Übergang in die depressive Phase vorantreibt, in der das Subjekt (Kind) das äußere Mutterobjekt soweit verinnerlicht hat, dass es die Getrenntheit (be-) denken kann.

Die drei körperlichen und psychischen Seinsweisen

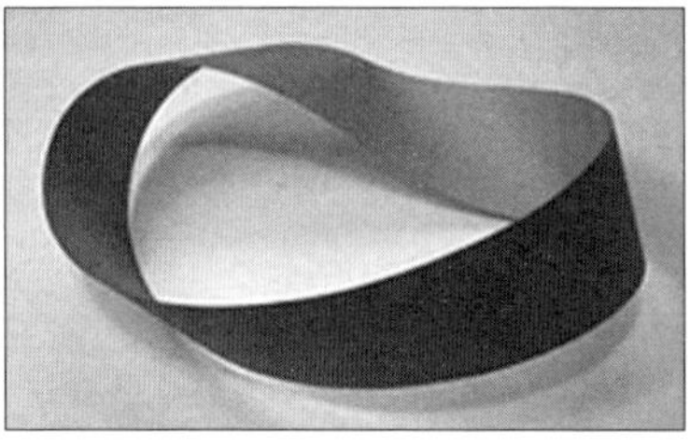

Wir müssen uns mit drei *körperlichen und psychischen Seinsweisen befassen:* Aufnehmen – Umwandeln/Transformieren – Entledigen. Diese Seinsweisen sind nicht scharf voneinander getrennt, auch wenn sie je eigene Kulminationspunkte haben, sondern fließen ineinander über. Dieser Fluss lässt sich gut am Möbiusband verdeutlichen.

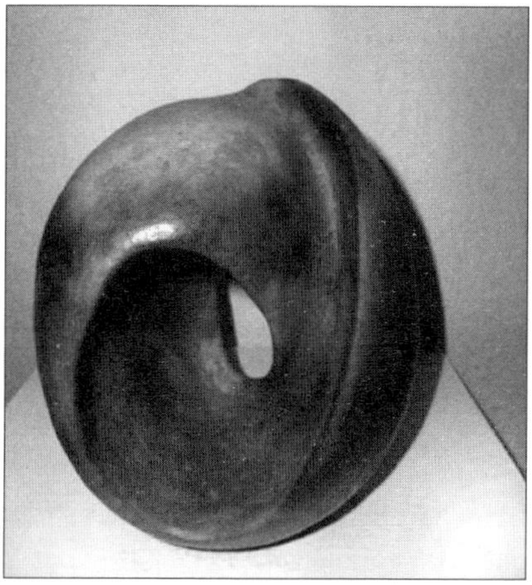

Es ist eine Fläche mit einer Kante, deren Innenseite sich zur Außenseite und wieder zur Innenseite wandelt, aus Unten allmählich Oben wird und wieder zum Unten absteigt. Sie könnte den Fluss vom Außen zum Innen darstellen, den Verlauf des Darmrohrs von oben nach unten, das allmähliche Zerlegen der Nahrung in getrennte Elemente, das Differenzieren/Entmischen in Brauchbares und Unbrauchbares, das Aufnehmen/Verteilen im Inneren, das Verbrauchen/Aneignen, das Ableiten nach außen, woraus sich entlang des Überlebenswillens (Wachstums) erneut der Fluss vom Außen zum Innen ergibt. Alle diese im Inneren verborgenen Vorgänge werden begleitet von intensivem, körpergebundenem *Erleben, das einen Raum entstehen lässt, der dem Körperbewusstsein vorbehalten ist, das unbewusst bleibt.*

Ein Erleben das, wie uns die Neurophysiologie mit dem gewaltigen Einfluss des *Bauchhirns* jetzt nachweist, auf zellulärer Ebene den Darm und auf humural-neuronalem Wege über die *Darm-Hirn-Achse* Psyche und geistige Entwicklung in den ersten Lebensjahren nachhaltig strukturiert. Anders gesagt, wir müssen die Theoriebildung über die Entwicklung des Selbstkontinuums (und die damit verbundenen Objektbeziehungen) um ein wesentliches Element, nämlich um *das Erleben während des Verdauens,* erweitern.

Verdauungssystem und Verdauen als Teil des Erlebens

Verdauen ist eine Erfahrung. Sie beruht auf rohen, körperlichen Sinnesdaten und primitivem, psychischem Erleben. Das heißt, die Mühen der Umwandlung von Äußerem in Inneres werden gefühlt: Der Inhalt des Darms ist das Äußere, er muss eine Wand durchdringen/durchsickern (in das Blutsystem) und wird dadurch zum Inneren/Verwertbaren. Damit dies möglich ist, muss das Äußere zuerst mechanisch in kleine Bestandteile zerteilt und dann chemisch-enzymatisch aufgespalten und verwandelt (transformiert) werden. Diese Prozesse sowie der Durchgang durch die Membran selbst, sind sehr komplex, weil Funktionen und Struktur ineinander verschränkt arbeiten. Das enterische Nervensystem erfühlt und sammelt sie und speichert dadurch laufend *Darmerfahrungen,* die dem *Darmhirn* zugeführt werden. Das Darmhirn verwendet sie, um ein *eigenes Steuerungssystem* zu entwickeln, welches wieder die künftigen Darmerfahrungen beeinflusst. So verankert sich z. B. die Überfüllung mit Milch durch eine Mutter, die Zeichen des Unbehagens ihres Babys immer wieder damit ertränkt, auch in einer eigenen Darmerfahrung des Kindes. Sie existiert im Baby, neben seiner damit verbundenen introjizierten Objekterfahrung, die Bions »misslungener Milch« (Bion, 1995 [1963], S. 80) entspräche.

Es ist interessant, wie oft in analytischen Behandlungen der Bauch der Patienten »mitspricht«, und nicht selten helfen das Zischen, Grummeln und Gluckern – so man es beachtet – bei der Verfizierung des Wahrheitsgehalts unserer Beziehung oder Erkenntnisse.

Wieso ist die Körperlichkeit des Verdauens für die psychische Verdauung so bedeutsam?

1. Auf dem langen Verdauungsweg müssen verschiedene anatomische Orte aufgesucht und unterschiedliche biologische Funktionen ausgeübt werden, die *weitaus unreifer* sind als die bereits bei der Geburt koordinierte neuromotorische Aktivität des Saugens in der Kind-Brust-Verbindung und als die Tätigkeit von Lungen und Herz. Bereits *während* eines geglückten Zusammenseins im Stillen erlebt das Baby im Körperinneren *auch* Sensationen, die der o. g. Polarisierung nicht folgen: Milchschaum drückt im Magen, Gärungsgas im Darm, weil die bakterielle Besiedelung viele Monate braucht. Krämpfe kommen auf, weil die Peristaltik noch nicht rhythmisch arbeitet, Spannungsschmerz, weil die Darmschlingen noch zu eng im kleinen Leib liegen, Brennen, weil die schützende Schleimschicht noch nicht entwickelt ist u. ä. m.[3]

3 Denken wir zum Beispiel an den Ringmuskel um den Mund, der sich erst durch das Saugen kräftigt, oder an die Leber, deren Zellen sich differenzieren müssen, bis sie ihre Aufgabe als wichtigstes Stoffwechsel- und Entgiftungsorgan erfüllen kann. Besonders der Magen-Darm-Trakt braucht Jahre, um zu reifen. Sein Schutzfilm muss sich erst aufbauen und mit verschiedenen Bakterien besiedeln, bis durch das Zusammenwirken von Darmflora und spezifischen Regionen der Darmwand Nahrung zersetzt und Infektionen abgewehrt werden können. Auch das komplexe Nachrichtensystem, das die Peristaltik

Die die dafür verantwortlichen Organe sind nach der Geburt nicht nur unreifer als z. B. Herz und Lungen, sondern durch ihre Tätigkeit bildet sich ein eigenständiges psychosomatisches System, das das Erleben des Babys beeinflusst und auf unbewusster Ebene lebenslang wirksam bleibt.

2. Verdauen und damit verbundenes Erleben dauern erheblich länger – eine bis vier Stunden – als Stillen und Füttern. Verdauen ist immer *anwesend*, verbindet immer Hunger und Sättigung und Ausscheiden. Die Verdauung verbindet die obere mit der unteren Körperhälfte, einerseits körperlich, andererseits das mit dem Eingang oben und dem Ausgang unten verbundene Erleben. Verdauung ist einer Regulierung von außen nicht direkt zugänglich.
3. Jeder Schritt des Weges wird gesteuert durch das gewaltige enterische Nervensystem, das sogenannte *Bauchhirn*, das sich in der Embryonalzeit vom Großhirn abtrennt und *weitestgehend selbstständig* arbeitet. Die 100 Millionen Nervenzellen des Bauchhirns treffen selbstständig alle für den Darm wichtigen Entscheidungen für alles, was mit Verdauung und Transport zu tun hat, und sind in der Lage, selbstständig Impulse in den Gastrointestinaltrakt zurückzusenden und damit autonom zu reagieren. Das betrifft auch die Produktion der Immunabwehrkörper.
4. Das Bauch-Hirn ist über die Neuronen der Darm-Hirn-Achse mit dem limbischen System im Großhirn verbunden, in dem körperliche Befindlichkeit mit emotionaler Bewertung versehen, gemerkt, erinnert und als Erleben teilweise bewusst werden kann. Wahrscheinlich entfaltet das im Bauchraum produzierte Serotonin – es sind 95 Prozent unseres gesamten Körperserotonins – seine Wirkung auch im Gehirn. Ein hoher Serotoninspiegel lässt die Stimmung steigen und vertreibt schlechte Stimmung und Depressionen (vgl. Enck, Frieling & Schemann, 2017). Bion war seinerzeit, als er für die Transformation roher Sinnesdaten in Gefühle und Gedanken die geniale Metapher *Verdauung* wählte, die Eigenständigkeit des Bauchhirns als zweites Gehirn und seines lokalen Gedächtnisses noch nicht bekannt. Die Analogie der seelischen Verdauung mit dem körperlichen Verdauungsprozess muss eine Vertiefung erfahren. Das betrifft die frühen *Darmerfahrungen*, die mit den gleichen Substanzen und Molekülen, die im Gehirn für Erinnerung benutzt werden, im Darm Lernprozesse auf der Mikroebene somatisch verankern (ebd.) und gleichzeitig über die *Darm-Hirn-Achse* als »Bauchgefühle« wahrgenommen werden. Mindestens in den ersten drei Lebensjahren ist das Bauchhirn plastisch und entwickelt sich. Frühe »Erfahrungen« des Darms könnten so die

von Magen und Darm steuert, entwickelt sich erst entlang der Reize, die ihm deren Inhalt und das Befinden des Babys vermitteln. Das betrifft auch die Sphinktermuskeln an Mageneingang und Anus sowie in der Blase.

»Persönlichkeit« beider Gehirne beeinflussen, so wie exzessive oder langanhaltende Furcht im Intestinaltrakt Spuren hinterlässt, die weder gedacht werden können, noch dem Kind bewusst sind. etwa jene unangenehmen Sensationen bei stark beängstigenden Situationen; aber auch somatische Zeichen der Vorfreude wie die harmlosen »Schmetterlinge im Bauch«.[4] D. h., es gibt eine Quelle für die affektiv-emotionale Tönung und Zuversicht.

5. Dieser Lernprozess hat eine Besonderheit: 90 Prozent der Informationen fließen von unten nach oben, nur zehn Prozent über das sympatisch-parasympatische Nervensystem von oben nach unten zurück in den Darmtrakt. Neurogastroenterologen meinen deshalb, dass der »Bauch« den ganzen Tag dem »Kopf« Geschichten erzählt, die von dem noch rudimentären Ich des Kindes übersetzt werden müssten. Der Bauch kreiere das »emotionale Profil«. Jede Minute des Lebens werde im Gehirn ein »Gefühlsbett« bereitet, auch in der Nacht – wie Studien nahelegen –, in der sich das ständige Bombardement durch die Träume entlädt: Erzeugt das Darmhirn während der Tiefschlafphasen eher sanfte rhythmische Wellenbewegungen des Darms, beginnt er während der *traumreichen* REM-Phasen, aufgeregt zu zucken. Intensive Stimulierung der Eingeweide und ihrer Serotoninzellen und das Träumen sind ein gleichzeitiges Geschehen (vgl. dazu Mayer, 2016; Holzer, 2017; Stangl, 2002).
6. Die Qualität der Objektbeziehung des Babys zu seiner Mutter oszilliert vermutlich weitaus häufiger, als uns sein beobachtbares Verhalten vermuten lässt. So wandelt sich das »Gute« (Objekt), das das Baby bekommt/bekam, binnen Kurzem in etwas »Böses«, zutiefst Ängstigend-Bedrohliches, das es nicht loswerden kann. Selbst der feinfühligsten Mutter gelingt es nicht, die Auswirkungen der unreifen Verdauungsprozesse zu beseitigen, allenfalls sie zu mildern, vorausgesetzt das Baby ist ausreichend fähig, sie »mitzuteilen«. So nimmt das Baby m. E. von Anfang an das mütterliche Objekt weitaus *häufiger und wiederkehrender zwiespältig* wahr, als es die bestehenden Theorien widerspiegeln, denn die Befriedigung ist immer mit Verfolgung (Bedrohung) vermischt.
7. Wir müssen also der Verdauung eine weitaus basalere, nachhaltigere und eigenständigere Wirkung auf das Erleben des Babys beimessen und gleichzeitig bedenken, wie *abhängig* es von der Mutter ist, *ob, wann, wie und welche Nahrung im konkreten und übertragenen Sinne sie dem Baby gibt und ob sie bedenkt, dass alles vom Baby verdaut werden muss und sie sich nicht erst wieder mit dessen Ausscheidung befasst.*

4 Darum sorgen Schmerzsignale aus Magen und Darm auch für schlechte Stimmung, gehen chronische Darmerkrankungen oft mit Angst und Depression einher. Darum ist bei Bauchoperationen neben der Narkose eine zweite Anästhesie im Bauchraum nötig.

Ausschnitte einer SKEPT, die wegen einer organischen Schwäche des Verdauungssystems des Kindes die Bedeutung des Verdauens veranschaulicht

Der Anfang am Telefon

Pauls Mutter meldet sich wegen der Schlafstörungen ihres kleinen Jungen telefonisch auf Anraten des Kinderarztes, nachdem Untersuchungen im Schlaflabor und weitere klinische Tests organische Gründe für die Schlafstörungen ausgeschlossen hatten. Er sei nach sechs Jahren Partnerschaft ihr erwünschter Erstgeborener und nun 20 Monate alt. Bereits in diesem ersten Kontakt breitet sie mit hoher, kindlicher Stimme ihre Sorgen aus, die er ihnen von Anfang bereitet hat: Er kam fünf Wochen zu früh auf die Welt. »Es war eine Spontangeburt und alles reif und gut entwickelt. Er hatte ein normales Gewicht. Dennoch lag er zwei Wochen im Inkubator und bekam eine Spezialnahrung.[5] Das war von den Ärzten wohl eher vorsorglich.« Dann wurde er entlassen und die Mutter stillte ihn elf Monate. Von Anfang an hatte er Blähungen und sie musste sich wegen einer »Lactosemalabsorption des Babys hypoallergen ernähren«.[6] Im vierten Lebensmonat begannen die »Schlafstörungen«. Er schreie drei bis vier Stunden. »Manchmal haben wir das Gefühl, als würde er schlecht träumen.« Ihr Tonfall klingt so: statt zu schlafen, wie es ein Kind doch tun müsste, das viel Gutes bekommt. Dann mildert sie es ab: »Aber einschlafen kann Paul gut, sich auch gut trennen.« Später spricht sie nochmals von seinem »Bläh-

5 Spezialnahrung für Frühgeborene besteht i. d. R. aus kleinen Peptiden (Eiweißkörpern) mit geringem Lactosegehalt, Glukose und Zusatzstoffen wie Fetten, Mineralstoffen, Spurenelementen, Vitaminen. Sie wird durch eine Nasen-Magensonde in kleinen Portionen verabreicht.

6 Lactosemalabsorption wird durch einen Test festgestellt: Im Dünndarm sind die Enzyme, die Laktose (= Milchzucker) in einfache Glukose aufspalten, zu wenig vorhanden (u. a. genetisch bedingt) und werden deshalb nicht durch die Darmwand in den Körper aufgenommen. So gelangt die Lactose in die nachfolgenden Darmabschnitte, in der sie durch Bakterien aufgespalten wird. Aus diesen Produkten können u. a. Gase entstehen (Blähung) oder sie ziehen Wasser in den Darm (Durchfall). Beides ist für Babys besonders schmerzhaft, da ihr Bauch bereits ohne diese Störung in den ersten Monaten durch den Darm »überfüllt« ist. In der ersten Stunde las ich, dass Paul deshalb stationär im dritten Lebensmonat aufgenommen und eine leichte Malabsorption festgestellt wurde, aber »wegen der geringen Symptomatik keine Bedenken« gegen weiteres Stillen ausgesprochen wurde. Der Mutter wurde eine hypoallergegen Ernährung angeraten. Spätere Laborkontrollen waren im Normalbereich.

bauch«, den er schon immer habe. Es mutet an, als sei der ein unbeseelter Ballon, der an ihm hänge. Das sei »halt alles sehr anstrengend und blöd, wenn man arbeiten muss und nur zwei bis vier Stunden Schlaf hat«. Wir suchen nach einem Termin, der sich zwölf Tage später findet.

Der erste Kontakt hinterlässt in mir den Eindruck, dass die Eltern sich sehr um ihr Kind bemühen. Aber die Wahrnehmung des Kindes scheint in den äußeren Phänomenen und Ereignissen stecken zu bleiben und sein Innenleben nicht zu erreichen.

Das erste Treffen

Zum ersten Treffen kommen beide Eltern mit Paul auf Vaters Arm, der gleich freundlich erklärt, Paul könne sich »heute nur mühsam auf den Beinen halten, weil er krank ist, eine Bronchitis«. Er ist ein rundlicher, freundlicher, kleiner Junge, der Sympathie weckt. Mich betrachtet er aus der Distanz neugierig. Das Elternpaar begrüßt mich, wenn auch etwas angespannt, erwartungsvoll und offen. Beide sind Ende Zwanzig, sportlich-unauffällig gekleidet. Zielsicher nehmen sie im Zimmer in den beiden Sesseln Platz. Paul lehnt zwischen den Knien seiner Mutter, löst sich aber bald von ihr und wendet sich bedächtig Raum und Spielsachen zu. Als ich ihn in dieser Bewegung von der Seite sehe, fällt mir sein Bauch auf, der so weit vorgewölbt ist, dass es mir vorkommt, als begegne Paul der Welt nicht zuerst mit den Händchen, sondern mit seinem Bauch. Dieses bizarre Bild erinnert mich an die Bemerkung der Mutter über seinen »Blähbauch«. Ich kann diesen Eindruck nicht durchdenken, denn die Eltern möchten sofort, dass ich die Befunde der kinderärztlichen Untersuchungen genau lese. Ich bleibe im Bericht des Schlaflabors hängen, an ihrer dort beschriebenen Schlafstörung (»als Krampfanfall mit Zuckungen und Verdrehungen von Augen und Kopf, der mit Unterbrechungen ein bis zwei Stunden andauere, aus dem dann das Kind erwache und schreie«) und versuche, mich innerlich in die emotionale Situation von Kind und Eltern hineinzuversetzen,[7] werde darin aber von den Eltern unterbrochen. Dringlich, laut und wortreich berichten sie vom »Anpassungsdruck« in Pauls ersten Lebensmonaten, da sich die Schwiegereltern in der Nacht von dem schreienden Kind gestört fühlten. Sie lebten bei ihnen, weil der Vater seine sechswöchige Elternzeit nutzte, um das Haus fertig zu bauen, was ihm wegen der »vorzeitigen Geburt« nicht rechtzeitig gelungen war. Der Umzug dann in die neue Umgebung brachte nicht

---

7 Die umfangreichen Untersuchungen im 21. Lebensmonat mit Schlaf-EEG und Langzeit-EKG schlossen eine Epilepsie oder Herzrhythmusstörung aus. Auch die Blutbefunde waren im Normalbereich. »Die hinzugezogene Psychologin besprach weitere Strategien zum besseren Nachtschlaf.«

die erhoffte Veränderung. Nur vorübergehend wurde er nachts »an der Brust ruhig«. Wickeln, Tee geben und mit ihm reden haben nichts geholfen.

Bis zum elften Monat wurde er gestillt, bekam ab dem sechsten Monat zusätzlich Brei und bis zum 18. Monat noch nachts die Brust. Er esse gut und sei ein »angepasstes Kind«, das nach einer, von den Eltern bewusst »gestreckten Eingewöhnungszeit« seit dem zwölften Lebensmonat täglich von 6 bis 16 Uhr in der Kita ist. Dort sei er »anfangs als Kleinster das Opfer gewesen und gebissen worden. Aber jetzt kann er sich wehren!« Die Mutter betont, dass sie zwar gern wieder arbeiten gehen wollte, dass sie aber als »Krankenschwester auf der Intensivstation eine hohe Verantwortung« habe. »Da darf mir kein Fehler passieren.« Als der Vater, ein Handwerker, davon spricht, wie er Paul versorgt, wenn die Mutter wegen des Schichtdienstes nicht da ist, spüre ich eine herzliche Zuneigung. Auch die Mutter wirkt warm und lebendig, wenn sie ihr Familienleben zu dritt, besonders die gemeinsamen Mahlzeiten, schildert: »Er bekommt und mag schon alles, was wir (Erwachsenen) essen, natürlich außer Milchprodukten.« Stolz zählen sie etliche – auch schwer verdauliche – Speisen auf, als müssten sie mir beweisen und sich selbst versichern, wie reif er ist, seine frühe Geburt und körperliche Verdauungsschwäche ihn nicht hindern, ein starkes Kind zu sein.

Unerfreulich sei nur sein Durchfall und dass der Po oft wund sei. Den müssten sie gut pflegen. *Paul ist währenddessen ein stiller Teilnehmer, spielt die ganze Zeit alleine. Hin und wieder zeigt er den Eltern ein Spielzeug, was sie freundlich kommentieren, aber es wirkt auf mich eher wie ein freundliches Absättigen, ohne dass sie sich wirklich in den Sinn seiner Geste vertiefen, und er wendet sich wieder dem Raum zu.* Ich denke, da hat sich zwischen Paul und den Eltern etwas eingespielt, das auch im Entlassungsbrief des Schlaflabors stand: »Er erscheint willensstark und gut entwickelt, und die Mutter begegnet den Bedürfnissen des Kindes mit hoher Empathie.« Während sie weiter erzählen, fällt mir auf, wie sie versuchen, es ihm »schön« zu machen, sich über Pauls gutes Gedeihen freuen, überhaupt das Gute in seinem Leben betonen und fördern wollen, während sie das Nicht-Gute zwar nicht verleugnen, aber verwerfen. Es wird zum Ausnahmezustand, den man schnell beseitigen muss, in dem ihnen Paul nebulös bleibt. Ich betone ihrer beider große Bemühungen und wie fremd ihnen Paul zugleich manchmal ist, was beide bestätigen.

Beide versinken nun im aktuellen Kummer: Letzte Nacht habe er nach Mama und Papa geschrien, aber er ließ sich, wie schon so oft in den letzten Wochen, kaum wecken, »liegt steif und starr da, als muss er aus einem Alptraum gerissen werden«. *Da unterbricht plötzlich ein lauter Furz ihren Redefluss. Es stinkt. Paul weint laut auf.* Die Eltern sind bestürzt, verwirrt, als gehöre so etwas nicht hierher, dann organisieren sie das rasche Wechseln der

Windel, in der ein großer Haufen Kaka liegt. Während er dabei am Boden liegt, schaut er kurz mit ernstem Gesicht zu mir. Seine Beinchen liegen leblosschlapp. Die und seinen Unterleib scheint er ganz seiner Mutter zu überlassen, die mit eiligen Bewegungen säubert, *während er oben die Fingerchen leicht bewegt. Ich spreche zu ihm, dass die Eltern gerade erzählt haben, wie schlimm es ihm letzte Nacht ging und dass jetzt auch innen was war, das hat ihm wehgetan und dann hat er es rausgestoßen. Er hört aufmerksam zu. Als er, versehen mit der frischen Windel, wieder steht, wirkt er erleichtert, blickt die Eltern und mich fröhlich an, schmust mit beiden, bevor er, diesmal mit deutlich lebhaften Tönen und Gesten, ein kleines Auto auf dem Teppich schiebt.*

Sein Schiss veränderte die emotionale Atmosphäre: Plötzlich spricht die Mutter über ihre Aggressionen gegenüber ihrem Vater: »Seine Depression und Zwänge tyrannisieren mich.« Auch fühlt sie sich »total zerrissen zwischen ihrer hohen beruflichen Verantwortung und der Verantwortung als Mutter. Ich denke manchmal gemeine Sachen, bin unfair. Ich hasse ihn (Paul). Ich werde ungeduldig, wenn er mir einen Schuh an den Kopf schmeißt, und denke, es wäre besser, keine Mama zu sein.« Der Vater wirkt betroffen, bis er sein Schweigen bricht: »Ich kann ihn auch oft nicht verstehen. Ich komm' unter Druck, wenn er unglücklich ist, dann weiß ich nicht, was ich ihm geben kann.« Ich spreche zuerst die Veränderung im Raum durch Pauls Schiss an und schildere dann meinen Eindruck: Pauls aufgeblähter Bauch scheint vieles zu enthalten, was er nicht verarbeiten, nicht gut verdauen kann: seine verfrühte Trennung von der Mama und sie dann zwei Wochen nur selten zu spüren, und es gibt seine Verdauungsschwäche für den Milchzucker und die damit verbundenen Blähschmerzen, als müsse er zerspringen, und den brennenden Durchfall, was ihn gewiss besonders am Lebensanfang sehr geängstigt und verwirrt hätte, weil er Satt-Werden durch Mamas Brust und Schmerzen-Bekommen nicht zusammenbringen konnte. Die Eltern hören aufmerksam zu und scheinen sich etwas zu entspannen.

Ich fahre deshalb fort. Ebenso wenig konnte er den Druck, unter dem seine Eltern standen, verstehen und verdauen: der Anpassungsdruck an die Schwiegereltern, der Drang, Paul schnell zu beruhigen, der Zeitdruck, das Haus fertig zu bekommen, der Druck, die Abneigung gegen den anderen, depressiven Opa nicht zu zeigen, der Druck, eine Balance zu finden zwischen der Verantwortung im Beruf und als Mutter. Dies alles hätte die Art, wie sie ihm ihre Liebe geben, vermutlich geprägt. Die Mutter reagiert sofort: »Ja, wenn er weint, dann gehe ich sofort zu ihm. Er soll wissen, er kann sich auf mich verlassen. Und dann krieg' ich so Angst vor der Verantwortung.« Etwas zögernd spricht auch der Vater von seiner »Zukunftsangst«. Ich greife dies auf: Ihre Ängste könnten sie darin behindern, sich in Pauls Erleben, besonders seine Ängste, einzufühlen, weil alles schnell wieder gut, vorbei und in Ordnung sein soll.

Paul geht jetzt zum Vater, zeigt zur Tür und dass er aufstehen soll, als der sich nicht bewegt, geht er alleine hin, patscht sie laut an. Aus seinem Gebrabbel klingt Unwillen. Die Eltern sind wieder verwirrt: Was soll das? Vermutlich hörte er in den Stimmen der Eltern ihre Angst mitschwingen, das beunruhigte ihn. »Damit will er nichts zu tun haben«, sage ich. Die Eltern wundern sich, dass er so etwas schon mitbekommt, sie können es nicht glauben.

Die zweite Stunde

In der darauffolgende Stunde – der Vater konnte aus beruflichen Gründen nicht kommen – ist Pauls Verhalten verändert. *Er will, dass die Mutter mit ihm spielt, lässt sich nicht so leicht wegschicken, sondern wird ärgerlich. So klopft er heftig mit einem Holzpferdchen auf die hölzerne Lehne von Mamas Sessel.* »In den Nächten ist es noch schlimmer geworden«, klagt die Mutter. »Er lacht und tobt jetzt, als habe er einen heimlichen Freund, umarmt uns, stößt uns dann wieder weg.« Aber auch am Tag zeige er sich anders. »Die Zusammenstöße häufen sich, vielleicht auch, weil ich mich jetzt mehr mit ihm beschäftige. 50 Mal sage ich nein… Mal will er kuscheln, dann beißt er mich wieder… Und in der Kita fremdelt er doll, weint so, isst wenig.« Paul scheint den Vater zu vermissen. *Jammernd »Papa, Papa« rufend, zeigt er mir sein Bilderbuch von der Feuerwehr und lauscht aufmerksam, als ich ihm vom wilden Aua-Angst-Feuer im Haus erzähle, das durch das Wasser aufhört, das aus dem Schlauch kommt, den der Feuerwehrmann hält. Dass er jetzt ein Aua hat, weil der Papa nicht da ist, und manchmal auch ein Aua in sich drin in der Nacht, das soll der Papa wegmachen. Paul geht zum kleinen Feuerwehrauto und ruft wieder klagend »Papa«. Die Mutter mischt sich ein, meint, er könne Hunger haben, lockt ihn mit einem süßen Plätzchen. Ich denke, sie wird sich doppelt ausgeschlossen fühlen, hier und jetzt und auch durch Pauls deutliche Zuwendung zum Vater. Paul will noch mehr, die ganze Tüte. Sie erklärt ihm, das sei ungesund, und hält ihm ein Stück Banane hin. Aber er wirft sich zu Boden, verlangt zornig die ganze »Banane«, strahlt, als er sie bekommt, beißt hinein, blickt dabei verträumt aus dem Fenster und sagt »Baum«. Ich sage ihm, dass der Papa heute nicht bei uns ist, da ist er wütend und traurig und denkt an ihn. Da wird er lebendig, wendet sich seinen (mitgebrachten) Kinderbüchern zu und betrachtet sie ausführlich.* Die Mutter meint angesichts dieser Szene, dass sie so schwer Verantwortung abgeben könne. Vielleicht fühle sie sich auch, wenn ihr Mann und Paul zusammen seien, ausgeschlossen, allein und überflüssig. »Weil Sie ihn nicht mehr stillen?«, frage ich. Sie bestätigt das indirekt, indem sie davon spricht, dass sie nicht weiß, ob sie für Paul »bedeutend« ist.

Die folgenden Stunden

In den nächsten Stunden fordert Paul wieder, dass sich die Eltern mehr mit ihm befassen, sodass sich der Vater schließlich zu ihm auf den Boden setzt. Pauls »störende« Einmischung – er macht offenbar das Anpassungsspiel nicht mehr mit – bringt Spannungen zwischen dem Paar ans Licht und heftig zur Sprache: Der Vater mache zu wenig, solle sich mehr engagieren und energischer werden, die Mutter von ihrem Perfektionismus und ihrer Verkrampfung lassen. Die Familie scheint in eine Krise geraten zu sein, weil nun bisher verborgene Aggressionen und Bedürfnisse (ganz unterschiedlicher Genese) hervorbrechen. Weiter vorangetrieben wird alles durch Pauls ambivalentes Verhalten im Alltag, das die Eltern »grauenhaft« finden, weil er ihnen Liebe und Hass so unverbundenen zeigt und sich so »verrückt« verhält: nachts toben, am Tag weinen und zwischendrin so »eigenwillig«. Aber weil die Eltern nun selbst etwas Zugang zu ihren inneren Aggressionen und Ängsten, dem Nicht-Guten, Bösen, gefunden hatten, können sie sich nach und nach der Vorstellung nähern, dass auch Paul innerlich Ähnliches erlebt, das er mit seinen Möglichkeiten bewältigen will. Sie beginnen aus anderer Perspektive seine nächtlichen Erstarrung, die vom Toben abgelöst wurde, als einen (manischen) »Kampf gegen Ängste« zu sehen, das Weinen am Tag vielleicht als »Kummer über die Trennung«, das Beißen »als Wut auf die Mama, die nicht macht, was er möchte«, und dass seine Liebesbezeugungen sie wieder versöhnen sollen. Meine Vermutung, dass ich Pauls nächtlicher, unsichtbarer Freund sein könnte, behalte ich für mich.

Die innere Verdauungsfähigkeit wächst

Ich erlebe in den turbulenten Sitzungen eine Übertragungsdynamik, in der ich nicht zur Richterin oder Ratgeberin gemacht werde, auch nicht zur Trösterin, sondern ich glaube, dass alle sich wünschen, ich möge mich mit ihnen in Neuland wagen und Gegensätzliches verbinden. Ich versuche, diesen »Auftrag«, so gut es mir möglich ist, zu erfüllen, und schwanke in der Gegenübertragung zwischen diffusem Grollen, Resignieren und Hoffen. So erkennt die Mutter, dass sie als Person wirklich bedeutend und nicht austauschbar für Paul ist, ihre An- und Abwesenheit ihn heftig bewegen und er ihre Zustimmung braucht, um sich allmählich aus ihrer engen Bindung – »ich hab ihn wirklich lange gestillt« – zu lösen, dass er nicht immer etwas neues Gutes bekommen muss, das ihn beschwichtigen soll. Sie selbst geht »endlich ein existentielles Problem an«, wehrt sich »konfrontativ« gegen die Vorwürfe ihrer Eltern: »Ich sei schuld, weil ich unser Familienmanagement nicht steure.« Der Vater merkt, wie nötig es ist, dass er auf seine Gedanken und Gefühle achtet, sie ausspricht, wie den »Unmut, nachts aufzustehen oder die Windel zu machen. Wie Männer so sind«, weil es ihm hilft, sich im Alltag von der Mutter zu differenzieren und nicht nur die »zweite Mama« zu sein. Beide wagen es auf eigene Weise, Pauls Weinen, Zürnen, Toben usw. nicht sofort (schuldbewusst und intrusiv) zu beseitigen, sondern fragen sich mehr: Was geht in ihm vor? Aber es bedarf einiger Erfahrungen, die beide wirklich überzeugen, wie dringend Paul gelassene Eltern braucht, um »verdauen« zu können.

Vor der ersten Nacht, in der er durchschläft, war er mit dem Vater zusammen Fische füttern im Pflanzengeschäft. Der Vater meinte zuerst: »Ich war entspannt, weil Paul entspannt war«, kann sich diese Wechselseitigkeit dann aber auch in umgekehrter Abfolge vorstellen; und in diesem Zusammenhang gestehen beide Paul auch zu, dass er nicht immer ausgeglichen und glücklich sein muss, auch traurig, müde, grimmig sein darf. Einige Tage später, nach einem gemeinsamen Tag im Tierpark – die Idee kam wieder vom Vater –, den sie »ganz gelassen schlendernd« verbrachten, schläft Paul bis 2 Uhr nachts und nach einer unruhigen halben Stunde bis in den Morgen. Der Vater sagt, auf seinen spielenden Sohn blickend: »Abends war er zwar grantig, aber wir verstehen das jetzt. Es waren so viele Eindrücke, die er verarbeiten musste.«

In der nächsten Sitzung verkünden – »megaerleichtert« – die Eltern: »Seit fünf Nächten schläft er durch!« Wir versuchen, diese Wendung zu verstehen. Die Mutter spricht von ihrem »überstrengen Gewissen«, das sie hindert »runterzukommen«. Der Vater meint: »Ich weiß jetzt, dass wir gute Eltern sind.« Pauls Durchfall habe sich deutlich gebessert, aber er klage nun, es tue weh »vorne am Puller und hinten am Po«, obwohl nichts entzündet sei. Ich sage dazu: »Wir wissen nicht, ob er damit meint, es kommt was Schmerzhaftes raus oder es tut weh, sich von Pipi und Kaka zu trennen.« Beide gestehen sich ein, dass immer ein Rest in Paul bleibt, den sie nicht verstehen können, aber auch nicht verstehen müssen. Der Vater fasst zusammen: »Hauptsache, wir nehmen das entspannt auf. Das reicht uns erst einmal.«

Nicht ganz unerwartet möchten sie es nach dieser Stunde »erst einmal allein weiter versuchen und sich bei Bedarf wieder melden«. Als die Drei gehen, streckt mir Paul spontan seine Hand entgegen. Ist es eine optische Täuschung, dass sein Bauch flacher geworden ist? Im Nachhinein spüre ich eine gewisse Unruhe in meinem Bauch. Als ich ihr nachgehe, fällt mir zuerst ein: Paul hat während der ganzen Behandlungszeit wenig gesprochen, obwohl er viel verstanden zu haben schien und sehr empfänglich für die emotionale Atmosphäre war, auch bald begann, sein Erleben deutlicher mitzuteilen. Mir bleibt also nichts anderes übrig als zu hoffen. Überzeugte ihn unser Bemühen, gemeinsam nachzudenken? Überzeugte ihn, dass dabei etwas Wahres herauskam und es Sinn macht und nötig ist, dafür Worte zu (er-)finden?

Dann denke ich an die Eltern: Werden die ersten »Selbsterkenntnisse« ausreichen, ein Dreieck aufzubauen, in dem jeder genügend Spielraum bekommt? Das bleibt offen, ebenso wie der Rückblick auf die Umstände der Frühgeburt.

Nachgedanken

Paul verlor etwas vorzeitig das Kontinuum seines intrauterinen Lebensraums und die innige Verbindung mit dem mütterlichen Körper, war hineingeworfen in eine Welt der Diskontinuitäten und Getrenntheit. Für seine Mutter (Eltern) war er körperlich reif und damit ein »fertiges« Kind. Vielleicht in unbewusster Abwehr der Schuldgefühle über die Frühgeburt, vielleicht aus Angst vor der Verantwortung, vielleicht auch wegen des »überstrengen Gewissens«, das die Mutter bereits lebenslang zum Perfektionismus zwang, öffnete sie sich nicht für Pauls psychisches Erleben, also für seine existentiellen Ängste infolge seiner ständig wechselnden Körperzustände, die sein rudimentäres Ich noch nicht differenzieren oder eigenständig verändern konnte. Der Vater fühlte sich mehr als zweite Mutter, denn als »denkender« Anderer, sodass auch er diese Spaltung nicht überbrücken konnte.

Es ist deshalb anzunehmen, dass die »Brusthaftigkeit« der Mutter, also ihre Hingabebereitschaft, sich zu sehr auf das konkrete Nähren (Pflege) konzentrierte und von ihr nicht mit Beziehungserfahrungen verbunden wurde, durch die ihr Baby hilfreiche Vorstellungen hätte aufnehmen können, seinem rohen, psycho-somatischen Erleben nicht ausgeliefert zu sein, sondern Orientierung bekommen könnte, die seine Hoffnung wachsen lässt, dass Getrenntheit und Schmerzen überstanden werden können, es allmählich selbstwirksam und Herr im eigenen Haus wird. Besonders betrifft das Pauls Erleben am Lebensanfang im Inkubator (Trennung, orientierungslos) und während der ersten Monate, in denen »verdorbene« Nahrung (Stillen mit Angst und Spannung der Mutter/Eltern) von seinem unreifen (Frühgeburt) und eingeschränkt arbeitenden (Lactoseintoleranz) Verdauungsapparat in brauchbare Nährstoffe umgewandelt werden musste. Der dadurch mehrfach irritierte Verdauungsprozess geht mit Schmerzen einher, die erschrecken, quälen und deren Ursprung Paul vermutlich noch nicht in sich verortet, sondern der Mutterperson zuschreibt. Unabhängig davon wird dieses Erleben vom enterischen Nervensystem aufgenommen und im Darmgedächtnis behalten. Entlang dieser Erinnerungen (*Darmerfahrungen*) steuern sich die örtlichen Darmfunktionen *eigenständig (enterisches Gehirn)* und beeinflussen über die *Darm-Hirn-Achse* Pauls unbewusstes psychisches Erleben Tag und Nacht. Alles, was er aufnimmt, wird in dieser psychosomatischen Begleitmusik verdaut. Ihre innere Eigendynamik bleibt dem mütterlichen Ahnungsvermögen weitestgehend verborgen. Pauls Mutter und Vater haben sie vermutlich gar nicht gehört, weil sie dem Kind keinen eigenen Erlebensraum zubilligten, in den sie keinen unmittelbaren Einblick hatten. Deshalb waren sie und der Vater so hilflos und entsetzt über das, was aus Paul herauskam, und »fütterten« wieder gedankenarm.

Ich vermute, die SKEPT führte zur Besserung, weil Paul die zu enge Beziehung zur Mutter lockerte, die in ihm immer wieder die unverdauten frühen Ängste aktivierte und er in seinem Vater einen »Anderen« finden konnte, der ihn unterstützte, in der Welt lebendige Erfahrungen zu sammeln, sodass er beginnen konnte – wenn auch mit Schmerzen an Puller und Po –, seinen vermutlich mit Angst und Aggression verbundenen Wunsch, in die Mutter einzudringen, aufzugeben. Dieser Entwicklungsschritt war möglich, weil die Eltern zuerst eigenen unangenehmen Gefühlen Raum gaben und sie nicht mehr ausschließlich in das Kind projizierten und weil sie später anerkannten, dass in ihrem Kind ein eigenes *inneres Erleben* existiert, das – weil sie es durch ihre Beziehungsangebote nur beeinflussen, aber deren eigenständige Verarbeitung nicht kontrollieren können – nicht verworfen werden darf. So begann sich in Paul *ein* Kontinuum zwischen Aufnehmen – Verdauen – Ausscheiden anzubahnen.

In etlichen anderen Fällen – insbesondere waren es Babys alleinerziehender, frühgestörter Mütter – konnte ich beobachten, dass diese Babys »gedankenlos« gefüttert, mit Essen vollgestopft und beruhigt und mit Vorgaben ihrer Mütter beschäftigt wurden. Die Kinder waren auffällig angepasst, sprachen wenig, strahlten ihre Mutter an und begegneten der Umwelt mit Lächeln. Diese Kinder verhielten bis zur Körpermitte recht lebendig, während ihre untere Hälfte passiv blieb. So wirkten die Kinder wie zweigeteilt, körperlich gespalten. Deshalb saßen sie fest auf dem Po, bewegten sich kaum von der Stelle. In allen Fällen stillten die Mütter mit Hingabe und lange und legten großen Wert darauf, genau zu wissen, was ihr Kind braucht. Entsprechend abweisend fiel ihre Reaktion aus, wenn das Kind eigenständig etwas tat. Und sie waren entsetzt und ratlos, weil ihr Kind nicht selten unter Harnweginfekten litt oder keinen geregelten Stuhlgang (Verstopfung oder Durchfälle) hatte.

Wir können vermuten, dass die körperliche, »horizontale Spaltung« des Kindes zwischen der Mundzone, der Augen und Hände zuzuordnen wären, und dem Bauchraum, dem Unterleib und Beine zuzuordnen wären, auch ein psychisches Pendant hat. Es könnte in der Spaltung von guten Gefühlen des Wohlbehagens und schlechten des Unbehagens liegen, weil der verbindende Vorgang der dazwischenliegenden Verarbeitung fehlt.

Literatur

Abraham, K. (1969/1971 [1916]): Versuch der Entwicklungsgeschichte der Libido auf Grund der Psychoanalyse und psychoanalytische Studien zur Charakterbildung. In: *Karl Abraham Psychoanalytische Studien, Bd. 1.* Frankfurt a. M.: Fischer, S. 113–217.

Bion, W. (1992 [1962]): *Lernen durch Erfahrung.* Frankfurt a. M.: Suhrkamp.

Bion, W. (1995 [1963]): Eine Theorie des Denkens. In: Bott Spillius, E. (Hrsg.): *Melanie Klein Heute, Bd. 1.* Stuttgart: VIP.

Boysen, G. (1994): *Über den Körper die Seele heilen. Biodynamische Psychologie und Psychotherapie.* München: Kösel, 7. Aufl.

Enck, P.; Frieling, T. & Schemann, M. (2017): *Darm an Hirn. Der geheime Dialog unserer beiden Nervensysteme und sein Einfluss auf unser Leben.* Freiburg i. Br.: Herder.

Erikson, E. (1971 [1950]): *Kindheit und Gesellschaft.* Klett: Stuttgart.

Freud, S. (1972 [1905]): Drei Abhandlungen zur Sexualtheorie. In: *Sigmund Freud. Studienausgabe, Bd. V.* Frankfurt a. M.: Fischer, S. 84–105.

Gershon, M. (2001): *Der kluge Bauch. Die Entdeckung des zweiten Gehirns.* München: Goldmann.

Holzer, P. (2017): Interoception and good feelings: unconscious body signals' impact on brain function, behavior and belief processes. In: Angel, H. F.; Oviedo, L.; Paloutzian, R. F.; Runehov, A. & Seitz, R. J. (Hrsg.): *Processes of Believing: The Acquisition, Maintenance, and Change in Creditions.* Springer: Berlin, S. 435–442.

Klein, M. (1996): Gefühlsleben und Ich-Entwicklung des Säuglings unter besonderer Berücksichtigung der depressiven Position. In: *Melanie Klein. Gesammelte Schriften, Bd. I/II.* Stuttgart-Bad Cannstatt: frommann-holzboog, S. 261–320.

Klein, M. (2000 [1946]): Bemerkungen über einige schizoide Mechanismen. In: *Melanie Klein. Gesammelte Schriften, Bd. III.* Stuttgart-Bad Cannstatt: frommann-holzboog, S. 1–42.

Klein, M. (2000 [1952]): Theoretische Betrachtung über das Gefühlsleben des Säuglings. In: *Melanie Klein. Gesammelte Schriften, Bd. III.* Stuttgart-Bad Cannstatt: frommann-holzboog, S. 105–156

Kristeva, J. (2008 [1999]): *Das weibliche Genie Melanie Klein.* Gießen: Psychosozial.

Mayer, E. (2016): *Das zweite Gehirn – Wie der Darm unsere Stimmung, unsere Entscheidungen und unser Wohlbefinden beeinflusst. Riva:* München.

Meltzer, D. (1995): *Traumleben.* Stuttgart: VIP.

Solmon-Planchat, E. (2012): *Die Psychodynamik des »Bauchhirns«*. URL: https://www.psychotherapie-wissenschaft.info/index.php/psyber/article/view/1103/1314 [Stand: 9. Juli 2018], S. 30–34.

Stangl, W. (2002): *Das Bauchhirn – das enterische Nervensystem*. URL: http://arbeitsblaetter.stangl-taller.at/GEHIRN/Bauchhirn.shtml [Stand: 9. Juli 2018].

Symington, J. (2002): Mrs Bick and Infant Observation. In: Briggs, A. (Hrsg.): *Surviving Space, Papers on Infant Observation*. London: Karnac.

Winnicott, D. W. (1990 [1965]): Reifungsprozesse und fördernde Umwelt. Frankfurt a. M.: Fischer.

Viktoria Schmid-Arnold
(München)

Schwangerschaft und Mutterschaft nach In-vitro-Fertilisation (IVF) und intracytoplasmatischer Spermainjektion (ICSI) aus psychoanalytischer Perspektive

Einleitung und Historie

> Es waren einmal ein König und eine Königin, die bekamen keine Kinder, und darüber war die Königin so betrübt, dass sie kaum jemals eine frohe Stunde hatte. Beständig klagte sie, dass es so einsam und still im Schloss sei: »Wenn wir nur Kinder hätten, so gäbe es Leben genug da.« Wo sie in ihrem ganzen Reich hinkam, da fand sie Kindersegen, sogar in der armseligsten Hütte; wo sie hinkam, da hörte sie die Hausfrau auf die Kinder schelten, sie hätten wieder das oder jenes angestellt; das fand die Königin vergnüglich und wollte es auch so haben. Zuletzt nahmen der König und die Königin ein fremdes kleines Mädchen zu sich; das wollten sie im Schloss bei sich haben und aufziehen und es zanken wie ihr eigenes Kind. (Stroebe, 1922, zit. n. Kast, 2012, S. 2)

Kast (2012) interpretiert, dass am Königshof das Leben fehlt: Das Königspaar steht modellhaft für das Volk, das es regiert. Bekommt es keine Kinder, wird dies, folgt man der Märchensymbolik, allen Mitgliedern der Gemeinschaft widerfahren. Dies gibt allen Grund zur Sorge, denn somit wird die Zukunft infrage gestellt. Gleichzeitig wird der Eindruck erweckt, dass im Zusammenleben von Mann und Frau etwas Grundsätzliches nicht stimmt, dass etwas Wesentliches im Leben fehlt.

Die Situation kann auf die Realität übertragen werden: Ein Paar, das sich unbedingt ein Kind wünscht, kann keines bekommen. Symbolisch kann die Situation verstanden werden als Leben ohne Hoffnung auf Zukunft und schöpferische Verwandlung. Märchenfiguren haben häufig magische Kräfte, eine Fähigkeit, die heutige Paare ohne Kinder oftmals Kinderwunschzentren zuschreiben, in denen sie sich Hilfe suchen und sich erhoffen, dass ihnen mittels In-vitro-Fertilisation[1] (IVF)

1 Im Rahmen einer IVF-Behandlung erfolgt nach hormoneller Stimulation der Eierstöcke der Frau die Punktion zur Eizellgewinnung. Die Zusammenführung von Eizelle und

oder intracytoplasmatischer Spermainjektion (ICSI)[2] zu einem Kind verholfen wird.

1969 gelang dem Physiologen Robert Edwards und dem Gynäkologen Patrick Steptoe die erste Befruchtung einer Eizelle außerhalb des Körpers. Im Juli 1978 kam das erste von ihnen mittels IVF gezeugte »Retortenbaby« Louise Joy Brown durch Kaiserschnitt zur Welt. Im Alter von 30 Jahren sagt Louise von sich, dass sie ein normales Leben führt und froh ist, dass es sie gibt. Sie berichtet, dass ihre Eltern sie früh über ihre besondere Art der Zeugung aufgeklärt hatten. Inzwischen habe sie einen Sohn geboren, der auf natürlichem Wege entstanden sei (Diebel, 2008). Seitdem sind weltweit mehr als fünf Millionen Menschen (Deutsches IVF-Register, 2017, S. 8), die mittels assistierter Befruchtung gezeugt wurden, geboren. 2015 kamen in Deutschland 20.880 Kinder nach IVF- und ICSI-Behandlung zur Welt (Deutsches IVF-Register, 2017, S. 41).

Pressemeldungen über die brutale Seite des Weltmarkts für Babys schockieren die Öffentlichkeit, seien es Meldungen über Leihmutterskandale, wie im Fall von Gammy, dem verlassenen Down-Syndrom-Baby (Mühlmann, 2014), oder über in einem Fall in den USA, in dem ein Kind juristisch elternlos geboren wurde, da sich Leihmutter, Samenspender und das in Auftrag gebende Kinderwunschpaar letztlich nicht dazu berufen fühlten, die Elternrolle anzunehmen. Oftmals erscheinen nicht nur die ergriffenen reproduktionsmedizinischen Maßnahmen fragwürdig, sondern auch die systematische Trennung von biologischer und sozialer Elternschaft. Das Kind droht zur Ware, die Eltern zu Kunden zu werden (Bindt, 2007). Das Kind wird nicht ausreichend bemuttert und bevatert, weil sich die Eltern in ihrer neuen Rolle als Eltern völlig überfordert fühlen.

Es ist hilfreich, dass sich jedes Kinderwunschpaar mit der Kränkung und der Trauer darüber auseinandersetzt, dass eine Empfängnis auf natürlichem

---

Sperma findet »im Reagenzglas« statt. Dort wachsen die Zellen unter speziellen Bedingungen innerhalb einiger Tage zum Vierzellstadium und Embryo heran. Danach werden ein, maximal drei Embryonen in die Gebärmutterhöhle oder den intakten Eierstock übertragen. Durch die hormonelle Stimulation der Frau reifen häufig mehr Eizellen heran. Überzählige, sog. imprägnierte Eizellen oder Vorkernstadien werden für einen evtl. nächsten Versuch eingefroren.

2 Bei der ICSI handelt es sich um eine Zusatzmaßnahme im Rahmen der IVF-Behandlung, auf die bei einer Fertilitätsstörung des Mannes zurückgegriffen wird. Bis zur Eizellgewinnung sind alle Schritte mit denen der IVF identisch. Anschließend wird ein einzelnes Spermium unter einem speziellen Mikroskop in eine dünne Injektionspipette aufgezogen und direkt in der Eizelle platziert. ICSI ahmt den natürlichen Vorgang des Eindringens des Spermas in die Eizelle nach.

Wege nicht möglich ist. Eros, Begehren und Leidenschaft werden von Fruchtbarkeit und Zeugung abgekoppelt. Die Zeugung wird den Reproduktionsmedizinern überlassen und findet außerhalb des Körpers statt. Entschließt sich ein Paar zu einer IVF-Behandlung, sollte es sich mit seinen Ängsten bezüglich der Entfremdung der Zeugung und der Abhängigkeit von Ärzten auseinandersetzen. Es sollte sich mit dem medizinischen Risiko einer IVF-Schwangerschaft befassen und darüber informiert sein, dass diese vermehrt mit Aborten, Fehl- und Frühgeburten, intrauteriner Dystrophie der Föten und Mehrlingsschwangerschaften verbunden sein kann.

Jedes IVF-Paar sollte sich, wie andere werdende Eltern auch, mit der Reifung zur Elternschaft auseinandersetzen, das Selbst sollte also dazu befähigt werden, Elternschaft zu übernehmen. Eltern sollten dazu in der Lage sein, »Selbstobjektfunktionen für das Kind auszuüben und als Erwachsene auf die phasenabhängig verschiedenen Selbstobjektbedürfnisse des Kindes empathisch reagieren zu können« (Ornstein, A. & Ornstein, P., 1994, S. 351). Elternsein bedeutet auch, lieben zu lernen – sich selbst und andere als getrennte Wesen. Eine Elternschaft für Paare mit unerfülltem Kinderwunsch heißt, auszuhalten, dass man verliert, was man lieben möchte, und lieben zu lernen, was verloren gegeben werden muss (Zeller-Steinbrich, 2006).

Demografische Entwicklung in Deutschland

Laut Statistischem Bundesamt (2016) ist die Zahl der Geburten in den letzten drei Jahren einerseits gestiegen, andererseits sind 21 Prozent der Frauen zwischen 40 und 49 Jahren kinderlos, 26 Prozent der Frauen zwischen 35 und 39 Jahren noch nicht Mutter und 41 Prozent der Frauen zwischen 30 und 34 Jahren haben bislang noch keine Kinder. Der Anteil der kinderlosen Frauen steigt mit dem Bildungsstand. Nur jede siebte Frau mit niedrigem Bildungsstand, aber jede fünfte Frau mit hohem Bildungsstand hat keine Kinder. 75 bis 80 Prozent der deutschen Paare halten Kinder für wichtig in ihrem Leben. eineinhalb bis zwei Millionen (ca. 15 Prozent) der Paare in Deutschland sind von ungewollter Kinderlosigkeit betroffen, davon zehn Prozent in den alten und fünf Prozent in den neuen Bundesländern (Statistisches Bundesamt, 2007).

Gründe für die Unfruchtbarkeit bei der Frau und dem Mann

Mit ca. 30 Prozent ist die Infertilität bei Männern und Frauen gleich verteilt. Bei 15 bis 20 Prozent der Paare kann die Ursache bei beiden Partnern liegen. Unfruchtbarkeit betrifft in der Regel letztlich Frau und Mann, daher sollte der Entschluss zu einer IVF-Behandlung gemeinsam getroffen werden.

Aus medizinischer Sicht spricht man von ungewollter Kinderlosigkeit, wenn es nach zwei Jahren trotz regelmäßigen Geschlechtsverkehrs zu keiner Schwangerschaft gekommen ist.

Bei nur zehn bis 15 Prozent der Paare sind psychosomatische und psychische Ursachen wie Erektionsstörungen, sexueller Libidoverlust, Probleme in der Paarbeziehung mit einhergehender sexueller Unlust und erhöhte Stresssituationen für das Ausbleiben der Schwangerschaft verantwortlich (Strauß, 1991; Stauber, 1994).

Unfruchtbarkeit bei der Frau

Alter

Nach dem 35. Lebensjahr nimmt die Fortpflanzungsfähigkeit der Frau ab und die Wahrscheinlichkeit, nach dem 40. Lebensjahr schwanger zu werden, liegt bei zehn Prozent.

Körperliche Ursachen

Anatomische Veränderungen, die Kinderlosigkeit bedingen können, sind:

– peritoneale Tuben: Die Eileiter sind verletzt oder aufgrund chronischer Entzündungen verändert und somit für das Sperma nicht mehr durchgängig.
– Endometriose: Die Gebärmutterschleimhaut befindet sich auch außerhalb der Gebärmutter, was eine Befruchtung erschwert.
– sonstige Risikofaktoren: Uterusmyome, Geschlechtskrankheiten, chronische Krankheiten wie Diabetes, Krebs, Schilddrüsenerkrankungen, Asthma oder Depressionen, Einnahme von Medikamenten wie Antidepressiva.

Unfruchtbarkeit bei dem Mann

Alter
Auch die Fruchtbarkeit des Mannes nimmt ab dem 40. Lebensjahr ab, da die Spermienproduktion abnimmt und die Beweglichkeit der Spermien weniger wird. Die Spermienbeweglichkeit ist v. a. bei denjenigen Männern in höherem Alter niedrig, deren Spermienbeweglichkeit schon in jungen Jahren eingeschränkt war.

Körperliche Ursachen
Anatomische Veränderungen, die Kinderlosigkeit bedingen können, sind:

- Mumpsorchitis
- Hodenhochstand
- Hormonstörungen
- unterbundener Spermientransport bei entzündlich verklebtem Samenleiter.

In den letzten 30 Jahren hat sich die Diagnose des Hodenhochstands, der mit einer Verschlechterung der Spermienqualität einhergeht, verdoppelt. Man nimmt an, dass dafür Stresshormone verantwortlich sind, die sich negativ auf den Testosteronspiegel auswirken können. Die mangelnde Spermienqualität erfordert eine ICSI- und eine IVF-Behandlung.

Ergebnisse zu IVF- und ICSI-Behandlung

Die durchschnittliche Geburtenrate nach einer IVF- und ICSI-Behandlung liegt in Deutschland bei 20 bis 25 Prozent. Dieser Prozentsatz reduziert sich um die Hälfte bei Paaren über 40 Jahren. Unter günstigen Bedingungen kann ca. 60 Prozent der kinderlosen Paare durch IVF und ICSI zu einem eigenen Kind verholfen werden. Dabei kommt es in 20 bis 30 Prozent der Fälle zu Mehrlingsschwangerschaften. Zwillinge und Drillinge, die in der Normalbevölkerung nur zwei bis drei Prozent aller Kinder ausmachen, finden sich unter IVF-Kindern in 30 bis 40 Prozent der Fälle. Das Risiko einer Mehrlingsschwangerschaft sinkt deutlich, wenn nur zwei Embryonen übertragen werden, was seit 1998 in Deutschland in den Behandlungsrichtlinien der Bundesärztekammer (1998/2006) festgelegt ist. Ein IVF-Kind wird folglich unter erheblichen somatischen und psychischen Belastungen empfangen. Eine

Schwangerschaft nach IVF und ICSI kann mit besonderen Bewältigungsaufgaben und psychischen Risiken für beide Partner, die Paarbeziehung und die Eltern-Kind-Beziehung einhergehen.

Aufgrund der rasanten Entwicklung des medizinisch-technischen Sektors fehlt es an detaillierten Verlaufsbeobachtungen zu den spezifischen Aspekten der Schwangerschaft, Elternschaft und Entwicklung der Beziehung zum Kind nach IVF. Im Folgenden soll auf die von Bindt in den Jahren 1993 bis 2000 durchgeführte qualitative prospektive Verlaufsstudie zu Elternschaft und Kindesentwicklung nach IVF eingegangen werden (Bindt, 2001). Untersucht wurden 46 Paare mit 64 Kindern nach erfolgreicher IVF von der Schwangerschaft bis zum vollendeten vierten Lebensjahr der Kinder bezogen auf die Entwicklung der Paarbeziehung, die Verarbeitung von Sterilität und IVF-Behandlung, die Erfahrungen mit Schwangerschaft, die kindliche Entwicklung, die Eltern-Kind-Beziehung sowie die psychologischen Strategien der Paare, die Belastungen und Risiken der assistierten Befruchtung zu bewältigen. Den IVF-Paaren wurde eine Vergleichsgruppe von 45 Paaren mit 56 Kindern, die natürlich gezeugt wurden, gegenübergestellt. Mit den Probanden wurden semistrukturierte, tiefenpsychologisch fundierte Interviews geführt. Daneben wurden die Probanden sowie deren Kinder testpsychologisch und entwicklungsdiagnostisch untersucht. In ca. 50 Prozent der Fälle waren beide Partner von einer somatisch bedingten Störung der Fruchtbarkeit betroffen, in ca. 40 Prozent ausschließlich die Frau, in ca. zehn Prozent ausschließlich der Mann.

Es zeigte sich, dass die Partnerschaften von IVF-Paaren im Verlauf der Behandlung und nach Geburt des Kindes stabil blieben. Die Beziehung zwischen den Familienmitgliedern entwickelte sich größtenteils günstig, die Eltern-Kind-Entwicklung war überwiegend positiv geprägt, es ließen sich kaum Unterschiede zur Kontrollgruppe ausmachen. Die Entwicklung der Kinder zeigte ebenso kaum Unterschiede zur Kontrollgruppe.

IVF-Paare waren tendenziell häufiger konfliktvermeidend und Gefühlszustände wurden weniger verbalisiert. Bestätigt wurde die in der Literatur (Stauber, 1986) bereits beschriebene Einschränkung des sexuellen Erlebens. Insgesamt wurde bei der Thematisierung von Sexualität eine Reserviertheit deutlich, was auf eine besondere Vulnerabilität vor dem Hintergrund der Fertilitätsstörung schließen lässt (Bindt, 2001). IVF-Schwangere leiden im Vergleich zu Nicht-IVF-Schwangeren unter einer erhöhten Depressivität und vermehrt unter Ängsten vor Fehlgeburten oder Beeinträchtigung der Gesundheit des Kindes. Letzteres ist auch bei IVF-Vätern zu beobachten. Die Ängste der IVF-Paare nehmen insgesamt nach wiederholten erfolglosen Behandlungen zu.

IVF-Schwangerschaften gehen vermehrt mit Frühgeburten und intrauterinen Wachstumsretardierungen einher (Tanbo et al., 1995). Möglicherweise spielen der Behandlungsstress und biologische Risikofaktoren wie ein erhöhtes Alter der erstgebärenden Mütter eine Rolle. Vermehrte Schwangerschaftskomplikationen sowie Ängste hinsichtlich des Übergangs zur Elternschaft finden sich vorwiegend bei Mehrlingsschwangerschaften (Bindt, 2001). Die Schwangeren nach IVF-Behandlung zeigten sich mit ihrer Schwangerschaft zufrieden. Dabei fiel auf, dass der Fokus eher auf medizinisch-technischen Aspekten als auf dem inneren Erleben lag, sodass Fantasien von und innere Bilder des Ungeborenen im Vergleich zur Kontrollgruppe wenig Raum einnahmen (Bindt, 2001).

In Mehrlingsfamilien ist die Belastung generell hoch. Die hohe Mehrlingsrate gilt als bedeutsames Risiko der IVF-Behandlung. Mehrlingsmütter zeigen im zweiten Lebensjahr der Kinder vermehrt Zeichen von Erschöpfung und Depression (Bindt, 2001).

Die genannten Ergebnisse zeigen, dass v. a. für Paare mit der Diagnose »Sterilität« und v. a. für Frauen vor der IVF-Behandlung eine psychotherapeutische Begleitung angezeigt wäre.

Psychoanalytische Überlegungen

Befruchtungstechnologien ermöglichen es, biopsychische Prozesse zu regulieren und zu kontrollieren. Es herrscht der Mythos der Machbarkeit. Einerseits scheint alles möglich, andererseits gehen die Möglichkeiten zulasten des Begehrens, der Leidenschaft und einer erfüllenden Sexualität der IVF-Paare. Auf der Beziehungsebene kommt es zu einer Entkopplung von Sexualität und Befruchtung. Sexualität wird nicht selten als »Pflichtübung zur Erfüllung des Kinderwunschs« wahrgenommen. Je mehr das Kind herbeigesehnt und gebraucht wird, desto mehr Leiden entsteht durch die Kinderlosigkeit, desto weniger kann auf das Kind, das den Selbstwert erhöhen und die Scham vermindern würde, verzichtet werden. Befruchtung wird der medizinischen Technik und den Ärzten übertragen. Inwieweit es sich dabei um eine perverse Entwicklung der Genitalität handelt, soll an dieser Stelle nicht weiter erörtert werden.

Freud (1914, S. 157 f.; Hervor. i. Orig.) äußert sich zu dem Wunsch nach einem Kind auf folgende Weise:

> [Das Kind] soll wirklich wieder Mittelpunkt und Kern der Schöpfung sein. *His Majesty the Baby*, wie man sich einst selbst dünkte. Es soll die unausgeführten Wunschträume der Eltern erfüllen, ein großer Mann und Held werden an Stelle des Vaters, einen Prinzen zum Gemahl bekommen zur späten Entschädigung

> der Mutter. Der heikelste Punkt des narzisstischen Systems, die von der Realität hart bedrängte Unsterblichkeit des Ichs, hat ihre Sicherung in der Zuflucht zum Kinde gewonnen. Die rührende, im Grunde so kindliche Elternliebe ist nichts anderes als der wiedergeborene Narzissmus der Eltern, der in seiner Umwandlung zur Objektliebe sein einstiges Wesen unverkennbar offenbart.

Triebdynamisch gesehen könnte man auch sagen: Eros versus Thanatos, wobei bei der IVF-Behandlung der Eros der Beherrschung des Thanatos geopfert werden muss. Für Freud (1924) resultiert der weibliche Kinderwunsch aus der Entwicklung des weiblichen Penisneides – eine Art symbolische Gleichung, die vom Penis auf das Mädchen übergeht und im Ödipuskomplex gipfelt. Er vernachlässigt das biologische Fortpflanzungsbedürfnis, das dem Menschen innewohnt, und verneint die Fähigkeit der Frau zu Prokreativität. Der weibliche Kinderwunsch und die Mutterschaft haben bei Freud eher einen Defizitcharakter, sodass Mutterschaft nach ihm nur ambivalent erlebt werden kann. Mütter können ihren Kindern keine autonome Entfaltung zugestehen, da sie ihre Kinder vorwiegend für die narzisstische Bestätigung brauchen. Winnicott (1974a, S. 50–51) vertritt das Konzept der gegenseitigen Abhängigkeit von Mutter und Kind: »Es gibt den Säugling nicht ohne eine Mutter. Überall da, wo man einen Säugling findet, auch die mütterliche Fürsorge findet, und ohne die mütterliche Fürsorge gäbe es keinen Säugling.« Bereits im Begehren für ein Kind, während dessen Empfängnis und der Schwangerschaft und nach der Geburt ist die Mutter das erste, unentbehrliche »Environment«, das der Embryo und der Säugling so dringend braucht. Auch Stern (1998) vertritt die Vorstellung, dass Mutter und Baby eine Dyade bilden und es zu einem intersubjektiven Austausch kommt, der für beide die Basis für ihre Beziehung und Intimität bildet. Die Mutter entwickelt nach Stern (1998) in der Schwangerschaft und nach der Geburt eine »Mutterschaftskonstellation« (1998, S. 209–226), die sie befähigt, sich ganz und gar auf ihr Kind einzulassen, es zu nähren, zu hegen und zu pflegen und seinen Körper sinnlich liebevoll zu besetzen.

Die Analytikerinnen (Langer, 1988; Pines, 1997) sahen mehr in der Identifikation mit der Mutter in den verschiedenen Lebensphasen – der Kindheit, der Adoleszenz und der Mutter als Mutter und deren Bemutterung – das Bedürfnis nach Kinderwunsch, Schwangerschaft und Mutterschaft. Nach Pines ist das Bedürfnis der Frau nach Schwangerschaft und Mutterschaft auch ein Beweis für ihre weibliche Geschlechtsrollenidentität und ihre Potenz, sexuell aktiv sein zu können.

Damit die Frau autonome Mutterschaft entwickeln kann, muss sie in einem psychischen Entwicklungsprozess den Neid auf ihre Mutter überwinden, sich von ihrer inneren Mutter trennen.

> Der Prozess zur Bildung einer neuen Art von Objektbeziehung – der Mutterschaft – kann erst dann beginnen, wenn sich der Säugling vom Körper der Mutter löst und in die Objektwelt eintritt. Das Kind vereinigt also in sich die Erweiterung der Selbstrepräsentanz der Mutter und der ihres Sexualpartners. Doch muss es außerdem als eigenständige Person betrachtet werden. Aus diesem komplexen psychobiologischen Geschehen und dessen Transformationen besteht die Hauptaufgabe für die junge Mutter. (Pines, 1997, S. 68)

Ist die Mutter auf ihre frühe Entwicklungszeit fixiert, in die »Symbiose als Illusion« (Halberstadt-Freud, 2000, S. 66) verstrickt und ausschließlich mit der eigenen Mutter in Harmonie verbunden, kann ein archaischer Kinderwunsch bestehen. Dieser entsteht aus einer Fusion mit der eigenen Mutter, eine Identifikation mit der den Vater begehrenden Mutter hat nicht stattgefunden. Es handelt sich um einen Kinderwunsch aus der dualen Beziehung zur Mutter heraus oder um einen Wunsch, regressiv den Zustand der dualen verschmelzenden Beziehung mit der Mutter wiederherzustellen oder diesen beizubehalten.

Ein Mangel an Selbstachtung, resultierend aus einer unbefriedigenden Mutter-Tochter-Beziehung, in der die Tochter sich als unzulänglich erlebt, in der eine fehlende narzisstische und v. a. libidinöse Besetzung des weiblichen Körpers der Tochter durch die Eltern besteht, oder eine Verletzung der körperlichen Integrität beeinträchtigen das Körper- und Selbstbild der Tochter. Ein Kind, so nimmt sie an, kann dann die Rettung sein, es kann dazu beitragen, sich wichtig, wertvoll und unbeschädigt zu erleben. Es besteht der Wunsch, eine bessere Mutter am eigenen Kind zu sein, um Versagungen der eigenen Mutter stellvertretend wiedergutzumachen.

Nach Deutsch (1954, zit. n. Besch-Cornelius, 1997, S. 27) sind Schwangerschaft und Mutterschaft Ausdruck der weiblichen Identität. Mit der Schwangerschaft, dem Gebären, dem Stillen und der Mutterschaft wird der Frau die Möglichkeit geboten, unbewusst Traumata der Kindheit zu lösen: Indem die Frau sich mit dem intrauterinen Kind identifiziert, kann sie eine Rückkehr in den Mutterleib erleben und ihr eigenes Geburtstrauma bewältigen. Die Geburt eines Kindes bedeutet sowohl eine aktive Bewältigung des eigenen Geburtstraumas als auch das eigentliche Ende des Sexualakts, der zur Schwangerschaft geführt hat. Das Kind ist eine Sublimierung an sich, beim Stillen kann sich die Libido entsexualisieren. Gelingt dieser regressive Bewältigungsprozess in der Schwangerschaft nicht, projiziert die werdende Mutter ihre orale Gier, ihren frühkindlichen Wunsch, die Mutter aufzufressen, auf den Fötus. Zugleich repräsentiert der Fötus die eigene Mutter, vor deren oraler Gier sich die Frau fürchtet, der Fötus wird zu etwas Beängstigendem und Zerstörerischem und die Frau entwickelt nach der Geburt depressive Symptome. Das Baby wird dann im Erleben der Mutter zum Monster.

In den Arbeiten von Kestenberg (1956) wird die Bedeutung der Mutter für das Mädchen auf den verschiedenen Entwicklungsebenen hervorgehoben, in denen es sich als Mutter und als Baby fantasiert und im Puppenspiel vaginale Empfindungen handhabbar zu machen versucht. Somit wird die enge Verknüpfung zwischen der Entwicklung des weiblichen Körperselbst und dem Wunsch nach einem Kind herausgearbeitet. Der Kinderwunsch ist einerseits Wunsch nach eigener Vollständigkeit, andererseits der Wunsch nach Autonomie und Individuation. Kestenberg (1956) besetzt Kinderwunsch und Mutterschaft positiv und fasst die Fähigkeit zur Mutterschaft als von frühester Kindheit an fortschreitende Entwicklungslinie auf. Sie sieht Mutterschaft nicht nur als biologisches Geschehen mitsamt der zugehörigen Erlebensebene, sondern auch als ichbezogenen Prozess und Prozess der Erweiterung der Objektbeziehungsfähigkeit.

Die Identifikation des Mädchens und der werdenden Frau mit einer Mutter, die ihre genitale Sexualität lebt, und die eigene Entwicklung eines rezeptiven inneren Raums sind Ausdruck »reifer Mütterlichkeit«. Zu »reifer Mütterlichkeit« gehört der tiefe Wunsch, zum Vater des Kindes eine innige Verbindung herstellen zu wollen, der Wunsch, fürsorglich zu sein, und der Wunsch, Verantwortung zu übernehmen.

Das Leiden an der ungewollten Kinderlosigkeit ist mitbestimmt von einem narzisstischen Wunsch nach Normalität, von dem Wunsch also, ein leibliches Kind zu haben, wie jedes fruchtbare Paar, wie die eigene Mutter, wie die eigenen Eltern. Welcher Preis für diese »Normalität« zu zahlen ist, z. B. im Bereich der sexuellen Beziehung, im Bereich des Fantasielebens, in der Fähigkeit zur Symbolisierung, was die Fähigkeit zur depressiven Position[3] voraussetzt, das sei dahingestellt. Anscheinend verwechseln IVF-Paare ihre psychische mit der äußeren Realität im Sinne einer Desymbolisierung und Konkretisierung psychischer Inhalte.

Auhagen-Stephanos (2007) kommt aufgrund ihrer langjährigen Erfahrung in der Behandlung mit unfruchtbaren Frauen und Paaren zu dem Ergebnis, dass bei diesen vorwiegend Traumata, konflikthafte Mutter-Tochter- und Vater-Tochter-Beziehungen und nicht bearbeitete adoleszente Prozesse vorherrschen.

In meiner Erfahrung in der klinischen Praxis und psychosomatischen Diagnostik von Patienten eines Kinderwunschzentrums finden sich Mutter-

3 U.a. die Beziehung zu einem integrierten Elternbild, das geliebt und gehasst werden darf, Anerkennung destruktiver Gefühlsanteile gegenüber Objekten, die Entwicklung trauriger Gefühle (Klein, 2000).

Tochter-, Vater-Tochter-Konflikte, traumatische Ereignisse in der frühen Kindheit und weiblichen Genealogie, wie z. B. Brustkrebs über zwei Generationen oder Unsicherheiten in der weiblichen Identität, wie im folgenden Fall beschrieben.

Falldarstellung

Die Patientin, die ich Wera nenne, rief mich aus einer psychosomatischen Klinik an, in der sie sich wegen depressiver Zustände in der Frühschwangerschaft befand. Am Telefon vernahm ich eine traurige, dunkle Stimme, die mich erschütterte. Erst als ich ihr einen Termin anbot, wurde ihre Stimme heller. Zum vereinbarten Termin erschien eine mittelgroße, burschikose 37-jährige Frau mit kurzen blonden Haaren in sportlicher Hose und Pullover. Sie klagte über ihre depressive Stimmung, ihren wiederkehrenden Zustand von Leere, ihr Ausgebranntsein, ihre Hörstürze, die begleitet waren von Atemnot und Herzrasen. Sie wurde aufgrund der Infertilität ihres Partners mithilfe einer ICSI und einer IVF im dritten Behandlungszyklus schwanger. Die Hormonstimulation drückte ihre Stimmung derart, dass sie zwischenzeitlich nicht mehr leben wollte. Neben ihrer heftigen Übelkeit entwickelte sie »verrückte Zustände«, in denen sie den Zwang verspürte, aus dem Fenster zu springen. Von diesem Gedanken konnte sie sich inzwischen distanzieren. Aufgrund ihrer Antriebslosigkeit konnte sie nicht mehr in ihrem akademischen Beruf arbeiten. »Wie soll ich eine Mutter werden? Ich kann das Baby doch nicht wegwerfen, wenn ich es bekomme. Ich bin doch schon in der 16. Schwangerschaftswoche.«

In Weras Lebensgeschichte findet sich eine ängstliche, überfürsorgliche Mutter und ein Vater, der häufig abwesend war und der von ihr weiterhin idealisiert wird. Wera hat eine drei Jahre jüngere Schwester, zu der sie eine schwierige Beziehung hatte. Erinnerungen an ihre Kindheit hat sie wenige, außer dass diese geprägt war von Ängsten, Albträumen und Traurigkeit. Sie erinnert sich deutlich daran, als ihre Großmutter mütterlicherseits an Brustkrebs starb, als sie fünf Jahre alt war. Bald darauf starb ihre Großmutter väterlicherseits an Brustkrebs. Als Wera acht Jahre alt war, erkrankte ihre Mutter an Brustkrebs. Diese Zeit war schrecklich für sie. Sie erinnert sich, dass ihre Mutter lange Zeit im Krankenhaus und in der Reha war und nach Monaten sehr geschwächt nach Hause kam. Die Abwesenheit der Mutter erlebte sie als Ewigkeit. Sie musste die Zeit gemeinsam mit ihrer Schwester bei einer Nachbarin verbringen, bis der Vater sie abends abholte. Sie stellte sich vor, dass die Mutter sterben würde, wie auch die Großmütter gestorben waren. Sie dachte, dass sie bald keine Mutter mehr haben würde und dass sie dann völlig verloren und verlassen wäre. Die erste Mensis erlebte Wera als Katastrophe, weil sie von da an die Sorge hatte, auch an Brustkrebs zu erkranken wie die Mutter und die Großmütter daran zu sterben. Mit 19 Jahren begann Wera, exzessiv Sport zu treiben. Sie verlor massiv an Gewicht und ihre Mensis blieb aus. Da Wera ihre weibliche Rolle nicht annehmen wollte, kamen ihr die Gewichtsabnahme und das Ausbleiben der Mensis sehr entgegen. Sie entwickelte die fixe Idee, keine Frau sein zu wollen. Das Bedürfnis, mit dem anderen Geschlecht in Beziehung zu treten, entwickelte sie nicht, sie hatte Angst davor. Eine psychotherapeutische Behandlung half ihr aus dieser Sackgasse. Tragischerweise starb ihre Therapeutin nach drei Jahren Behandlung an einem Hirntumor.

Danach hatte Wera einige Beziehungen zu jungen Männern, Sex spielte für sie dabei jedoch keine bedeutende Rolle. Sie entwickelte eine große Liebe zur Natur und ging viel in die Berge. In der Bewegung und im Einssein mit der Natur fand sie Ruhe und Frieden. Durch ihre Liebe zur Natur lernte sie ihren jetzigen Mann kennen, den sie sehr lieben würde. Nach mehrjähriger Beziehung entstand in ihnen beiden der Wunsch, ein gemeinsames Kind zu bekommen. Trotz intensiverer sexueller Begegnungen mit ihrem Mann, die sie vor dem Hintergrund, ein Kind zu wollen, erstmalig als lustvoll erlebte, wurde sie nicht schwanger. Es wurden Hormonstimulationen vorgenommen, eine Prozedur, die sie als emotional sehr aufreibend empfand, später folgten ICSI- und IVF-Behandlungen. Zwei Schwangerschaften gingen in der sechsten Woche ab. Die jetzige Schwangerschaft brachte sie »seelisch« an ihre Grenzen, sie entwickelte Zwangsgedanken, aus dem Fenster zu springen, und fürchtete, »verrückt zu sein«.

Psychodynamische Überlegungen

Auslöser für das Ausbrechen des chronischen Konflikts schien die Schwangerschaft zu sein, der Wera hochambivalent begegnete und in der sie sich und den Föten suizidieren wollte. In ihren Zwangsimpulsen fanden ihre abgewehrten negativen Gefühle als Kompromissbildung Ausdruck. Vermutlich wurde Wera als Säugling und Kleinkind kein ausreichend gutes »mothering« im Sinne Winnicotts (1974b, S. 109) zuteil. Bereits ihre Mutter litt unter Angstzuständen, sodass sie kein ausreichend sicheres inneres Objekt bilden, wenig Vertrauen in sich und ihre Umwelt und wenig Selbstwirksamkeit entwickeln konnte. Auf der Konfliktebene herrschte ein Separations- und Individuationskonflikt vor, eine Selbstwertproblematik sowie eine Fixierung auf oral-aggressiver Ebene. Die Patientin versuchte, diese Konflikte durch Angst,

Anpassung und Leistung zu kompensieren. Die autonome Entwicklung von Denken, Fühlen und Handeln und ein Experimentieren mit Scham und Schuld hatten nicht ausreichend stattgefunden, eine spiegelnde und affektregulierende Mutter stand nicht ausreichend zur Verfügung. Die Folge war ein strenges Über-Ich, um all die archaischen Affekte unter Kontrolle zu halten. Die frühe Identifizierung mit der Mutter, die zärtlich, liebevollen Strebungen zwischen der Mutter und der kleinen Wera – der homoerotische Entwicklungsprozess – waren vom Angstaffekt der Mutter beeinflusst, sodass Wera ein negatives mütterliches Introjekt in ihre weiblichen Körperrepräsentanzen integrieren musste, die frühe Weiblichkeit konnte nicht libidinös besetzt werden, aktives erotisches Erleben konnte nicht von sich selbst gedacht werden. Zu diesem Konfliktgeschehen kam in der weiblichen Genealogie das Trauma des Brustkrebses hinzu. Trauerarbeit über den Verlust der Großmütter wurde nicht geleistet, weswegen Weras seelisches Gleichgewicht gestört wurde. Zusätzlich war das Mädchen mit der Last einer »toten Mutter« im Sinne Greens (1993, S. 205), einer anwesenden, aber emotional abwesenden Mutter konfrontiert. Als Folge mussten traurige Gefühle abgespalten werden, die sie später gegen das Selbst und Körperselbst wendet. Eine Affektregulation war nur eingeschränkt möglich. Wera suchte zwar beim Vater Zuflucht und erhielt von ihm emotionale Zuwendung, dennoch konnte der Vater die frühen Defizite nicht ausgleichen, da er selbst mit der Trauer um den Tod seiner Mutter befasst war. Eine ödipale Bewältigung mit Zerstörung und versöhnender Verinnerlichung der elterlichen Liebesobjekte, die ein reiferes Über-Ich zur Folge haben, war nicht möglich, Eine Triangulierungsfähigkeit konnte nicht entwickelt werden. Das Trauma der Verluste und das konflikthafte Beziehungsgeschehen beeinträchtigen Wera in der Entwicklung ihrer emotionalen und ihrer weiblichen (Rollen-)Identität. In ihrer Latenz, in der es zu einer weniger libidinösen Besetzung der Elternfiguren und zu einer Hinwendung zu Gleichaltrigen hätte kommen sollen, war Wera mit dem Brustkrebs ihrer Mutter und ihrer Verlustangst konfrontiert. Sie musste wiederholt die Erfahrung machen, dass ihr weibliches Geschlecht vom Tod bedroht ist. Wera wird begleitet von der Angst, die Mutter zu verlieren und von der Mutter verlassen zu werden, und sie muss für die vier Jahre jüngere Schwester Mutterfigur sein. Eigene Trauer, Gefühle der Ohnmacht und Hilflosigkeit dürfen nicht gespürt und müssen abgespalten werden. In der Adoleszenz, in der hormonell bedingte körperliche Veränderungen integriert werden, in der frühe Leidenschaften und Objektbesetzungen erneut durchgespielt werden, in der die Auseinandersetzung mit der eigenen Geschlechtlichkeit ansteht und die Fähigkeit zu eigenständiger Trauerarbeit möglich wird, in der es zu einer Entidealisierung des eigenen Selbst kommt und Omnipotenzfantasien aufgegeben werden, fühlte sich Wera verlassen, mit ihren Ängsten vor ihrer Weiblichkeit alleingelassen. Sie fühlte sich emotional nicht in der Lage, sich intrapsychisch von ihrer präödipalen Mutter zu trennen, um sich als Frau zu individuieren. Die Mensis mit 15 Jahren erlebte sie als Katastrophe. Eine Frau zu sein, empfand sie als bedrohlich – im Phantasma als tödlich. Gleichzeitig wurde sie vom möglichen mütterlichen Verlust und von ödipalen Schuldgefühlen gequält – Trauma und Konflikt belasteten ihr Beziehungsgeschehen und ihr seelisches Gleichgewicht. In diesem inneren Dilemma – leben zu wollen und unbewusst keine Frau sein zu wollen – ergriff sie die »manische Lösung«. Statt über die »tote Mutter« zu trauern und Enttäuschungswut zu entwickeln, wehrte Wera ab, betrieb exzessiv Sport und nahm an Gewicht ab. Die Folge war eine psychobiologisch bedingte Hormonstörung, sodass die Mensis ausblieb und Wera in ihrem Unbewussten keine Frau sein musste, nicht sterben musste. Während ihrer tiefenpsychologischen Behandlung wurden ihr Ängste weniger, sie begann wieder zu essen, bekam wieder die Mensis und konnte sich auf eine Beziehung zum anderen Geschlecht einlassen. Unbewusst suchte und fand sie eine Therapeutin, die vor Behandlungsende am Hirntumor verstarb. Tragischerweise musste Wera erneut die Erfahrung machen, dass Frauen in ihrer Geschlechtlichkeit bedroht sind und daran sterben können. Zustände von Ohnmacht, Hilflosigkeit und Todesangst wurden reaktiviert. Wera konnte sich von ihrer Therapeutin nicht verabschieden und nicht über den Verlust trauern. Sie suchte Trost in der Natur, ein Symbol für die präödipale Mutter. Mit ihrem Mann teilt Wera die Sehnsucht danach, mit der Natur in Einklang zu sein, unbewusst waren beide auf der Suche nach der frühen, guten Mutter. Mit ihrem Mann konnte sie Sexualität erleben, allerdings ohne große Leidenschaft. Begehren konnte sie nur dann entwickeln, als sie sich ein Kind wünschte. Wera und ihr Mann entwickelten gemeinsam einen Kinderwunsch, unbewusst hatte Wera jedoch einen Mann gewählt, der nicht zeugungsfähig war. Unbewusst steht ihr Mann für die zerstörerischen Anteile ihrer Mutter. Wera kann unbewusst auf der sexuellen Ebene mit Lust und Leidenschaft nicht schwanger werden und delegiert dies an mächtige Figuren – an Ärzte und die medizinische Technik. Die Schwangerschaft bringt sie mit ihrer Ambivalenz hinsichtlich ihrer Weiblichkeit und mit ihrer unreifen Mütterlichkeit in Berührung, unbewusst bedeutet dies für sie, wie die Großmütter und die Mutter, Mutter zu werden und damit der Ohnmacht, Hilflosigkeit und der Begrenztheit des Todes ausgeliefert zu sein.

Psychoanalytischer Behandlungsverlauf

Erste bis 99. Stunde
Vereinbart wurde eine modifizierte psychoanalytische Behandlung mit zwei, später drei Wochenstunden im Sitzen, welche die Patientin regelmäßig wahrnahm. Im Folgenden werde ich auf die ersten 100 Behandlungsstunden (Therapiebeginn, Geburt des Kindes, Zeit nach der Geburt) eingehen.

Nachdem sich eine gute Arbeitsbeziehung entwickelt hatte und die Patientin regelmäßig und zuverlässig zu den Sitzungen erschienen war, stellte sich eine idealisierende Übertragungskonstellation ein, in der sie mich, die Therapeutin, positiv besetzte und als hilfreich erlebte. Ich war Container ihrer inneren Verzweiflungszustände, ihrer heftigen Enttäuschungswut. Sie klagte über ihre Übelkeit in den ersten Schwangerschaftswochen, über ihren Mann, der es »verbockt hatte« und dafür verantwortlich war, dass sie sich einer ICSI- und eine IVF-Behandlung unterziehen musste. Sie berichtete von der heftigen Kränkung, nicht auf »normalem Wege« schwanger geworden zu sein, und von der Wut und Hilflosigkeit, die sie erlebte, als sie die vielen hormonellen Behandlungen über sich ergehen lassen musste. In den ersten Behandlungswochen stand ihre hohe Ambivalenz, ja geradezu ihre Verleugnung der Schwangerschaft im Fokus. Wera sprach von Blähungen, von einem Stein in sich, und davon, dass sie kein Gespür für sich und ihrem Körper habe. In Begleitung ihrer Hunde begann sie, exzessiv im Wald Fahrrad zu fahren. Ich deutete, Wera wolle auf diesem Weg das Kind abtreiben, doch in diese Richtung gehende Anmerkungen lehnte sie ab. Sie wurde wütend auf mich, wiederholte, dass ich sie nicht verstünde, und warf ihr Handy in meinem Praxisraum umher. Ich versuchte, ihre Zustände von heftiger Wut, völliger Verzweiflung, Ohnmacht und Hilflosigkeit in Sprache zu fassen, was sich als schwierig erwies. Wera hatte immer Recht, was ich ihr zunächst meist zugestand, um die Beziehung aufrechtzuerhalten. Doch immer für sie und das Kind zu denken, zu fühlen und zu handeln, fiel mir schwer.

50. Stunde

Wera: »Aber zumindest nehmen Sie mich in meinen verrückten Zuständen an und halten sie aus.«

Therapeutin: »Es scheint Sie psychisch fast zu zerreißen. Deswegen müssen Sie sich in Ihrer Verzweiflung so verhalten, als gäbe es das Baby in Ihrem Bauch nicht, zum Beispiel exzessiv im Wald mit dem Fahrrad mit Ihren Hunden um die Wette rasen.«

Wera: »Ja, aber dann geht es mir besser. Da habe ich die Vorstellung von Bewegung und Kontrolle.«

Therapeutin: »Das scheinen Sie zu brauchen, um sich nicht so hilflos und ohnmächtig erleben zu müssen.«

Ich spürte Müdigkeit und Erschöpfung und entwickelte die Fantasie, um das Leben des Babys kämpfen zu müssen, damit es sein durfte, so, als hätte es Wera ihrem Kind nicht erlaubt, zu sein. Wera wusste anhand der Ultraschallbilder, dass das Kind ein Mädchen werden würde. Unbewusst fürchtete sie, dass sich der Brustkrebs ihrer Mutter und ihrer Großmütter fortsetzen könnte, dass sie die Bedrohung durch den Tod an ihr Kind weitergeben würde. Eine unbewusste Fantasie schien zu sein, das Baby verleugnen zu müssen, es nicht spüren und keine Beziehung zu ihm aufbauen zu dürfen, damit zumindest sie selbst überlebte. Ich fühlte mich unter Druck gesetzt, da die Schwangerschaft voranschritt. Ich erlebte mich ambivalent und wusste nicht, mit wem ich mich mehr identifizieren sollte – mit der Mutter oder dem Ungeborenen. Ich fühlte Verzweiflung, Ohnmacht und Hilflosigkeit und stellte mir vor, mit dem Baby zu sprechen, wenn Wera dies zuließe.

Wera: »Ja, vielleicht hilft es ja, wenn Sie mit ihm sprechen. Ich spüre nichts, fühle nichts, für mich gibt es nichts. Ich erlebe mich vom Unterleib bis zum Kopf als Stahltonne. Wo soll da ein Baby sein?«

Therapeutin: »Obwohl Sie nichts spüren und fühlen und sich wie eine Stahltonne erleben, wächst in Ihrem Körper ein kleines Mädchen heran, das gespürt und angenommen sein möchte, das gestreichelt, gehegt und von seiner Mutter im Arm gewiegt werden möchte. Sie sind nun in der 27. Schwangerschaftswoche und bald wird das kleine Mädchen auf die Welt kommen, Sie sehnsüchtig anschauen, von Ihnen im Arm gehalten werden und an Ihrer Brust trinken wollen. Glauben Sie, Sie können trotz allem eine kleine Vorstellung von der Existenz ihres Babys im Bauch entwickeln?«

Wera *(in sehr ärgerlicher Tonlage)*: »Nein, ich habe Ihnen doch gesagt, dass für mich da nichts ist. Ich spüre nichts. Es ist wie eine Blähung, wie ein schwerer Stein. Aber wenn sie über ein Baby reden wollen, dann reden sie halt. Vielleicht hilft ja, wenn ich dreimal komme, wie Sie wollen.«

Ich vereinbarte mit Wera eine dritte Stunde, deutete, dass sie mich brauchte, damit sie ihr Baby im Bauch spüren, wahrnehmen und erleben lernte. Ich ließ nicht davon ab, ihr über mehrere Stunden meine Fantasien über ihr Baby mitzuteilen, bis sie eine Vorstellung von ihrem Baby in ihrem Körper entwickeln konnte.

60. Stunde

Wera: »Aus dem unlebendigen Steingefühl ist jetzt etwas Lebendiges geworden, ein Menschlein mit Armen und Beinen – irgendwie eine Kopie von mir. Sie sprechen ja mit mir über das Baby, Sie sprechen zu ihm, vielleicht hilft mir das.«

Währenddessen bewegt sich das Baby in Weras Bauch und tritt an die Bauchdecke. Wera nimmt erstmalig Kindsbewegungen wahr.

Wera: »Jetzt hat es sich bewegt. Ich glaube es sind Kindsbewegungen.« *(Wera hält erstaunt einige Augenblicke inne.)* »Ich erlebe mich wie in einem Tagtraum, nicht real, wie in einer Parallelwelt.« *(Wera wirkt kurz abwesend, als würde sie dissoziieren.)* »Es ist fast wie ein Wunder, dass in mir ein Kind wächst – trotz der enormen Widerstände in mir hat sich die Natur durchgesetzt. Ich dachte, ich bin so ein komischer Mensch, in dem kein Kind wachsen kann.«

Kränkende Erinnerungen aus ihrer Adoleszenz tauchen in Wera auf, Zustände von heftiger Wut, Hilflosigkeit und Ohnmacht werden in ihr spürbar – Ausdruck ihres tiefen Verlassenseins. Nur mühsam gelingt es mir, diese Zustände zu containen.

Wera: »Die anderen Menschen waren durch mein impulsives Verhalten sehr irritiert. Ich wusste nicht, wie ich sein sollte, was richtig und was falsch war. Ich musste mich immer zurückziehen, um mich selbst zu regulieren, um nicht zu zerbrechen.«

Therapeutin: »Oh, das war vermutlich sehr schmerzlich für Sie, nicht zu wissen, wie und wer Sie sind, sich von heftigen Gefühlen überwältigt zu fühlen, sodass Ihnen als einzige Lösungsstrategie der emotionale Rückzug übrigblieb, damit Sie es mit sich aushalten konnten.«

Wera: »Ja, das war eine grausame Zeit. Ich wollte nicht so werden wie meine Mutter, die so an den Nachwirkungen ihres Brustkrebses und dem Tod ihrer Mutter an Brustkrebs litt. Ich wollte nicht wie meine Mutter eine Frau werden, oder gar wie die Großmütter, und an Brustkrebs sterben.«

70. Stunde

Wera *(berichtet erstmalig von einem Traum)*: »Ich habe ein Baby, das sehr zierlich und zerbrechlich ist. Es ist mehr wie das Baby von anderen Menschen, ein robustes Baby wäre mir lieber gewesen, so klein, das passt nicht zu mir

> und meinem Mann. Es ist sehr schutzbedürftig von der Seele, eher brav und still, ein sehr hilfsbedürftiges Baby – mehr als normale Babys.« *(Wera fügt hinzu:)* »Dadurch, dass mein Bauch so klein ist, komme ich mir mickrig vor.«

Einerseits beruhigt mich der Inhalt des Traums, auch wenn ich erahne, dass sie auf der Subjektstufe von sich als Baby spricht, darüber, dass sie sich schutzbedürftig und hilflos fühlt. Ich entscheide mich für eine Objektstufendeutung: Inzwischen kann Wera ein Baby in sich »denken«, in sich eine Vorstellung vom Baby kreieren. Nach Bion (2001) ist träumen eine unerlässliche Voraussetzung für das Denken, weil es die Symbolisierungsfunktion auf der archaischen Ebene bildet. Träumen ist ein schöpferischer Prozess, indem das Unbewusste einen sinnlich wahrnehmbaren Ausdruck bekommt. Schöpfung heißt, dem Ungestalteten eine Form und eine psychische Bedeutung geben.

> Therapeutin: »Inzwischen träumen Sie von Ihrem Baby, das in Ihrem Bauch wächst. In der letzten Stunde haben Sie auch Kindsbewegungen gespürt. Im Traum ist das Baby schutz- und hilfsbedürftig. Das Baby braucht Sie als Mutter, Ihre Pflege, Ihre Fürsorge, Ihre Liebe. Andererseits spüre ich durchaus Ihre Sorge über Ihren kleinen Bauch, der Ihnen mickrig erscheint, und ich nehme darin auch Ihre Sorge darüber wahr, ob Sie das Baby genügend ernähren können, sodass es wachsen und gedeihen kann.«
>
> Wera: »Die Frauenärztin ist in Sorge, da das Baby nicht mehr gewachsen und die Plazenta nicht gut durchblutet ist. Es ist kleiner, als es in der 32. Schwangerschaftswoche sein sollte. Als ich mit den Hunden im Wald war, wollte ich joggen, habe es aber dann gelassen, weil ich dachte, das geht doch nicht, ich bin doch schwanger. Das kann ich doch nicht machen.«

Als Wera sich am Ende der Stunde von mir verabschiedete, lächelte sie leise. Sie blickte mich zum ersten Mal entspannt an. Ich spürte Freude in ihr aufkommen. Das gab mir die Hoffnung, dass sie mehr Zugang zu ihrem Erleben, vielleicht auch zu ihrem Baby finden würde, es annehmen und in ihrem Bauch wachsen lassen konnte.

Nach der 70. Stunde ging Wera wegen Schmerzen an der Schamlippe in die Klinik. Sie vermutete eine Varize. Da in der Klinik dahingehend nichts gefunden wurde und sie von ihrer Plazentainsuffizienz berichtete, wurde ein Cardiotokogramm[4] durchgeführt. Da die kindlichen Herztöne Lebensgefahr vermuten ließen, wurde ein Notkaiserschnitt durchgeführt.

4 Cardiotokogramm (CTG): Verfahren, mit dessen Hilfe die Herzfrequenz des ungeborenen Kindes und die Wehentätigkeit der Mutter gemessen und aufgezeichnet werden kann.

Lara wurde geboren, eine dystrophe Frühgeburt in der 32. Schwangerschaftswoche mit einem Gewicht von 1.530 g und einer Länge von 41 cm Länge. Sie musste intubiert und beatmet werden, lag im Inkubator und wurde per Sonde mit Muttermilch ernährt. Wera wurde nach fünf Tagen aus der Klinik entlassen, während Lara bis zu ihrer zehnten Lebenswoche in der Klinik auf der neonatologischen Intensivstation verbleiben musste. Mutter und Vater besuchten Lara gemeinsam oder im Wechsel und führten unter Anleitung der Kinderkrankenschwester Känguruing[5] durch.

72. bis 100. Stunde
Bereits fünf Tage nach dem Kaiserschnitt kam Wera wieder in die Therapiestunde. Sie berichtete mir von der Geburt und den aktuellen Ereignissen.

Wera: »Lara liegt zwar auf meinem Bauch, aber im Grunde habe ich nichts mit ihr zu tun. Das ist schon merkwürdig. Ich sehe sie, rieche sie, berühre sie, spreche liebevoll mit ihr und dennoch ist sie mir fremd. Andererseits bin ich froh, dass das Baby so früh kam und nicht gestorben ist.«

Therapeutin: »Sie haben unbewusst die Intuition entwickelt, dass das Baby in Gefahr ist, und haben Ihre Tochter, indem Sie nach unserer Stunde in die Klinik gegangen sind, gerettet.«

Wera weinte erstmalig auf berührende Weise. Auch ich war gerührt und teilte ihr meine Bewegtheit mit. In diesem Augenblick konnte Wera Nähe zulassen, während sie diese ansonsten heftig abwehrte, da Nähe für Wera unbewusst mit der Nähe zu ihren Großmüttern und ihrer erkrankten Mutter einherging.

---

5 Känguruhen/Känguruing: Das nackte Frühgeborene wird auf den nackten Oberkörper der Mutter oder des Vaters gelegt. Die Körpertemperatur der Eltern wärmt das Kind. Sie werden »zum lebenden Brutkasten«. Um die Wärme zu halten, wird das Kind zugedeckt. Je nach Ausstattung der Frühchenstation sitzen die Eltern oder sie liegen in einem bequemen Liegestuhl. Während des engen Haut-zu-Haut-Kontakts werden verschiedene Sinne des Frühgeborenen stimuliert und gefördert: der Hörsinn durch die Stimmen der Eltern, der Gleichgewichtssinn durch die Bewegungen der Eltern, der Tastsinn durch den großflächigen Hautkontakt und der Geruchssinn durch den Körpergeruch der Eltern. Zusätzlich wirken der Herzschlag der Mutter oder des Vaters beruhigend auf das Kind und es hat so die Möglichkeit, sich von dem Stress durch die medizinische Versorgung und die Umgebung auf der Frühgeborenenstation, auf der es vielen Reizen ausgesetzt ist, zu erholen.

Therapeutin: »Dass Sie Lara gerettet haben, dass es sie gibt, sie nun lebt und es ihr soweit gutgeht, dass dieses kleine Wesen in Ihrem Körper herangewachsen ist, das berührt Sie sehr. Lara wird mit weiterer medizinischer Hilfe gut ins Leben gehen. Sie werden Ihr eine gute Mutter werden.«

Wera sah mich erstaunt und zugleich erleichtert an, Freude machte sich bemerkbar. Dank ihrer Intuition hatte sie ihre Tochter gerettet, sie musste sich nicht mehr so sehr schuldig fühlen. Gleichzeitig stellte ich die Vermutung an, dass Wera ihr Kind durch die Frühgeburt nicht mehr länger austragen musste und es somit auf Distanz halten konnte. Wera wusste ihr Baby in der Klinik in guter medizinischer Betreuung, sie nahm an, dass ihr Kind dort sicherer war als in ihrem Bauch, und agierte ihre bis dahin hohe Ambivalenz auf diesem Wege aus. Wera berichtete, dass sie das Baby stillen und gut versorgen möchte, wenn es nach Hause komme. Sie wolle ihm, wie sie sagte, eine Mutter werden. In den Therapiestunden behandelten wir ihre Angst vor Nähe zu ihrem Baby, ihre von Ohnmacht, Hilflosigkeit und Todesangst geprägten Mutterbilder. In ihren unbewussten Vorstellungen müssen Frauen und v. a. Mütter an Brustkrebs sterben. Ihre Todesängste wurden reaktiviert, als ich in einer Stunde einen dunklen Hosenanzug trug.

Wera: »Schwarz ist die Farbe des Todes. Als meine Mutter 38 Jahre alt war, wurde bei ihr die Krebsdiagnose gestellt. Ich dachte, jetzt wird sie sterben, wie auch die Großmütter gestorben sind. Ich bin letzte Woche 38 Jahre alt geworden, so alt wie meine Mutter damals. Außerdem bin ich auch Mutter geworden. Ich habe schreckliche Angst, dass ich auch Brustkrebs bekommen werde, weil ich nun Mutter bin.«

Therapeutin: »Muttersein bedeutet für Sie, krank zu werden und sterben zu müssen. Deswegen fällt Ihnen das Muttersein so schwer, erleben Sie Lara, wenn sie auf Ihrem Bauch liegt, als fremd. Es kommt Ihnen vor, als läge die »tödliche Bedrohung« auf Ihnen. Währenddessen schmiegt sich Ihre kleine Tochter an Ihren Körper, berühren Sie sie zärtlich und sprechen in liebevollem »motherese«[6] mit ihr. Lara fühlt sich wohl bei ihrer Mama, sie trinkt ihre Milch und gedeiht. Inzwischen kann sie bereits alleine atmen und ohne Magensonde aus dem Fläschchen trinken.«

Wera *(ihr Gesicht hellt sich auf)*: »Heute freue ich mich ein bisschen auf mein Baby.«

6 Motherese, Babytalk, Ammensprache: Sprache zwischen Mutter, Vater und Baby, gekennzeichnet durch eine hohe Prosodie, einfache, kurze Sätze und eine freundlich zugewandte Mimik.

Therapeutin *(teilt die Freude mit der Patientin)*: »Auch ich freue mich für Sie und Lara.«

In den folgenden Wochen gelang es Wera, mit meiner und der Hilfe der Kinderkrankenschwestern pflegerische Handlungen zu erlernen und eine Beziehung zu ihrem Kind aufzubauen. Sie empfand inzwischen Freude darüber, es täglich besuchen zu können. Vormittags wurde Lara vom Vater versorgt, der ihr, während sie bei ihm auf dem Bauch lag, mit sonorer Stimme Lieder vorsang. Nachmittags lag Lara auf dem Bauch ihrer Mutter, wurde liebevoll von ihr berührt und bekam Hundegeschichten erzählt.

Dreimal pro Woche kam Wera zu mir in Behandlung, wo wir ihr negatives mütterliches Introjekt bearbeiteten, sodass sie langsam zu ihrer mütterlichen Identität finden konnte. Wera entwickelte die Fantasie, gemeinsam mit ihrem Mann ihr Elternsein zu meistern. Ihr weibliches, mütterliches Trauma (die Bedrohung durch Brustkrebs) konnte sie im weiteren analytischen Prozess in ein positiveres Narrativ transformieren. Eine Mammografie und ein Brustkrebsgentest fielen negativ aus, sodass sich Wera im Außen und Innen von der fixen Idee verabschieden konnte, dass Frauen Brustkrebs bekämen und Mütter daran sterben müssten.

Inzwischen hatte sich das »Muttersein auf Distanz« eingespielt. Wera freute sich auf ihre Besuche bei ihrem Kind, sie erzählte der Therapeutin davon, wie sie langsam einen emotionalen Zugang zu Lara bekäme, wie sie beginne, sie zu lieben. Das Holding in der Klinik diente Wera als mütterliches Übungsfeld, die Krankenschwester als reales mütterliches Imitationsobjekt. Ihren Mann erlebte Wera als hilfreichen Dritten, der seiner Tochter ein liebevoller Vater war.

90. Stunde

Als das Baby aus der Klinik entlassen wurde, entwickelte Wera Katastrophenängste. Sie hatte Sorge, das Kind könne sterben, sie könne es verlieren – wo sie doch gerade erst beginne, eine Beziehung zu ihm aufzubauen. Es ohne Überwachungsmonitor auszuhalten, fiel Wera schwer. Das frühgeborene Mädchen löste Hilflosigkeit und Ohnmacht in ihr aus.

Wera: »Menschen sind schlecht, und weil sie denken können, sind sie schuldig, Tiere können nicht denken, deswegen sind sie unschuldig. Bei Lara habe ich auch Angst, dass sie größer wird, sie sich mit mir streiten wird, dass ich sie dann nicht mehr mag, sie hassen muss. Sie würde dann zu den Menschen zählen. Wenn sie zu den Menschen zählt, entwickelt sie ihr eigenes Denken und Fühlen und handelt eigenständig. Das erlebe ich als bedrohlich.«

Ich spürte einerseits Weras Bedürfnis nach einer Symbiose mit Lara, andererseits ihre Angst vor Laras späterer Autonomie. Vermutlich projizierte Wera ihr eigenes Ungetrenntsein von ihrer Mutter auf ihre Tochter. Trennung hatte in Weras Phantasma keinen Platz, Trennung bedeutete für sie Verlassenheit und Tod. Würde Lara mit ihr streiten und sich von ihr loslösen, müsste sie sie hassen und das dürfe sie doch nicht. Wera konnte Liebe und Hass nicht in einem Objekt vereinen, die destruktiven Anteile gegenüber Lara musste sie abspalten und traurige Gefühle vermeiden.

92. Stunde

Wera: »Lara hat sich an das Zuhause und vor allem an die Hunde gewöhnt. Beim Vater fühlt sich das Baby wohl. Es beruhigt mich, dass mein Mann das Baby so liebevoll versorgt. Ich muss mit den Hunden in den Wald gehen. Ich brauche Bewegung. Ich kann mich nicht den ganzen Tag um das Baby kümmern. Gleichzeitig habe ich ein schlechtes Gewissen, weil ich nicht die Mutterrolle übernehme, mich mehr wie ein Vater fühle und weggehe. Ich bin eigentlich nur wie eine Tankstelle. Tobias, mein Mann, kauft den Sprit bei mir, das Baby ist das Auto, die Milchflaschen sind wie Reservekanister. Mein Baby ist wie eine Maschine.«

Wera berichtete davon, dass ihre Großväter im Krieg gefallen sind. Beide wurden, so wurde ihr erzählt, in den Familien nicht wertgeschätzt. Auch ihr Vater war ein verstoßenes Kind, das bei seinen Großeltern aufwuchs. Dort litt er unter Einschüchterung und Gewalt. Irgendetwas davon, so Wera, trage sie in sich.

Therapeutin *(erschöpft und erschrocken über das Bild, das Baby sei wie eine Maschine)*: »Einerseits wäre es im Augenblick zu schmerzhaft für Sie, wenn Sie sich von den geschilderten Männerbildern trennen würden. Andererseits leiden Sie an einem schlechten Gewissen, wenn Sie Lara verlassen ein großes Spannungsfeld breitet sich in Ihnen aus, das Ihre innere Unruhe bewirkt, unter der Sie so sehr leiden müssen.«

Wera *(in ärgerlicher Tonlage)*: »Vielleicht ist das so. Im Augenblick bin ich froh, dass mein Mann Lara gut versorgt und ich nur die Tankstelle sein muss.«

Wera fühlte sich in ihrer Mutterrolle noch nicht sicher. Ihre unsichere weibliche Rollenidentität kam zum Tragen. Sie hatte sich als Mädchen mit dem Vater als Retter identifiziert, um nicht von dem Tod ihrer Großmütter und der Erkrankung ihrer Mutter an Brustkrebs bedroht zu werden – eine Lösungsstrategie, die ihr in der Schwangerschaft und nach der Geburt ihrer Tochter erhebliche Konflikte einbrachte.

Wera bearbeitete ihre Beziehung zu ihrem Vater. Sie erkannte das Leiden, das ihr Vater als Kind durchleben musste. Sie verstand, wie sehr er Opfer von psychischer und physischer Gewalt war, und sie nahm wahr, wie sehr sie selbst diese väterlichen Anteile verinnerlicht hatte. Die verzerrten inneren Mutter- und Vaterbilder beeinflussten Weras Muttersein.

97. Stunde

In der 97. Stunde war Weras »negative innere Mutter« in der Übertragung erkennbar. Als Wera die Praxis betrat, gab sie mir die Hand »halb«: zwar drückte sie meine Hand fest, jedoch blickte sie dabei an mir vorbei. Bei der Verabschiedung reichte sie mir die Hand nicht und blickte ebenfalls an mir vorbei. Vermutlich inszenierte Wera damit die innerlich abwesende Mutter, die an ihr vorbeigesehen und ihre Tochter aufgrund ihres eigenen »emotionalen Totseins« nicht wahrgenommen hatte.

98. Stunde

In der 98. Stunde fand eine Rahmenänderung statt: Wera brachte ihre Tochter mit, was sie mir stolz angekündigt und wofür sie mich im Vorfeld um Einverständnis gebeten hatte. Lara, ein zartes Mädchen, war inzwischen drei Monate alt. Sie schlief tief in ihrer Babyschale, welche die Mutter stolz zwischen unsere Sessel stellte. Als Lara aufwachte, sprach Wera in liebevollem »motherese« mit ihr. Lara wandte sich ihrer Mutter zu. Die Mutter lächelte und das Baby erwiderte das Lächeln zögerlich. Wera und Lara konnten den Kontakt halten. Dann begann Lara zu quengeln und Wera nahm sie nach einiger Zeit auf den Arm.

Mir fiel auf, dass Lara den Kopf von ihrer Mutter abwandte. Dies bemerkte auch Wera, die sich darüber irritiert zeigte und diese Verwunderung auch benannte. Ein intensiver Reiz durch die Mutter – ein wiederholtes liebevoll-beharrliches »Lara, Laara, Laara, ach Laralein« in hoher Tonlage – war erforderlich, bis das Baby der Mutter seinen Kopf zuwandte. Es verweilte kurz in dieser Haltung, sodass sich die Blicke von Mutter und Tochter begegneten, um den Kopf dann wieder abzuwenden. Es ließ sich das gleiche Phänomen der Blickvermeidung beobachten wie zwischen Wera und ihrer Mutter, vermutlich handelte sich dabei um eine unbewusste Reinszenierung. In meiner Gegenübertragung war ich abwechselnd bei Lara und ihrer Mutter. Ich empfand traurige Gefühle und wandte mich schließlich der Mutter zu.

Therapeutin: »Anscheinend gibt es zwischen Ihnen beiden Augenblicke von Übereinstimmung und Gleichklang, jedoch auch Augenblicke, in denen Lara und Sie sich nicht begegnen können. Das ist vielleicht für beide schmerzlich.«

Wera: »Ja, irgendwie schon.«

Therapeutin *(wendet sich dem Baby zu und sagt in hoher Tonlage)*: »Und dann musst Du auch dein Köpfchen wegdrehen, wenn es zu schmerzlich für Dich ist.«

Wera reichte dem Baby zärtlich den Schnuller, den es gerne annahm und kräftig daran saugte. Wera schaukelte Lara auf dem Arm und betrachtete sie zärtlich, was Lara, am Schnuller saugend, zulassen konnte. Lara schien sich zu beruhigen und döste ein. Nach einer Weile legte Wera das Baby in die Babyschale. Mutter und Therapeutin betrachteten gemeinsam das Baby und bestaunten, wie gut es inzwischen gediehen war. Dann änderte sich Weras Mimik, sie blickte mich verärgert an.

Wera: »Ich bin ärgerlich und wütend. Ich möchte zu Hause stillen, die Hebamme ist mir behilflich, aber es klappt nicht. Lara nimmt nach der Magensonde und der Flaschennahrung die Brust nicht an und schreit viel. Das Schreien kann ich kaum aushalten. Ich möchte doch stillen, ich möchte doch eine gute Mutter werden, und Sie wollen doch auch, dass ich stille. Deswegen habe ich auch eine Wut auf Sie.«

Therapeutin: »Ich verstehe Ihre Wut, auch, dass Sie auf mich wütend sind, wo Sie sich doch erhoffen, dass ich Ihnen dabei helfe, eine gute Mutter zu sein. Und wenn es dann nicht klappt, fühlen Sie sich auch von mir im Stich gelassen.«

Wera: »Ja, irgendwie schon.«

In einem schmerzlichen und von viel Enttäuschungswut begleiteten Prozess konnte Wera annehmen, dass Lara nicht von ihrer Brust trinken konnte. Sie erfuhr, dass sie ihre Tochter dennoch lieben und eine gute Mutter sein konnte. Lara gedeiht und entwickelt sich gut.

Reflexion

Abgesehen davon, dass Lara als Frühgeburt zunächst durch Sonde und Fläschchen ernährt werden musste, was das Stillen erschwert, hatte ich die Fantasie, dass Lara an Weras Brust das Trauma der »toten, abwesenden Mutter« inszenierte, dass sie das Trauma des bedrohlichen Todes, das sich transgenerational transmittierte, auf der körperlichen Beziehungsebene repräsentierte. Die Bedrohung durch die »böse Brust«, die Lara durch die körperliche Anspannung ihrer Mutter und in der Feinregulierung zwischen sich und dieser wahrnahm, schien sie körperlich abwehren zu müssen. Sie musste sich wegdrehen, um sich vor der traumatisch bedingten körperlichen Erregung der Mutter zu schützen – der Anfang einer traumatisch verzerrten Intersubjektivität (Schechter, 2017) zwischen Mutter und Kind.

In einem weiteren mühsamen und schmerzlichen Trauerprozess gelang es Wera, sich im negativen Übertragungsgeschehen innerlich von ihrer »toten, inneren Mutter« (Green, 1993, S. 205) zu trennen. Die »dunklen Wolken«, die sie lange begleitet hatten, lösten sich langsam auf. Wera kann eine gute Mutter sein.

Abschließende Betrachtungen

Reproduktionsmedizin bietet nicht nur die Chance, ein Kind zu bekommen, sondern sie eröffnet auch einen Raum für körperliche Risiken und seelische Leiden, narzisstische Omnipotenzfantasien und genetische Manipulationen. Eine Schwangerschaft über IVF schließt die Urszene aus, die zu unserer inneren menschlich-symbolischen Ordnung gehört. Die Urszene wird in das Außen, an die Medizintechnik verlagert und entbehrt somit jeder Leidenschaft, jedem Begehren und jeder Intimität. An die Stelle von Vereinigung tritt das Trennende. Je mehr das Kind gewünscht und gebraucht wird, desto mehr Leiden wird auf sich genommen. Das Kind erfüllt die Funktion von Ganzheit im Gegensatz zur Unvollkommenheit der Eltern. Die Scham darüber, ein Kind mithilfe der Reproduktionsmedizin und nicht durch eigene Potenz zu zeugen, nimmt zu. Daraus sich entwickelnde Schuldgefühle werden auf das Kind übertragen. Kommt es zur Schwangerschaft, kann es zu einer Idealisierung des IVF-/ICSI-Kindes kommen.

Folgt man Bindt (2001), Bindt, Berger und Ohlsen (1997), Strauß (1991) und Stauber (1994), ist eine psychotherapeutische Begleitung notwendig, um die Projektionen der Frau zu relativieren, sodass sie ihre Schwangerschaft annehmen, sich Hass in Liebe transformieren, die negative innere Mutter schmerzlich verarbeitet werden und letztlich zu einer reifen Mütterlichkeit gefunden werden kann.

Im beschriebenen Fall gelang es mir als Therapeutin, im modifizierten psychoanalytischen Prozess mittels Gegenübertragungserleben die nicht regulierten Affekte der Patientin zu containen, die traumatische Vergangenheit und Gegenwart der Patientin körperlich und seelisch zu halten, sodass der mörderische Hass in Liebe transformiert werden konnte. Das lang ersehnte Kind konnte im Uterus der Mutter gedeihen und musste nicht mehr unbewusst abgetrieben werden. Ich fungierte als Übergangsobjekt zwischen Mutter und Fötus und eröffnete der Mutter – im gemeinsamen Dialog über das Baby – emotionale Entwicklungsräume, sodass eine emotionale Beziehung zwischen Mutter und Kind angebahnt werden konnte.

Im weiteren Prozessgeschehen wurden der Patientin, nach einem Moment der Begegnung, einem »Gegenwartsmoment« (Stern, 2005, S. 42) zwischen Therapeutin und Patientin, unbewusste Möglichkeitsräume eröffnet, ihr Baby zu retten. Die Patientin ging nach der therapeutischen Sitzung in die Klinik, in der mittels CTG kindliche Herztöne festgestellt wurden, die auf Lebensgefahr hindeuteten, weshalb ein Notkaiserschnitt eingeleitet wurde. Eine anschließende entsprechende Deutung des Geschehens löste die traumatisch bedingte emotionale Starre der Patientin, sodass sich die Freude über ihr Baby einen Weg bahnen und sie Liebe zu ihm entwickeln konnte. Die Patientin bekam Zugang zu ihrer Mütterlichkeit. Transgenerational transmittierte traumatische Projektionen, die in der Patientin wirksam waren und ihr subjektives Erleben, ihre Wahrnehmung und ihre Intersubjektivität beeinflussten, konnten in der psychoanalytischen Beziehung zurückgenommen werden.

Literatur

Auhagen-Stephanos, U. (2007): *Wenn die Seele nein sagt. Unfruchtbarkeit – Deutung, Hoffnung, Hilfe*. München: Goldmann.

Berger, M.; Bindt, C. & Ohlsen, K. (1997): *Elternschaft und Kindesentwicklung nach durch IVF erfülltem Kinderwunsch*. Abschlußbericht für das Bundesministerium für Bildung, Forschung, Wissenschaft und Technologie, Bonn.

Bindt, C. (2001): *Elternschaft und Kindesentwicklung nach In-Vitro-Fertilisation unter besonderer Berücksichtigung der Mehrlingsproblematik. Ergebnisse einer prospektiven Untersuchung*. Dissertation. Universität Hamburg. URL: https://d-nb.info/971046778/34 [Stand: 8. Mai 2018].

Bindt, C. (2007): Ungetrübtes Familienglück oder neue Risikokonstellation? Elternschaft und Kindesentwicklung nach reproduktionsmedizinischer Behandlung. In: Brisch, K. H. & Hellbrügge, T. (Hrsg.): *Die Anfänge der Eltern-Kind-Bindung. Schwangerschaft, Geburt und Psychotherapie*. Stuttgart: Klett-Cotta, S. 51–82.

Bion, W. R. (2001): *Lernen durch Erfahrung*. Frankfurt a. M.: Suhrkamp.

Besch-Cornelius, J. (1997): *Psychoanalyse und Mutterschaft. Gedanken zum Problem der Analytikerin-Mutter und der Mutter als Analytikerin*. Göttingen: Verlag für medizinische Psychologie.

Bundesärztekammer (1998/2006): Richtlinie zur Durchführung der assistierten Reproduktion. *Deutsches Ärzteblatt*, 103 (20), S. 1392–1403. (19. Mai 2006).

Deutsches IVF-Register (D. I. R.) (2017): Jahrbuch 2016. Modifizierter Nachdruck aus: *Journal für Reproduktionsmedizin und Endokrinologie/Journal of Reproductive Medicine and Endocrinology*, 14(6). URL: http://www.deutsches-ivf-register.de/perch/resources/downloads/dirjahrbuch2016d-1.pdf [Stand: 8. Mai 2018].

Diebel, F H.: (2008): Erstes Retortenbaby der Welt wird 30. *Welt*, 25. Juli 2008. URL: https://www.welt.de/vermischtes/article2244896/Erstes-Retortenbaby-der-Welt-wird-30.html [Stand: 6. Mai 2018].

Freud. S. (1914): Zur Einführung des Narzissmus. In: Freud, A. et al. (Hrsg.): *Sigmund Freud. Gesammelte Werke. Chronologisch geordnet. Zehnter Band. Werke aus den Jahren 1913–1917*. London: Imago, S. 158–159. URL: http://www.psychotherapie-graz.info/freud-psychoanalyse-graz/Freud_GW_X.pdf [Stand: 6. Mai 2018].

Freud, S. (1924): Der Untergang des Ödipuskomplexes. In: Freud, A. et al. (Hrsg.): *Sigmund Freud. Gesammelte Werke. Chronologisch geordnet. Dreizehnter Band*. Frankfurt a. M.: Fischer, S. 395–402. URL: http://www.psychotherapie-graz.info/freud-psychoanalyse-graz/Freud_GW_XIII.pdf [Stand: 6. Mai 2018].

Green, A. (1993): Die tote Mutter. *Psyche – Z Psychoanal*, 47 (3), 205–240.

Halberstadt-Freud, C. (2000): *Elektra versus Ödipus. Das Drama der Mutter-Tochter-Beziehung*. Stuttgart: Klett-Cotta.

Kast, V. (2012): *Die Blume des Glücks und andere Märchen von Autonomie und Selbstbestimmung*. Düsseldorf: Patmos.

Kestenberg, J. (1956): On the development of maternal feelings in early childhood. *The Psychoanalytic Study of the Child*, 11 (1), 257–291.

Klein, M. (2000): *Das Seelenleben des Kleinkindes und andere Beiträge zur Psychoanalyse*. Stuttgart: Klett-Cotta.

Langer, M. (1988): *Mutterschaft und Sexus. Körper und Psyche der Frau*. Freiburg i. Br.: Kore.

Mühlmann, S. (2014): Die Welt sorgt sich um ein Baby mit Down-Syndrom. *Hamburger Abendblatt*, 5. August 2014. URL: https://www.abendblatt.de/vermischtes/article130882495/Die-Welt-sorgt-sich-um-ein-Baby-mit-Down-Syndrom.html [Stand: 9. Mai 2018].

Ornstein, A. & Ornstein, P. (1994): Elternschaft als Funktion des Erwachsenen-Selbst. Eine psychoanalytische Betrachtung der Entwicklung. *Kinderanalyse*, 3 (2), 351–376.

Pines, D. (1997): Der weibliche Körper. Eine psychoanalytische Perspektive. Stuttgart: Klett-Cotta.

Schechter, D. (2017): Überlegungen zur traumatisch verzerrten Intersubjektivität. In: Bründl, P. & Pedrina, F. (Hrsg.): *Abklärung – Diagnose– Fallbeschreibung. Forschung und Behandlungsplan. Jahrbuch der Kinder- und Jugendlichen-Psychoanalyse, Bd. 6.* Frankfurt a. M.: Brandes & Apsel, S. 48–71.

Statistisches Bundesamt (2007): *Jahrbuch des statistischen Bundesamtes.* Wiesbaden.

Statistisches Bundesamt (2016): *Geburten.* Wiesbaden. URL: https://www.destatis.de/DE/ZahlenFakten/GesellschaftStaat/Bevoelkerung/Geburten/Geburten.html [Stand 9. Juli 2018].

Stauber, M. (1986): Die Bedeutung der Sexualität in der Beziehung steriler Paare. *Gynäkologe*, 19, 19–22.

Stauber, M. (1994): Psychologie der ungewollten Kinderlosigkeit. *Der Frauenarzt*, 35 (10), 1177–1186.

Steptoe, P. C. & Edwards, R. G. (1978): Birth after reimplantation of a human embryo. *The Lancet*, 312 (8085), 366. DOI: 10.1016/S0140-6736(78)92957-4.

Stern, D. N. (1998): *Die Mutterschaftskonstellation. Eine vergleichende Darstellung verschiedener Formen der Mutter-Kind-Psychotherapie.* Stuttgart: Klett-Cotta.

Stern, D. N. (2005): *Der Gegenwartsmoment: Veränderungsprozesse in Psychoanalyse, Psychotherapie und Alltag.* Frankfurt a. M.: Brandes & Apsel. 5. Aufl. 2018.

Strauß, B. (1991): Psychosomatik der Sterilität und der Sterilitätsbehandlung. Stuttgart: Thieme.

Tanbo, T. et al. (1995): Obstetric outcome in singleton pregnancies after assisted reproduction. *Obstetrics and Gynaecology*, 86 (2), 188–192. DOI: 10.1016/0029-7844(95)00159-O.

Winnicott, D. W. (1960): Primäre Mütterlichkeit. *Psyche – Z Psychoanal*, 14 (7), 393–399.

Winnicott, D. W. (1974a): Die Theorie von der Beziehung zwischen Mutter und Kind. In: Ders. (1974): *Reifungsprozesse und fördernde Umwelt.* München: Kindler.

Winnicott, D. W. (1974b): Von der Abhängigkeit zur Unabhängigkeit – Absolute Abhängigkeit.In: Ders. (1974): *Reifungsprozesse und fördernde Umwelt.* München: Kindler.

Winnicott, D. W. (1995): *Vom Spiel zur Kreativität.* Stuttgart: Klett-Cotta.

Winnicott, D. W. (2002): Reifungsprozesse und fördernde Umwelt. Studien zur Theorie der emotionalen Entwicklung. Gießen: Psychosozial.

Winnicott, D. W. (2008): Von der Kinderheilkunde zur Psychoanalyse. Gießen: Psychosozial.

Zeller-Steinbrich, G. (2006). Wenn Paare ohne Kinder bleiben. Kinderwunsch zwischen Reproduktionsmedizin und psychosozialem Verständnis. Frankfurt a. M.: Brandes & Apsel.

Fernanda Pedrina
(Zürich)

Kommunikative Musikalität in der Eltern-Säugling-Psychotherapie

Eine grundsätzliche Eigenschaft der Eltern-Baby-Psychotherapie, die diese am auffälligsten von der therapeutischen Arbeit mit Erwachsenen abhebt, ist die Flexibilität der psychischen Situationen, die im Beziehungsnetz von Kind, Eltern und Therapeut zur Darstellung kommen und sich leicht verwandeln. In der verwandelten Lage zeigt sich manchmal ein weiterer Aspekt des Problems, das die Familie zur Konsultation bewogen hat; und im Laufe der gleichen Sitzung und im Kontext neuer Transaktionen kann sich eine weitere Veränderung ergeben. Der therapeutische Prozess erhält so ein Tempo, das dem Therapeuten kaum Zeit lässt, um die Entwicklung zu reflektieren und mögliche Interventionen abzuwägen.

Eine zweite Eigenschaft, die zum Gefühl beiträgt, dass alles schnell abläuft, hängt mit der Tatsache zusammen, dass der Therapeut in diesem Setting der Wahrnehmung eines regen Austausches von Gesten, Blicken, Tönen, mimischen Ausdrücken ausgesetzt ist, die den Besonderheiten des Dialogs zwischen Erwachsenen und Säuglingen entsprechen. Zuweilen nimmt er selber daran teil. Es ist die Ebene der Interaktion, die in den Behandlungen in der frühen Kindheit eine zentrale Rolle spielt. Die Erfassung von Stimmungen und Gefühlen geschieht auf eine unmittelbare Weise und drängt den Therapeuten gewissermaßen zu einer Reaktion, vielmehr als es im vergleichsweise kontrollierten, weitgehend auf der verbalen Ebene ablaufenden Austausch mit Erwachsenen der Fall ist.

In den klinischen Berichten der Pioniere der Eltern-Kleinkind-Therapien sind solche Szenen festgehalten, zusammen mit der Verwunderung über die überraschende Wende, die durch eine kaum gezielte Intervention ausgelöst wurde.

Der folgende Beispiel stammt aus einer Fallgeschichte von Serge Lebovici über einen 13-monatigen Jungen mit schwerer Einschlafstörung (Lebovici, 1983, S. 310–312). Im Gespräch hatte sich herausgestellt, dass unter den Eltern Spannungen in Bezug auf den Platz und die Bedeutung des Kindes in der Paarbeziehung bestanden. Die Szene, die hier im Fokus steht, begann damit, dass Mutter und Therapeut damit beschäftigt waren, den unruhigen Säugling zu besänftigen. Dabei wurde u.a. ein Guck-Guck-Spiel aufgeführt, bei dem der Therapeut den Schal der Mutter verwendete, um das Gesicht des Jungen zu decken. Es gelang ihm, ihn zu beruhigen. Er involvierte die Mutter in das Spiel. Am Schluss wandte sich das Kind vom Therapeuten ab, suchte die Nähe der Mutter und richtete sich auf ihrem Schoß ein. Nach einer Weile, angesichts des anmutigen Bildes, fragte der Therapeut die Mutter, ob sie manchmal singe, um das Baby zum Schlafen zu bringen. Sie bejahte es. Er lud sie ein, ein Wiegenlied zu singen, und die Mutter tat es auf ergreifende Weise. Lebovici kommentierte: »Ich verstehe, dass man an der Stelle des kleinen Schlaflosen sein möchte.«[1] Die Mutter war berührt. In dem Moment verließ das Kind den Schoß der Mutter, holte ihren Schal vom Tisch, wo er lag, begab sich in eine Ecke des Behandlungszimmers, breitete den Schal am Boden aus, legte sich darauf und schlief ein. Fortan – »wie in anderen ähnlichen Fällen«, sagt Lebovici – schlief das Kind jeden Abend problemlos ein. In der nachträglichen Reflexion des Geschehens formulierte der Autor folgende psychodynamische Hypothese: Als Katalysator der Veränderung wirkte, dass dem sich an die Mutter klammernden Kind und der Mutter selbst die Realität des »Elternpaars« (Mutter und Therapeut, gemeinsam das Kind betrachtend) szenisch erlebbar gemacht wurde.

Als weiteres Beispiel, bei dem die Wahrnehmung eines stummen Ausdruckes im Zentrum steht, möchte ich einen Ausschnitt aus einer eigenen Fallgeschichte – meiner ersten Eltern-Baby-Behandlung – darstellen (Pedrina, 1984). Die Eltern suchten Rat, als ihr knapp sechsmonatiges Baby wegen eines infizierten Ekzems in Spitalpflege war. Sie schilderten den wechselvollen Verlauf seiner Neurodermitis und ihre Überforderung beim letzten Rückfall. Andreas kratzte sich ständig, und sie waren nur noch damit beschäftigt, ihn davor abzuhalten. Beim Hausbesuch nach der Spitalentlassung bot Andreas in den Armen der Mutter ein beeindruckendes Bild. Er war völlig immobil, wie eingepanzert in seiner rauen Haut. Er schaute mich an – ohne mich zu sehen: mit großen Augen, als würde er nur aus Augen bestehen; mit einem hohlen Blick, der so wirkte, als ich durch ihn hindurch den Hintergrund, eine leere Wand, sehen würde; mit einem Blick, der auch traurig wirkte. Er lächelte nicht, er beschäftigte sich nicht mit dem vor ihm liegenden Spielzeug. Beim Versuch, sich mit ihm abzugeben, wurde er schnell mürrisch und begann sich zu kratzen. Er kam mir unendlich allein vor. (Ich wurde gleich an das Bild von René Spitz zur anaklitischen Depression, einem heute obsoleten diagnostischen Konzept, das ich lange zuvor gesehen hatte, erinnert (Spitz, 1965 u. 1967). Andreas schien aber doch seine Umgebung wahrzunehmen: Er lächelte

1 Im Original: »Je comprends qu'on pourrait aimer être à la place du petit insomniaque.«

kurz, als der Vater hereinkam, und als das Nachbarskind kurz vorbeischaute, schien er an dessen lebendigen Aktionen kurz interessiert zu sein, bevor er sich wieder zu kratzen begann. Ich ließ mich fortan von seinem Blick leiten, der eine aktive Annäherung untersagte.

In der zweiten Sitzung fand eine für den Therapieverlauf entscheidende Begegnung mit Andreas statt: Ich entdeckte, wie ich mit ihm spielen konnte. Ich nahm eine Geste auf, nämlich seinen flüchtigen Blick, mit dem er meinen fallenden Bleistift verfolgte; ich wiederholte die Handlung, ohne ihn zu bedrängen, und reichte ihm schließlich den Stift, den er entgegennahm. Das Spiel – oder die Begegnung, das Nicht-mehr-Alleinsein – beruhigte ihn allmählich, vergnügte ihn sogar, und er vergass, sich zu kratzen. Das markierte den Einstieg in den therapeutischen Prozess.

Flexibilität, schnelles Tempo, verwirrende Vielfalt von Wahrnehmungen: Es ist nicht verwunderlich, dass diese Eigenschaften ihren Stempel auf die Behandlungstechnik aufdrücken. In diesem Beitrag, in dem es um kommunikative Musikalität gehen wird, möchte ich einen behandlungstechnischen Begriff einführen, den ich seit Beginn der therapeutischen Beschäftigung mit Babys anwende und der in der Literatur auch von anderen Autoren aufgegriffen wurde: Improvisation.[2] Sie ermöglicht und leitet das unaufschiebbare Handeln in einer komplexen Situation. In den Anfangszeiten der interaktionsorientierten Mutter-Baby-Therapien hatte ich das Glück, an der äußerst produktiven Phase der europäischen Musik der 1980er Jahren zwischen Jazz, Rock und neuer Musik teilzuhaben, die sich an der Rezeption des amerikanischen Free Jazz anschloss. Kollektive Improvisation war damals der Weg, um zu neuen Ausdruckformen und Hörerlebnissen vorzustoßen. Hier konnten sich auch nichtprofessionelle Musiker mit bescheidenen Fähigkeiten beteiligen. Nicht die technische Perfektion, eher das Einbringen einer musikalischen Idee, war gefragt. Aus den Erfahrungen in diesem Umfeld konnte ich wertvolle Anregungen für den Umgang mit Babys erhalten.[3] Wie in der Musik der Puls, fließt in der Sitzung in gewissen Phasen der Beziehungsprozess dahin, vorwärts drängend, sodass – will man dabeibleiben – man einfach aufsteigen und mitmachen muss. Fällt man raus, kann man nicht zurückspulen, sondern muss von Neuem

2 Explizit wird das Thema von Sebastian Leikert und Jörg Scharff mit Bezug auf Jazz-Musik behandelt (Leikert & Scharff, 2013), insbesondere im Kapitel »Improvisation in der Musik und im psychoanalytischen Dialog«.

3 Ich bin meinen damaligen Lehrern in der Zürcher WIM – Werkstatt für improvisierte Musik – Irene Schweizer, Urs Vörkel und Peter K. Frei für viele Einsichten betreffend der Haltung bei dieser Art des Musizierens dankbar. Spätere Impulse erhielt ich von Musikerinnen und Musikern, die ich als Mitwirkende im Zürcher Konzertveranstaltungskollektiv Fabrikjazz kennenlernen durfte.

bei der nächsten Gelegenheit ansetzen. Willkürlich ist das nicht, jeder Teilnehmer bietet das an, was er hat. In der Musik sind es Phrasen aus dem eigenen, vorbewussten Repertoire; in der Psychotherapie wählt der Therapeut Gesten und Sätze, die aus der eigenen therapeutischen Erfahrung stammen, und das Kind Ausdrücke, die zu seinem altersentsprechenden kommunikativen Repertoire gehören. Das Tempo erzwingt, dass man handelt, bevor man überlegen kann. Der Therapeut ist auf seine Spontaneität angewiesen, die auch (identifikatorisch) dazu helfen soll, eine spontane Geste des Babys als Gesprächsangebot zu erkennen. Die »spontane Geste« (»spontaneous gesture«), die sich in Form von Bewegungen, Blicken oder Tönen zeigen kann, ist ein Begriff der Theorie der Kreativität Winnicotts, auf den er in verschiedenen Schriften eingegangen ist (Davis & Wallbridge, 1981; Winnicott, 1971). Für ihn ist die spontane Geste Ausdruck eines primären Impulses des Individuums, das einen Widerstand sucht, um dadurch zu sich selbst zu finden; die Art des Zusammenspiels mit dem Anderen bewirkt, dass es sich anerkannt und lebendig fühlt – oder aber überwältigt und damit zur Überanpassung und Selbstentfremdung gezwungen. Dem Therapeuten kommt gemäß diesem Gedanken eine enorme Verantwortung zu. In der Improvisation kann man Fehler – verpasste Gelegenheiten, misslingende Dialoge – begehen und beim neuen Versuch wieder eine Chance erhalten. Die Interaktionsforschung bestätigt, dass dies auch bezüglich dem Austausch mit dem Kind gilt. Um die eigene therapeutische Kompetenz weiter zu entwickeln, sind jedoch der nachträgliche Rückblick und das Nachdenken notwendig.

Die Inspiration durch ein anderes Fach war in der Anfangszeit der Eltern-Baby-Therapien, als die Erfahrungen in diesem Setting neu und die theoretische Ausarbeitung ungenügend waren, sehr hilfreich. Wahrscheinlich greift jeder Therapeut auf eigene persönliche Erfahrungen zurück, die ihm die Bedeutung von Spontaneität und Improvisation in der Kommunikation veranschaulichen und den Zugang dazu erleichtern.[4] Inzwischen haben sich die Kenntnisse zur frühen Entwicklung beträchtlich erweitert und das Verständnis für die in der Gruppe Eltern-Kind-Therapeut involvierten psychotherapeutischen Prozesse vertieft. Die wichtigsten Arbeiten, die zum aktuellen Bild der frühesten Kommunikation im gegenseitigen Bezug zur kindlichen Entwicklung beigetragen haben, werden im Folgenden dargestellt und anschließend Überlegungen zu deren klinischen Anwendung anhand einer Fallgeschichte ausgeführt.

4 Daniel N. Stern berichtet im Vorwort seines Buches *Der Gegenwartsmoment* über seine anregende Zusammenarbeit mit einer Gruppe von Choreographen und Tänzern in New York (Stern, 2004 u. 2005).

Erste Annäherungen – Tanz und Intersubjektivität

Die ersten Erklärungen für die besondere Instabilität der psychischen Verfassung in der Zeit um die Geburt eines Kindes griffen auf Konzepte die individuelle Entwicklung von Mutter und Kind betreffend zurück. Donald Winnicott hat die postpartale Phase der Mutter mit einem Psychose-ähnlichen Zustand verglichen (Winnicott, 1956). Daniel Stern hat in seinem Konzept der Mutterschaftskonstellation die vitalen Themen, mit denen sich eine Mutter in dieser von Veränderungen geprägten Zeit auseinandersetzt, ausgearbeitet und diese sensible Phase auf Monate bis Jahre erstreckt (Stern, 1995, S. 171ff.). Auf Seiten des Kindes wurde auf die rasche Abfolge von körperlichen und psychischen Entwicklungsschritten und auf die häufig dramatisch auftretenden und sich rasch auflösenden Entwicklungskrisen hingewiesen. Bemerkenswerterweise wurde diesbezüglich im therapeutischen Bereich früh festgestellt, dass die besagte Flexibilität ab dem 18. Monat, d. h. beim Auftreten der Sprache und der damit bekundeten höheren psychischen Strukturierung des Kindes, deutlich nachlässt und »Wunderheilungen« nicht mehr so leicht zustande kommen (z. B. Debray, 1987).

Eine neue Perspektive ergab sich aus der Interaktionsforschung und aus der Integration interaktionsorientierter Ansätze im therapeutischen Kontext. Dabei kam der Beobachtung des stattfindenden Austausches zwischen dem Kind und dem erwachsenen Gegenüber mit der mikroanalytischen Auswertung von videographierten Aufnahmen eine zentrale Rolle zu. Die erstaunliche Abstimmung zwischen den Äußerungen des Babys und den Antworten der Mutter (und umgekehrt) leiteten eine fruchtbare Forschung der vorsprachlichen Kommunikation in ihrer Einbettung in den frühen Beziehungen ein. Hanus und Mechthild Papoušek untersuchten die akustischen Aspekte der Kommunikation als Vorläufer der Sprachentwicklung im engeren Sinne. Sie beschrieben das kreative Erproben der stimmlichen Möglichkeiten des Säuglings bis hin zur Silben- und Wörterbildung (»baby talk«), sie charakterisierten die stimmlichen und melodischen Eigenschaften des »motherese«, der eigentümlichen Sprechweise von Eltern mit Babys, und dokumentierten die gegenseitige Nachahmung (Papoušek, M. 1994; Papoušek, M. & Papoušek, H., 1981). Sie konnten beweisen, dass die Verhaltensanpassungen der Eltern von den ersten Stadien an zu finden sind und nach universell vorhandenen Mustern ablaufen. Zudem erfolgen ihre Reaktionen so schnell, dass die entsprechende Informationsverarbeitung reflexiv, d. h. nicht bewusst ablaufen muss. Dies brachten diese Autoren mit dem Begriff der »intuitiven elterlichen Kompetenz« zum

Ausdruck, wofür sie eine genetische und psychobiologische Grundlage annahmen (Papoušek, M. & Papoušek, H., 1987).

Colwyn Trevarthen fiel besonders die rhythmische Qualität in der Koordination der Bewegungen im Mutter-Kind-Dialog auf, die auf ihn als Tanz wirkten. Er zeigte, dass auch das Kind die Bewegungen der Mutter antizipieren kann, sodass seine Gesten zuweilen wie diejenige eines Dirigenten aussehen, dem die Mutter folgt. Die Bewegungen haben ein Ziel und drücken eine Absicht aus, die jeder beim Anderen aufgrund der eigenen gespeicherten motorischen Erfahrung ab den frühesten Integrationsstufen erkennt (Trevarthen, 2006). Ein wichtiger Begriff, der in diesem Zusammenhang entstand und sich zunächst im englischsprachigen Raum durchsetzte, ist Intersubjektivität.[5] Trevarthen sah diese schon beim Neugeborenen wirksam. Die in der sozialen Kommunikation benötigte Fähigkeit, die Reaktion des Anderen vorauszusehen, bedeutet gemäß seiner Theorie, dass das Baby in der Lage sein muss, dem Anderen zumindest rudimentär persönliche Bewusstheit und Intentionalität zu signalisieren – dies ist Subjektivität. Zudem muss es in der Lage sein, die Subjektivität des Anderen wahrzunehmen und sich dem anzupassen in einem Prozess der Abstimmung der Absichten – dies ist (primäre) Intersubjektivität (Trevarthen, 1979).

Daniel Stern schenkte den Gefühlen, die den Bewegungen und Lauten innewohnen, besondere Aufmerksamkeit und beschrieb das Phänomen der affektiven Einstimmung (»attunement«) (Stern, 1985). Seine ersten Beispiele bezogen sich auf das Alter um die acht bis neun Monate und betrafen Szenen, bei denen Mutter und Kind sich in gestischer und vokaler Abstimmung gemeinsam über etwas Drittes verständigten. Ein Mädchen streckt sich zunehmend erregt in Richtung eines interessanten Spielzeugs aus und stößt ein erfreutes und erlösendes »Aaah!« aus, als es es erreicht; die Mutter schaut zu, realisiert, was los ist, flattert mit Händen und Oberkörper mit ähnlicher Aufregung synchron mit dem »Aaah!« und freut sich über die Errungenschaft mit ihrer Tochter (ebd., S. 140). Solche Szenen drücken Momente der Intersubjektivität zwischen Akteuren aus, die im Vergleich zu Babys deutlicher als eigenständige Subjekte erkennbar sind. Trevarthen spricht in diesem Kontext von sekundärer Intersubjektivität. Stern entwarf seinerseits eine Theorie der Selbstentwicklung, die ebenfalls frühe Kompetenzen beim Säugling erfasst. Er schrieb ihm ab dem dritten Monat ein Gefühl von Kernselbst zu, das zwei Seiten hat: ein Gefühl von »self vs. other« (Selbst in Abgrenzung zum Anderen) sowie ein Gefühl von »self with other«. Ersteres bringt die Möglichkeit ins Blickfeld, dass Babys sich mit sich selber beschäftigen und auch so die Integration ihrer

5 Der Begriff Intersubjektivität wurde in das Gebiet der Säuglingsforschung durch die Sprachentwicklungsforscherin Joanna Ryan 1974 eingeführt.

psycho-physiologischen Potentiale unterstützen. Ein origineller Beitrag Sterns war die Herausarbeitung der sogenannten Vitalitätsaffekte, die er in Anlehnung an musikalische Begriffen beschrieb. Die verwendeten Adjektive erfassen Kraft, Gerichtetheit, zeitliche Kontur – kurz die Dynamik – einer Geste, die unabhängig vom Inhalt zum Ausdruck kommt: aufwallend, pulsierend, explodierend, gleitend, u. a. m. In der oben referierten Szene wird die Einstimmung durch Vitalitätsaffekte hergestellt, indem das erregte Ausrufen des Mädchens von der Mutter mit anderen Körperbewegungen – transmodal – beantwortet wird, die die gleiche Intensität und den gleichen zeitlichen Verlauf aufweisen.

Die als Boston Change Study Group bekannte interdisziplinäre Arbeitsgruppe, an der auch Stern teilnahm, ging der Frage nach, welche Rolle solche frühen Beziehungsprozesse, die dem prozeduralen, impliziten Beziehungswissen zugeordnet wurden, in der Psychotherapie mit Erwachsenen spielten. Ein Befund dieser Gruppe war die Ausarbeitung von »Begegnungsmomenten« (»present moments«), in denen sich das Gefühl der unmittelbare Teilnahme am Gefühl des Anderen einstellt im Sinne der Intersubjektivität. Darin sind vergangene Beziehungsmuster aktiviert und können in einem kreativen Prozess der Gegenseitigkeit erweitert werden. Diese Momente seien wesentlich in Hinblick auf den therapeutischen Wandel (Lyons-Ruth, 1998). In den ersten Lebensmonaten, in denen der realen Interaktion eine große Bedeutung zukommt, kommen solche Zustände häufiger als in späteren Jahren vor. Möglicherweise trägt dieser Umstand zur regen Dynamik der frühen Entwicklung sowie zur geschilderten ausgesprochenen Flexibilität klinischer Situationen in Eltern-Kind-Therapien bei.

Colwyn Trevarthen spricht, wenn es um die Vorgänge der primären Intersubjektivität geht, von »companionship«[6] – nicht von Beziehung und schon gar nicht von Bindungsbeziehung. Er betont damit, dass beim Kind von Anfang an ein Streben nach sozialem Austausch, unabhängig vom Bedürfnis nach zugewandter, verlässlicher Fürsorge und nach Schutz, festzustellen ist (Trevarthen, 2001). Das Kind ist fähig, Kontingenz der kommunikativen Antworten auszuhandeln, und strebt nach freudigem Spiel, in dem es sein Durchsetzungsvermögen erproben kann. Früh reagiert es mit negativen Gefühlen, wenn ihm kontingente Antworten vorenthalten werden (wie im »still-face«-Experiment). Companionship ist Ausdruck einer allgemeinen Bereitschaft, Beziehungen einzugehen, und wird als Basis und komplementär zur später einsetzenden, dyadisch fundierten Entwicklung von Bindungsbeziehungen

6 »Companion« wird mit Begleiter, Gefährte, Kamerad in das Deutsche übersetzt. »Companionship« bedeutet in Bezug auf Babys: Zusammensein mit einem Gefährten bzw. eine noch nicht verfestigte kameradschaftliche Beziehung.

betrachtet. Eine Bestätigung der Aussage, dass Babys sozialen Kontakt auch außerhalb der Motivation, physische Versorgung und Schutz zu erhalten, suchen, lieferten Jane Selby und Benjamin Bradley mit ihrer spannenden Untersuchung von Baby-Triaden (Selby & Bradley, 2003). Drei Säuglinge im Alter zwischen sechs und zehn Monaten wurden in ihren Buggys im Kreis platziert, sodass sie miteinander gestisch, vokal und mit Blicken kommunizieren und sich zuweilen auch mit den Füßen gegenseitig berühren konnten. Sie wurden während zehn bis 15 Minuten nach Weggang der Eltern beobachtet und ihre Interaktionen nach einer mehrstufigen, videoanalytischen und hermeneutischen Methode ausgewertet. Daraus beschrieben sie zunächst vier unterschiedliche Positionen, die die Babys zu Beginn des Dialogs einbringen: (1) in Trennungstrauer (z. B. ein Baby schaut auf die Türe, wo die Mutter verschwunden ist, und kaut am Zipfel seiner Jacke), (2) bereit zum Spiel, (3) entspannt ohne Bedürfnisse und (4) gefangen zwischen inneren und äußeren Ansprüchen (z. B. ein Baby wechselt zwischen sehnsüchtigen Blicken zur Türe und Neugier gegenüber der Aktivität der anderen beiden Babys). Als nächstes beschrieben sie die Entwicklung des Dialogs, die sich an der Transformation der Bedeutung einzelner Gesten ablesen lässt. Eindrückliches Beispiel ist die Fortsetzung der Szene mit dem Baby, das am Zipfel herumkaut. Ein anderes Kind findet dies interessant und versucht in mehreren Anläufen, die Aktion nachzuahmen; das kauende Kind wird darauf aufmerksam, interessiert sich seinerseits für das Geschehen und hält kurz inne; das nachahmende Kind hält ebenfalls inne; das alles wird wiederholt und wird zum gemeinsamen Spiel, die Trauer ist überwunden. Außer den Austausch zu zweit haben die Autoren zahlreiche Aktionen erfasst, die auf supradyadische Kommunikation hinweisen. Offensichtlich zeigt sich dies im stimmlichen Bereich, aber es ist auch am Einsatz transmodaler Fähigkeiten zu erkennen. Ein Baby ist z. B. in einem Blickdialog mit einem zweiten Kind involviert und berührt zugleich rhythmisch mit dem Fuß das Dritte. Es sind zudem Ansätze einer Dynamik in der Babygruppe erkennbar, indem einzelne Kinder selektiv persönliche Zuneigung zu einem der beiden Kameraden zeigen und das ausgeschlossene Kind sein Missfallen kundtut.

Erfassung und Definition von kommunikativer Musikalität

Die Theorie der kommunikativen Musikalität entstand aus der Zusammenarbeit von Colwyn Trevarthen mit dem australischen Musiker und Musikwissenschaftler Stephen Malloch. Bei der Visionierung einzelner Interaktionsaufnahmen ertappte sich Malloch dabei, mit dem Fuß den Puls zu schlagen – eine automatische Geste, die ihn in Begleitung menschlicher Sprache noch nie überfallen hatte. Er erkannte, dass sich Mutter und Kind musikalisch auf einen gemeinsamen Puls einstellten. Dies war der Anstoß, um ausgewählte Archivaufnahmen von Trevarthen mit den in der Musik verwendeten Methoden (Computerspektrometrie, Aufzeichnung von Tonhöhen und Klangqualitäten) neu zu analysieren (Malloch, 1999). Er definierte dabei Puls, Qualität und Narrativ als die wesentliche Parameter, die die Musikalität des vorsprachlichen Dialogs charakterisieren.

- Puls ist die regelmäßige Abfolge von diskreten Verhaltenselementen (Bewegung, Töne) im Zeitverlauf, durch deren Erzeugung und Wahrnehmung Menschen ihre Kommunikation koordinieren können und die ihnen erlaubt, zu antizipieren, was sich zwischen ihnen als nächstes ereignen wird.
- Qualität bezieht sich auf die Modulierung der vokalen und motorischen Ausdrücke im Zeitverlauf, wie sie durch Änderungen in Klang, Tonhöhen, Lautstärke oder Richtung und Intensität der Bewegung zum Ausdruck kommt. Sie vollzieht sich häufig, wie von Stern bereits beobachtet, transmodal.
- Puls und Qualität tragen zusammen zur Bildung von narrativen Sequenzen bei, die emotionale Teilhabe und Intentionalität beinhalten. Diese Sequenzen sind in der Regel kurz (weniger als eine Minute) und lassen einen typischen Ablauf erkennen: mit einer einführenden Phase der gegenseitigen Suche nach Einstimmung, einer Phase des beginnenden Austausches in zunehmender Intensität, bis hin zum erregten Höhepunkt und anschließend der Auflösung.

Das Wort Musikalität im Kontext von Interaktionen mit Babys hat eine spezifische Bedeutung, die sich von dessen Verwendung in Bezug auf die sich kulturell entwickelten Musiktraditionen und auf die Affinität für diese unterscheidet. Kommunikative Musikalität verweist auf die angeborenen menschlichen Fähigkeiten, die die Erzeugung von Musik und dessen Anerkennung möglich machen. Sie umfasst nicht nur Musik, sondern alle menschlichen Aktivitäten, die als »temporal arts« (zeitgestützte Künste – Tanz, Theater u. a.) bezeichnet werden. Viele der zitierten Forscher vermuten eine psychobiologische Basis der von ihnen beschriebenen frühen kommunikativen Vorgänge und finden Unterstützung in neueren Befunden der Neurowissenschaften. Trevarthen hat die Hypothese eines zentralen, pulsgebenden neurologischen Netzwerkes formuliert, das die menschliche Bewegungen koordiniert und steuert. »Wir können in unseren Beziehungen und in den sozialen Gruppen kooperieren nur dank der sympathetischen Harmonisierung und Synchronisierung mit diesem pulsgebenden Zentrum – indem wir zusammen tanzen.« (Malloch & Trevarthen, 2009, S. 8)

Interessanterweise hat Bradley ebenfalls seine früheren Aufnahmen über die Kommunikation in Baby-Triaden mit den von Malloch entwickelten computergestützten Methoden nochmals analysiert (Bradley, 2009). Er unterschied in der Folge gerichtete Vokalisierungen, die der enthusiastischen Involvierung im sozialen Austausch entsprechen, gegenüber dem selbstvergessenen Vokalisieren in Momenten des Time-out. Bradleys Untersuchung bestätigte, dass koordinierte vokale Äußerungen im Sinne dialogischer Sequenzen sowohl im Duo als auch im Trio stattfinden. Das gegenseitig bezogene Vokalisieren gründet eindeutig in Sympathie; auch Sequenzen mit alternierenden vokalen Äußerungen und solche mit komplexen, nicht chorisch geführten Aushandlungen kommen vor. Im Allgemeinen zeigen sich sechs- bis neunmonatige Kinder als fähig, im Laufe ihrer Transaktionen supradyadische, sozioemotionale Bedeutungen zu schaffen. Eine weitere Erkenntnis fügte die Untersuchung von Christina Papaeliou hinzu, die Vokalisierungen von neun- bis elfmonatigen Säuglingen in der Interaktion mit einer Bezugsperson einerseits und beim Manipulieren eines Gegenstandes andererseits verglich (Papaeliou & Trevarthen, 2006). Bei der musikalischen Analyse ließen sich die Muster der sogenannten kommunikativen gegenüber den investigativen Vokalisierungen klar unterschieden. Erstere haben eine höhere Frequenz, deutlichere Frequenzschwankungen und sind kürzer, d. h. sie zeugen von größerer emotionaler Involvierung als die »nachdenklich« wirkenden ruhigeren Laute des explorierenden Kindes, die es möglicherweise dazu helfen, die stattfindenden kognitiven Prozesse zu organisieren.

Effekte von kommunikativer Musikalität in der Entwicklung

Musikalität bedient das Bedürfnis nach Gesellschaft (»companionship«), sie gibt der Kommunikation eine Form und verleiht ihr Schwung und Lebendigkeit. Musikalität gibt Ausdruck für Emotionen, die sich beim sich Einstimmen in einem kollaborativen Prozess der gegenseitigen Verständigung zwischen Kind und Bezugsperson über die jeweiligen Absichten ergeben und den sozialen Austausch regulieren. Es handelt sich um »relationale Emotionen«, die sich von jenen unterscheiden, die Hunger, Schmerz, Befriedigung u. ä. in der Pflegebeziehung signalisieren. Früh werden Gefühle von Stolz, wenn eine Errungenschaft gefeiert wird, oder von Zurückhaltung, Scham oder Misstrauen, wenn eine Äußerung nicht ankommt oder Missfallen erzeugt, erkennbar. Entlang diesen Emotionen findet die Regulation von Bezogenheit, von Nähe und Distanz, statt. Der Grad der Aufmerksamkeit regelt hingegen die Bereitschaft, in Kontakt mit Anderen oder aber getrennt, bei sich, zu sein. Die frühen, von Emotionen gestalteten Narrative der Baby-Dialoge sind der Anfang des kulturellen Lernens, das am Ende des ersten Lebensjahres mit der Fähigkeit, sich mit der Bezugsperson über etwas Drittes zu verständigen, den nächsten wichtigen Schritt vollzieht (Trevarthen, 2001).

Im Umfeld der hier vorgestellten Forschungsrichtung sind interdisziplinär verschiedene weitere Untersuchungen durchgeführt worden, die Bedingungen und Auswirkungen der frühen musikalischen Abstimmung oder deren Ausbleiben beleuchten. Ellen Dissanayake (Dissanayake, 2009), die die adaptive Funktion von Musik und Kunst beforscht, argumentiert phylogenetisch und zeichnet nach, dass die auftauchenden Fähigkeiten des Gedächtnisses zur Voraussage die in bedrohlichen Umfeldern lebenden Menschen damals dazu ermächtigt haben, gegen die Unsicherheit etwas zu unternehmen. Die von ihnen eingesetzten Rituale und Zeremonien, die auf die Mechanismen der kommunikativen Musikalität gründen, mögen dem Gruppengefühl und der Zuversicht, dass die Gruppe die Herausforderungen bewältigen kann, Auftrieb gegeben haben und somit emotionalen Trost gespendet haben. Diese Autorin meint, dass auch heute Menschen seit dem frühesten Alter Trost in der behavioralen und emotionalen Koordination mit Anderen finden. Kommunikative Musikalität erfüllt lange vor der besser bekannten Verarbeitung der einwirkenden, gefahrsignalisierenden Wahrnehmungen durch kognitives Einordnen und Verstehen auch die Funktion der Angstbewältigung.

Die im Bereich Musik tätigen Kognitionsforscher Ian Cross und Iain Morley gehen von der Auffassung aus, dass Musik ein universelles menschliches

Verhalten ist, das sie auf sehr ähnliche Weise wie die Säuglingsforscher charakterisieren (Cross & Morley, 2009). Einige Aspekte ihrer Theorie sind für die frühen Entwicklungsstufen besonders interessant. Musikalische Phrasen drücken Absichten aus, sie haben Bedeutung, sind aber auch immer mehrdeutig. Die Autoren sprechen von »schwebender Intentionalität«. Musik neigt dazu, andere einzubeziehen, genauer: sie in Bewegung zu setzten. Dies geschieht durch Wahrnehmung und (intuitiv erfolgende oder kognitiv gesteuerte) Übernahme eines regelmäßigen Pulses aus einer von einer anderen Person produzierten Sequenz rhythmischer Ereignisse – wie auch Malloch auf anderem Weg nachgewiesen hat. Bei der so angebahnten Beziehungsaufnahme und auch bei der Gruppenbildung scheint musikalische Ambiguität sehr vorteilhaft zu sein, da sie es erleichtert, Bedeutungen auszuhandeln. Vorübergehend kann sie sogar paradoxe Standpunkte nebeneinander stehen lassen. Sie stärkt damit kameradschaftliche Beziehung und Gruppenkohäsion. Auf ähnliche Weise trägt in späteren Phasen der Sprachentwicklung die musikalische Komponente der Kommunikation dazu bei, soziale und kognitive Flexibilität zu etablieren.

Andere Arbeiten untersuchen die veränderte Prosodie der Sprache und des dialogischen Engagements u. a. bei depressiven Müttern (Marwick & Murray, 2009), bei Müttern mit Borderline-Störung (Gratier & Apter-Danon, 2009), bei Eltern mit Kindern, die später als autistisch diagnostiziert wurden (Garry et al., 2015). Auf diese spezifischen klinischen Bildern wird hier nicht weiter eingegangen, da sie den Rahmen dieses Beitrags sprengen.

Kommunikative Musikalität und klinische Anwendungen

Die Theorie der Intersubjektivität hat zu einer eigentümlichen therapeutischen Ausrichtung, der relationalen Psychotherapie, geführt. Die spezifische Ausarbeitung der musikalischen Aspekte in der Kommunikation als diagnostischer Fokus und als therapeutisches Mittel kommt in der Literatur aber noch selten vor, und dies vorwiegend in der Erwachsenenpsychotherapie (z. B. Leikert, 2011; Pickering, 2015). In der Eltern-Baby-Therapie hat Björn Salomonsson die kommunikative Musikalität, wie sie Stern und Trevarthen konzeptualisiert haben, aufgegriffen (Salomonsson, 2011 u. 2013). Im Falle von schweren Traumata kommt die ganze Breite der körperlich-funktionellen Auffälligkeiten als verkörperte Kommunikation ins Blickfeld. Bei Salomonsson und auch im nachfolgend vorgestellten Fall geht es jedoch um weniger gravierende

Beziehungsstörungen, die die Kindesentwicklung gefährden, ohne eine bereits fixierte Fehlentwicklung erkennen zu lassen. In solchen Fällen kann das Schwanken des Babys zwischen bedrängter Anspannung und unbekümmertem spielerischen Austausch, wie es in den meisten Beratungsfällen vorkommt, leichter erfasst werden.

Behandlungstechnisch verdienen im stets mehr als zwei Personen zählenden Setting der Eltern-Baby-Therapie zwei Aspekte der kommunikativen Musikalität besondere Aufmerksamkeit. Zum einen geht es um die Neigung des Babys, mit jeder Bezugsperson in Kontakt treten zu wollen. Auch der Therapeut darf und soll direkten Kontakt mit dem Baby aufnehmen; es gibt einen Spielraum für Beziehungen außerhalb denjenigen mit den vertrauten Betreuern. Es ist nicht müßig, dies auszusprechen, weil viele Außenstehende mit gutem Grund sich aus Respekt vor der Intimität der Familie zurückhalten. Zudem kommt es auch in Therapien vor, dass der verbale Austausch mit den Eltern die Interaktion mit dem Baby verdrängt, wenn der Therapeut sich nicht ausdrücklich darum bemüht und sich auf die gewohnte Gesprächsebene unter Erwachsenen begibt. Natürlich muss diese Kontaktnahme mit Bedacht erfolgen; der Therapeut darf nicht den Eltern den Eindruck vermitteln, dass der Austausch mit ihnen weniger wichtig ist, er muss ihr Bedürfnis nach Unterstützung und Autonomie einschätzen können und keine Konkurrenzgefühle entstehen lassen. Bei der emotionalen Einstimmung mit dem Baby kann er jedoch Beruhigung bewirken und die Gelegenheit erhalten, die wechselnden Gefühle des Kindes zu verstehen und den Eltern zu vermitteln.

Der zweite Aspekt betrifft die supradyadische Qualität musikalischer Aufführungen und die dadurch bewirkte Unterstützung der Gruppenkohäsion. Gruppenkohäsion ist ein wichtiger Begriff in der Gruppentherapie. Sie beschreibt ein unmittelbares Gefühl des momentanen Zustandes der Gruppe, das eine Orientierung für die therapeutischen Interventionen bedeutet. Angestrebt ist eine mittlere Kohäsion, in der sich das Gespräch unter Gruppenmitglieder flexibel gestaltet; bei zu engem Zusammengehen wird Denken unmöglich, beim Auseinanderdriften aus anderen Gründen ebenfalls. Auch in Gruppen mit Müttern und Babys bewirken Momente mittlerer Kohäsion neue Einsichten bei den Müttern und positive Entwicklungen bei den Babys und ihren vielfältigen Interaktionen (Pedrina, 2006).

Musikalität im Herstellen des Kontaktes mit dem Baby, Auswirkung des musikalischen Austausches auf die Gruppenkohäsion, dadurch angestoßene Veränderungen im Therapieverlauf – dies sind die Schwerpunkte in der folgenden Falldarstellung.

Frau B. wurde mir von der Beratungsstelle für Mütter überwiesen, an die sie sich in Not gewandt hatte. Nachdem sie zu Hause von ihrem Partner bedroht und aggressiv angefasst worden war, fürchtete sie eine Gewalteskalation. Spannungen unter ihnen würden bestehen, seit sie eine gemeinsame Tochter haben. Sie berichtete, dass beim Vater Gedanken über seine unglückliche Kindheit auftauchen würden, die ihn überforderten. Als ich die Familie für eine Terminvereinbarung anrufe, meint Frau B., die den Anruf entgegennimmt, dass sie einen Termin für den Partner, Herrn A., abmachen muss. Sie nimmt aber gerne meinen Vorschlag an, eine erste Sitzung mit ihm zusammen wahrzunehmen, falls dies auch ihm passen würde.
An der ersten Sitzung erzählt zunächst Frau B., wie alles schwierig geworden ist, seit Anaïs da ist. Herr A. bestätigt diese Sicht. Bald stellen sich beide als ein sehr verliebtes Paar vor, das sich nach der guten Zeit vor der Krise zurücksehnt. Herr A. war seit kurzem aus Liebe in die Schweiz gezogen, war mit Sorgen um Ausbildung und soziale Integration beschäftigt und fühlte sich noch nicht vorbereitet, um die Verantwortung für ein eigenes Kind zu übernehmen. Frau B., in der Schweiz berufstätig und gut integriert, wollte auf keinen Fall die Schwangerschaft abbrechen. Die aktuell relevanten Spannungen, die häufig in Streit ausarten, werden so beschrieben: Frau B. fühlt sich allein gelassen, der Partner kommt viel zu spät nach Hause (er arbeitet zurzeit als Barmann). Sie hat Angst, er sei mit seinem Motorrad verunfallt, oder sie denkt, er halte sich mit anderen Frauen auf. Herr A. fühlt sich seinerseits zu Hause ausgeschlossen. Er kann auch bei der Kindspflege nichts beitragen: Er schafft es nicht einmal, das Kind zu beruhigen. Er wird vom Kind nicht wahrgenommen und vermisst bei seinen Kontaktversuchen die Unterstützung seiner Frau. Als Vater möchte er für die Familie sorgen, hat aber keine richtige Stelle und kann noch nicht gut genug deutsch. Herr A. drängt darauf, seine Situation ausführlich zu besprechen: Er sei derjenige, der Hilfe brauche!
Zur zweiten Sitzung kommen wieder beide Eltern. Herr A. will seine Geschichte erzählen, da sie vielleicht der Grund aller Schwierigkeiten sei. Seine Mutter war als 18-Jährige mit ihm schwanger, verheimlichte die Schwangerschaft und gab ihn nach der Geburt zur Adoption frei. Nach einem Jahr holte ihn eine Verwandte, die davon erfahren hatte, in die Familie zurück. Danach wuchs er bei seinen Eltern auf, die in einem heruntergekommenen Quartier, geprägt von Drogen und Gewalt, lebten. Diese Zeit, in der er sich vernachlässigt erlebte und sich allein durchkämpfen musste, beschäftigt ihn heute wieder. Mit acht Jahren wurde er fremdplatziert. Er erlebte eine gute Zeit in einer wohlwollenden Familie. Nach wenigen Jahren wurde er aus äußeren Gründen in eine andere Familie versetzt, die ihn nicht gut behandelte. Als Jugendlicher danach in einer betreuten Wohngruppe verlor er den Halt und verpasste den ordentlichen

Schulabschluss. Er jobbte mit wenig Ausdauer an verschiedenen Stellen, bis er Frau B. kennenlernte und ihr in die Schweiz folgte. Herr A. fragt mich, in Anspielung an seine aktuellen Schwierigkeiten mit Frau und Tochter: »Können Sie verstehen, dass ich Zurückweisungen nicht ertrage?« Frau B. hört zu. Sie kennt die Geschichte und betont, wie tapfer sich ihr Partner immer wieder aus schwierigen Lebenslagen herausgekämpft hat und wie sehr sie an ihn glaubt. Und doch ist die Angst spürbar, dass er es diesmal nicht schafft.

Kommentar: Die Angst, dass der instabile Vater bei der erneuten ernsthaften Lebensbelastung die Kontrolle verlieren könnte, schwingt hier mit. Mutter und Vater sehen die Ursache der familiären Schwierigkeiten in der belasteten Vergangenheit des Vaters, der auch für sich selber Hilfe sucht. Ich zögere jedoch, ihn gleich als Patienten anzunehmen, und möchte die Abklärung mit einer Beobachtung der familiären Interaktion ergänzen. Die Eltern nehmen den Vorschlag an, den ich damit begründe, dass sie beide die Spannungen in Zusammenhang mit der Geburt von Anaïs gestellt hatten. In der folgenden gemeinsamen Sitzung beschleunigt sich die Dynamik des Austausches – im musikalischen Modus.

Nun vergeht ein Monat bis zum passenden Termin zu viert. Anaïs ist acht Monate alt, als ich sie zum ersten Mal sehe. Sie wird auf den Boden gesetzt; die Eltern setzen sich auf Kissen neben sie. Sie schaut vage herum, ausweichend, nimmt nur kurz Blickkontakt auf. Weil sie unsicher sitzt, wird sie bald auf den Rücken gelegt. Die Eltern berichten derweil von den letzten Tagen mit ihr. Schnell stellt sich eine ungemütliche Situation ein. Der Vater erträgt nicht, dass Anaïs ein wenig Unmut kundtut, und interveniert sofort hektisch. Das Kind wird noch unruhiger, der Vater versucht nun, sie intrusiv und ungeschickt zu besänftigen. Er spricht eindringlich von oben her kommend zu ihr, d. h. so, dass er und Anaïs sich kopfüber ansehen. Er sagt zu mir: »So ist es eben, sie beachtet mich nicht. Was soll ich tun?« Ich merke, wie sich Frau B. zurücknimmt und fast abwesend wirkt. In Anbetracht der Unbeholfenheit des Vaters, frage ich mich, warum sie nichts sagt. Ich wende mich an sie: »Was meinen Sie dazu?« Frau A. bestätigt nur: »So ist es: Wenn wir beide zusammen mit Anaïs sind, werde ich sofort nervös.«
So wie die Eltern Anaïs hingelegt haben, befinde ich mich ihr gegenüber zwischen Mutter und Vater, beide ziemlich seitlich von ihr, besonders der Vater fast hinter ihr. Ich suchte schon während des Gesprächs den Blickkontakt mit Anaïs. Sie scheint während meinem kurzen Austausch mit dem Vater, der mit »Was soll ich tun?« endet, ein wenig von seinem Druck entlastet zu sein. Ihre Unruhe und das wehleidige Klagen lassen nach. Ich sage zu ihr: »Es muss auch für dich ungemütlich sein, wenn Mama und Papa so gestresst sind.« Das sage

ich in einem singenden Ton, auf ihre Töne achtend, begleitet von sanften Kopfbewegungen, in der Art, wie man mit acht Monate alten Babys spricht und so, dass die Eltern sich nicht daran stören. (Ich möchte darauf hinweisen, dass es eine Gratwanderung ist, eine Anpassung an die Baby-Sprache zu leisten, die Suche nach Einstimmung ausdrückt, ohne anbiedernd zu sein: Kulturelle Empfindlichkeiten sind hierbei unterschiedlich ausgeprägt und zu beachten.[7]) Dann wende ich mich dem Vater zu, ohne den Kontakt mit Anaïs aufzugeben. Ich lade ihn mit einer Geste ein, sich auf meine Seite hinzubewegen: »Für Anaïs könnte es leichter sein, mit Ihnen Blickkontakt aufzunehmen, wenn Sie sie von hier aus anschauen.« Herr A. nimmt meine Anweisung gleich auf und übernimmt meine ruhige Weise, mit Anaïs umzugehen. Ich wende mich derweil der blockierten Mutter zu, die mir mehr Sorgen bereitet als der Vater. Ich lade sie ein, sich über das Nervös-Sein zu äußern. Allmählich kommt ein Austausch zwischen Mutter und Vater über ihre Befindlichkeit während der Interaktion mit dem Kind zustande. Beide wenden sich vorübergehend von Anaïs ab. Ich bleibe mit meiner Aufmerksamkeit bei ihr und sehe, dass sie – nun bei sich und sich selber beruhigend – ein Bändel ihrer Kleidung in den Mund nimmt. Hier hakt der Vater wieder ein: »Sehen Sie? Anaïs nimmt alles in den Mund! Was meinen Sie? Ich muss das doch verbieten.« Die Mutter ist gleicher Meinung und ergänzt: »Ja, Anaïs ist sehr autonom, sie möchte nicht mehr Brei essen, sie nimmt alles mit den Händen aus dem Teller und steckt es in den Mund. Das ist doch nicht gut, sie könnte sich verschlucken.« Anstatt einer direkten Antwort, lenke ich nun die Aufmerksamkeit beider Eltern auf die Szene. Anaïs fühle sich jetzt wohl. Der Vater sagt aber nochmals, dem Frieden nicht trauend: »Aber meist kommt nichts von ihr zurück.« Ich rate ihm, als Ergänzung zur Face-to-face-Position, die er bereits positiv erlebt hat, dass er versuchen soll, länger auf ihre Reaktion zu warten und nicht gleich selber aktiv zu werden. Am Ende der Sitzung sind Frau B. und Herr A. entspannt und dankbar.

Kommentar: Schon kurz nach Beginn der Sitzung tritt die triadische Interaktion auf, die der Klage des Vaters entspricht: Er findet kein Kontakt mit der Tochter und seine Frau lässt ihn in Stich. Sie sind in einem Teufelskreis gefangen; das hastige Trösten des Vaters bindet ihn in eine chaotische dyadische Beziehung mit dem Kind ein, in der beide sich isolieren, und bewirkt den Rückzug der Mutter. Ich empfinde, dass die Gruppe auseinanderfällt, dass keine Kohäsion besteht. Ein Gedanke, der mir Orientierung gibt, ist: Was kann ich tun, um

7 Obwohl die Forschung zeigt, dass »motherese« in allen Kulturen mit ähnlichen Charakteristika vorkommt, gibt es kulturelle Unterschiede: Ich empfinde zum Beispiel die Anpassung an den Babytalk in entsprechenden Aufnahmen von amerikanischen Kollegen als extrem übertrieben.

das Gruppengefühl wieder anzubahnen? Weil das Kind sozusagen mir vorgelegt wurde und der Vater mich dazu einlädt, wende ich mich Anaïs zu. Bei der Kontaktnahme mit ihr suche ich die emotionale Einstimmung durch die Wahrnehmung ihrer körperlichen und stimmlichen Äuß*erungen und drücke mich selber so (musikalisch) aus. Sobald sie mir wieder einbezogen zu sein scheint, wende ich mich der Mutter zu. Die Kommunikation in der Gruppe kommt allmählich in Gang. Als die Eltern mich später nach einer erzieherischen Meinung fragen, ziehe ich es vor, sie zunächst auf die positiven Veränderung der Stimmung in der gemeinsam erlebten Szene aufmerksam zu machen, und betone, wie wertvoll es war, dass sie diese Frage gemeinsam erörtern konnten.*

Bei der nächsten Sitzung zu viert – zwei Wochen später – berichten die Eltern, dass sich die Stimmung in der Familie völlig verändert hat. Sie waren mit Anaïs eine Woche im Urlaub und alles ging sehr gut. Ich kann beobachten, dass Herr A. mit größerer Selbstverständlichkeit mit der Tochter umgeht als zuvor. Es ist eine eindrückliche Wende in ihrer Interaktion. Er sagt, heute habe sie lange geschlafen, es sei jetzt eine Mahlzeit fällig. Die Mutter nickt. Ich hole den geeigneten Sessel für Anaïs. Nun wechseln sich die Eltern beim Füttern ab. Der Vater benimmt sich immer noch etwas zu aufgeregt, er macht Faxen, um das Kind zum Essen zu animieren. Frau B. sagt dazu: »Sie amüsieren sich.« Unerwartet fährt sie fort: Heute will auch sie etwas von ihrer Geschichte sagen, damit ich die Situation besser verstehe. Ihr Problem ist die extreme Eifersucht. Sie könne damit andere zur Weißglut treiben. Ihren vorherigen Partner hat sie einmal so provoziert, dass er mit einem Messer auf sie losgegangen ist. Frau B. hatte zwar eine »normale« Kindheit; vor wenigen Jahren erfuhr sie aber, dass in der Großfamilie, in der sie aufwuchs, ihre Cousinen sexuell missbraucht wurden. Vielleicht hänge ihr generelles Misstrauen in nahen Beziehungen damit zusammen, mit den merkwürdigen familiären Stimmungen, die sie damals nicht entziffern konnte. Mit Herrn A. ging es gut, solange sie mit ihm zusammen oder zur Arbeit rausgehen konnte. Seit sie Mutter ist und zu Hause bleiben muss, denkt sie immer, dass er nach der abendlichen Arbeit fremdgehe.

Kommentar: Die unkomplizierte Betreuung vom Kind, die ich beobachte, drückt eine Episode der guten (mittleren) Kohäsion der Gruppe aus. Nicht nur die alltäglichen Handlungen gehen einfach vor der Hand, die Einzelnen können freier denken und sich mitteilen. Diesmal kommen die Belastungen in der Biographie der Mutter und die Auswirkungen ihrer exzessiven Eifersucht ans Licht, die meines Erachtens für die Dekompensierung des Partners mitbestimmend sind. Es erschließt sich ein neues Verständnis des Geschehens in der Familie. Natürlich ist nach diesen wenigen Sitzungen nicht alles gelöst. Im weiteren Verlauf tre-

ten Streite im Paar vor allem dann wieder auf, wenn Herr A. nicht gemäß den getroffenen Abmachungen nach Hause kommt. Er anerkennt seine Instabilität und beginnt eine Einzeltherapie. Aber die Beziehung zum Kind ist nicht mehr ein Problem; ich beobachte in der Zeit unserer Zusammenarbeit unauffällige Interaktionen zwischen den Eltern und Anaïs und beim Kind Entwicklungsfortschritte. Es sieht so aus, wie wenn die schlechten Erfahrungen mit dem Vater, der sich beklagte, dass er nie mit ihr in Kontakt treten konnte, in AnaÏs keine so tiefen Spuren hinterlassen haben, und dass sie die im Umgang mit der Mutter geübte Fähigkeit erhalten hat, auf ein neues Beziehungsangebot einzugehen.

Zusammenfassung und abschliessende Bemerkung

Im Konzept der kommunikativen Musikalität sind die motorischen, sensorischen, stimmlichen Aspekte der frühen Kommunikation zusammengefasst, deren Funktionsweise sich aus der komplexen Interaktion zwischen der menschlichen neurophysiologischen Ausstattung und der hochspezifische Zuwendung durch soziale Partner ergeben hat. Kommuniziert werden Absichten, die in gegenseitigen Prozessen abgestimmt werden, und zwar maßgeblich durch die Affekte vermittelt, die in den körperlich verankerten Ausdrücken vom jeweils Anderen wahrgenommen werden.

Die affektive Verständigung ist eine Gegenwartserfahrung und geschieht augenblicklich. Dies hat zur Annahme einer von Anfang an vorhandenen, primären Intersubjektivität geführt. Diese Verständigungsebene bleibt lebenslang erhalten und untermauert die differenzierteren und reiferen Kommunikationsmöglichkeiten, die im Laufe der Sprachentwicklung überhand nehmen.

In der therapeutischen Arbeit mit Babys und ihren Eltern nehmen die Formen der präverbalen Kommunikation einen großen Raum ein. In dieser Arbeit wird die Bedeutung der Musikalität bei der gegenseitigen Suche nach Kontakt herausgehoben und mit einem Beispiel veranschaulicht. Besonders erwähnenswert sind zwei Punkte:

- Das Baby ist bereit, mit jedem lebendigen Partner in Austausch zu treten. Der Therapeut soll den direkten Kontakt suchen.
- Der Austausch mit dem Baby ist eine sichtbare und hörbare Aufführung, die nicht nur auf die Bezugsperson, sondern auf alle Anwesende (supradyadisch) einwirkt. Gemeinsames Miterleben begründet Gruppenkohäsion.

Die Komplexität der Minidramen, die im Mehrpersonensetting solcher Therapien stattfinden, und ihre unmittelbare Fortsetzungen verlangen nach Reaktionen, die nicht lange überlegt werden können. In der Falldarstellung wird ersichtlich, dass an vielen Stellen die Therapeutin so oder auch anders hätte intervenieren können. Die Sitzung hätte einen ganz anderen Verlauf nehmen können und eine unterschiedliche Darstellung oder Auswahl der zugrundeliegenden Konflikte zutage gebracht. Das einzige Kriterium, das die Therapeutin in ihrem Wirken bestätigt, ist, dass der Kommunikationsfluss offen weitergeht. Die Therapeutin muss spontan handeln und lässt sich von den »spontanen Gesten« des Kindes leiten. In dieser Situation ist die Haltung der Improvisation, wie sie am Anfang dargelegt wurde, inspirierend und hilfreich: auf den Puls einsteigen und mitspielen, nachträglich reflektieren, um mit Erfahrung eine bessere, improvisierende Therapeutin zu werden. Frances Thomson-Salo und Campbell Paul haben in der Tradition Winnicotts dafür den schönen Ausdruck »free to be playful« erfunden – sich frei fühlen und spielen (Thomson-Salo et al., 1999).

Literatur

Bradley, B. S. (2009): Early trios. Pattern of Sound and Movement in the Genesis of Meaning between Infants. In: Malloch, S. & Trevarthen, C. (Hrsg.): *Communicative musicality: Exploring the Basis of Human Companionship*. New York: Oxford UP, S. 263–280.

Cross, I. & Morley, I. (2009): The Evolution of Music. Theories, Definitions and the Nature of Evidence. In: Malloch, S. & Trevarthen, C. (Hrsg.): *Communicative musicality: Exploring the Basis of Human Companionship*. New York: Oxford UP, S. 61–82.

Davis, M. & Wallbridge, D. (1981): *Boundary and Space. An introduction to the work of D. W. Winnicott*. London: Karnac.

Debray, R. (1987): *Bébés/mères en révolte. Traitements psychanalytiques conjoints des déséquilibres psychosomatiques précoces*. Paris: Le Centurion.

Dissanayake, E. (2009): Root, leaf, blossom or bole. Concerning the Origin and Adaptive Function of Music. In: Malloch, S. & Trevarthen, C. (Hrsg.): *Communicative musicality: Exploring the Basis of Human Companionship*. New York: Oxford UP, S. 17–30.

Garry, C.; Martel, K.; Sorin, A.-L.; Rovira, K. & Brisson, J. (2015): Etude longitudinale des interactions prosodiques précoces entre parent et enfant ultérieurement diagnostiqué autiste. *Devenir*, 27 (4), 217–229.

Gratier, M. & Apter-Danon, G. (2009): The Improvised Musicality of Belonging. Repetition and Variation in Mother-infant Vocal Interaction. In: Malloch, S. & Trevarthen, C. (Hrsg.): *Communicative musicality: Exploring the Basis of Human Companionship*. New York: Oxford UP, S. 301–327.

Lebovici, S. (1983): *Le nourrisson, la mère et le psychanalyste. Les interactions précoces*. Paris: Le Centurion.

Leikert, S. (2011): Stimme, Klang, Bedeutung. Die kinästhetische Semantik und die präverbale Ebene in der klinischen Begegnung. *Analytische Kinder- und Jugendlichen-Psychotherapie*, 42 (1), 55–70.

Leikert, S. & Scharff, J. M. (2013): *Korrespondenzen und Resonanzen. Psychoanalyse und Musik im Dialog*. Frankfurt a. M.: Brandes & Apsel.

Lyons-Ruth, K. (1998): Implicit realtional knowing: its role in development and in psychoanalytic treatment. *Infant Mental Health Journal*, 19 (3), 282–289.

Malloch, S. (1999): Mothers and infants and communicative musicality. *Musicae scientiae*, 3 (1 Suppl), 29–57.

Malloch, S. & Trevarthen, C. (2009): Musicality: Communicating the Vitality and Interest of Life. In: Malloch, S. & Trevarthen, C. (Hrsg.): *Communicative musicality: Exploring the Basis of Human Companionship*. New York: Oxford UP, S. 1–15.

Marwick, H. & Murray, L. (2009): The Effects of Maternal Depression on the »Musicality« of Infant-directed Speech and Conversational Engagement. In: Malloch, S. & Trevarthen, C. (Hrsg.): *Communicative musicality: Exploring the Basis of Human Companionship*. New York: Oxford UP, S. 281–300.

Papaeliou, C. & Trevarthen, C. (2006): Prelinguistic pitsch patterns expressing »communication« and »apprehension«. *Journal of Child Language*, 33, 163–178.

Papoušek, M. (1994): *Vom ersten Schrei zum ersten Wort. Anfänge der Sprachentwicklung in der vorsprachlichen Kommunikation*. Bern: Hans Huber.

Papoušek, M. & Papoušek, H. (1981): Musical Elements in the Infant's Vocalisation. Their Signification for Communication, Cognition, and Creativity. *Advances in Infancy Research*, 1, 163–224.

Papoušek, M. & Papoušek, H. (1987): Intuitive Parenting. A Dialectic Counterpart to the Infants Integrative Competence. In: Osofsky, J. D. (Hrsg.): *Handbook of infant development*. New York: Wiley, 669–720, 2. Aufl.

Pedrina, F. (1984): Psychotherapie mit einem Säugling. *Arbeitshefte Kinderpsychoanalyse*, 4, 90–103.

Pedrina, F. (2006): *Mütter und Babys in psychischen Krisen. Forschungsstudie zu einer therapeutisch geleiteten Mutter-Säugling-Gruppe am Beispiel postpartaler Depression*. Frankfurt a. M.: Brandes & Apsel.

Pedrina, F. & Hauser, S. (Hrsg.): *Babys und Kleinkinder. Praxis und Forschung im Dialog. Jahrbuch der Kinder- und Jugendlichen-Psychoanalyse, Bd. 2*. Frankfurt a. M.: Brandes & Apsel.

Pickering, J. (2015): Acoustic Resonance at the Dawn of Life. Musical Fundamentals of the Psychoanalytic Relationship. *Journal of Analytical Psychology*, 60(5), 618–641.

Salomonsson, B. (2011): The Music of Containment. Addressing the Participants in Mother-infant Psychoanalytic Treatment. *Infant Mental Health Journal*, 32(6), 599–612.

Salomonsson, B. (2013): Die Musik des Containments. Wie spricht der Psychoanalytiker die Beteiligten einer Mutter-Baby-Therapie an? Pedrina, F. & Hauser, S. (Hrsg.): *Babys und Kleinkinder. Praxis und Forschung im Dialog. Jahrbuch der Kinder- und Jugendlichen-Psychoanalyse, Bd. 2*. Frankfurt a. M.: Brandes & Apsel, S. 77–101.

Selby, J. M. & Bradley, B. S. (2003): Infants in Groups. A Paradigm for the Study of Early Social Experience. *Human Development*, 46(4), 197–221.

Spitz, R. A. (1965): *The first year of life. A psychoanalytic study of normal and deviant development of object relations*. New York: IUP.

Spitz, R. A. (1967): *Vom Säugling zum Kleinkind. Naturgeschichte der Mutter-Kind-Beziehungen im ersten Lebensjahr*. Stuttgart: Klett.

Stern, D. N. (1985): *The interpersonal world of the infant. A view from psychoanalysis and developmental psychology*. New York: Basic Books.

Stern, D. N. (1995): *The motherhood constellation. A unified view of parent-infant psychotherapy*. New York: Basic Books.

Stern, D. N. (2004): *The present moment in psychotherapy and everyday life*. New York: Norton.

Stern, D. N. (2005): *Der Gegenwartsmoment. Veränderungsprozesse in Psychoanalyse, Psychotherapie und Alltag*. Frankfurt a. M.: Brandes & Apsel. 5. Aufl. 2018.

Thomson-Salo, F.; Paul, C.; Morgan, A.; Jones, S.; Jordan, B.; Meehan, M. & Walker, A. (1999): Free to be Playful. Therapeutic Work with Infants. *The International Journal of Infant Observation and its Applications*, 3(1), 47–62.

Trevarthen, C. (1979): Communication and Cooperation in Early Infancy. A Description of Primary Intersubjectivity. In: Bullowa, M. M. (Hrsg.). *Before speech. The Beginnings of Interpersonal Communication*. Cambridge: Cambridge UP.

Trevarthen, C. (2001): Intrinsic Motives for Companionship in Understanding. Their Origin, Development and Significance for Infant Mental Health. *International Journal of Infant Mental Health*, 22(1–2), 95–131.

Trevarthen, C. (2006): *The communicative rhythms of infants: being intersubjective before talk, how can it fail and how to help*. Vortrag auf GAIMH-Kongress. Luzern.

Winnicott, D. W. (1956): Primary maternal preoccupation. In: Winnicott, D. W. (Hrsg.): *Collected papers. Through pediatrics to psychoanalysis*. London: Tavistock.

Winnicott, D. W. (1971): *Playing and Reality*. London: Tavistock.

James M. Herzog
(Boston)

»Wenn es recht ist, bleibe ich jetzt bei Dir«

Musik der Mütter und Verbundenheit im analytischen Spielraum[1]

Jane Lewis stellte uns ihren Patienten Antonio vor, wie sie es Antonio in bewundernswerter Weise – mittels verkörperter Kommunikation zwischen den beiden – ermöglichte, ihm ihre präverbale Präsenz als geteilt erleben zu lassen, wie sie in sich selbst den Zugang zu dieser Haltung fand, um sie gleichermaßen zu erleben und sie ihm dann mitzuteilen. All dies ist intellektuell, emotional und psychoanalytisch wirklich bewundernswert.

Manchmal ist Antonio präsent, sprachlich und affektiv im Kontakt, und manchmal scheint sich sein ganzes Sein zu verändern. Seine Körperhaltung und seine Affekte sind dann wie eingefroren. Feinsinnig berichtet Jane Lewis von den Vorgängen, durch die sie in sich selbst einen vergleichbaren Zustand ausfindig machte, und von den psychischen Verbindungen in ihrem Inneren, die eine interpersonale, sprachliche Verbindung zu Antonio herstellten. Ihre Beschäftigung mit einer imaginierten Kamera, der mögliche Verlust ihres Vaters und schließlich ihre Gedanken an Roland Barthes und seine Fotografie waren auf dieser Reise zur Verbindung Wegmarken.

Nun möchte ich Gedanken vorstellen über verkörperte Kommunikation, die mit dem Raum in Verbindung steht, der zwischen Bewussten und Unbewussten, der zwischen zwei Individuen während eines intimen Dialogs in einem gemeinsam aufgebauten analytischen Spielraum existiert. Definitionsgemäß werden dabei, wie in jedem Spielraum, Bedeutungen erforscht, individuellen Narrative und der Prozesses kritisch bedacht, d. h. sie können immer wieder betrachtet, revidiert und überarbeitet werden, während ich mich in eine frühere Entwicklungsphase, zu meiner Tätigkeit als Säuglingspsychiater auf der Intensivstation für Frühgeborene am Children's Hospital in Boston zurückbegebe.

---

1 Ein Fallbericht in Antwort auf den Aufsatz »Bodies in Dialogue. Empathic Connectedness in the Realm of the Unspeakable« von Jane Lewis, vorgetragen auf der 40. Internationalen Jahrestagung der IAPSPC mit dem Thema »Empathic Depths and Relational Leaps. Therapeutic Possibility«, 2017 in Chicago.

Dort bemühten wir uns angestrengt herauszufinden, wie wir zu früh geborenen Säuglingen und den in der Schwangerschaft zu klein gebliebenen Babys helfen könnten, außerhalb des Mutterleibs zu atmen und zu essen. Bald zeigte sich, dass die anwesende, haltende Mutter die Atmung erleichterte. Für die Mutter war dabei hilfreich, wenn der Vater anwesend war, sie hielt oder sie zumindest berührte.

Überraschenderweise konnten einige dieser Kinder nicht gleichzeitig atmen und essen. Das galt insbesondere für die zu klein gebliebenen Babys. Aber bald merkten wir, wenn die Mutter das Kind nicht hielt, sondern es –ganz fein – mit einem Finger massierte, dann konnte das Baby die beiden vitalen, extrauterinen, lebenserhaltenden Funktionen ausführen. Manche Mütter lernten dies spontan, manche waren sehr bemüht, es zu lernen, und wurden begeisterte Schülerinnen. Manche schafften es nicht. Die Paarbeziehung zwischen Mutter und Vater samt ihren jeweiligen Lebensgeschichten waren vitale Faktoren für das sich entwickelnde Geschehen. Schon von Beginn des Lebens an sind die körperlichen Funktionsweisen samt ihrer seelischen Repräsentanzen ein interaktiver Prozess, der die Körper und die Psychen der Pflegepersonen einbezieht. Der Körper ist eine Komponente der Kreation von Bedeutung. Das Zusammensein von Körpern ist sowohl für diesen Prozess wie auch für die Psychen ähnlich entscheidend und mit ihren geschichtlichen und insbesondere ihren unbewussten Komponenten konstitutiv. Bei dieser interaktiven ko-konstruierten Regulierung der basalen Funktionen und deren Repräsentation gibt es noch einen ergänzenden Aspekt: Die Mutter muss fähig sein, ihr Baby zu lesen, und das Baby muss sich lesen lassen. Dieser Prozess lässt sich durch die Präsenz eines Dritten, optimalerweise von jemandem, der mit jedem der beiden anderen innig verbunden ist – durch den Vater (wenn auch nicht notwendig genetisch festgelegt) – vorantreiben.

Nach Freud ist das Ich zu aller erst und vor allem ein Körper-Ich. Da ist der Körper erneut zentral in Hinblick auf Anatomie, Pathologie, Funktion bzw. Dysfunktion, auf das Reservoir der entscheidenden dyadischen und triadischen Aspekte aller seelischen Strukturen und deren symbolischer Repräsentanzen. Diese Repräsentationen befinden sich ständig im Dialog. Der Körper bedarf mütterlicher und väterlicher Betreuung, damit er überhaupt, sicherlich aber optimal, funktioniert. Nach Schopenhauer kann man in der Einsamkeit alles außer seelische Gesundheit erreichen.

Wie gesagt, erforderte diese Arbeit eine Offenheit gegenüber Jeglichem, das den elterlichen Beitrag zum alles andere als sicheren Überleben des Neugeborenen stärkte. Mit fortschreitender Arbeit verstanden wir mehr über das Schmerzempfinden der Frühgeborenen und ihre Traumatisierung durch die überlebensnotwendigen, ohne Betäubung durchgeführten Prozeduren (Herzog, 1983).

Dabei arbeiteten wir mit Arthur Parmelee von der University of California Los Angeles zusammen. Wir fingen an, in der Intensivstation für Neugeborene klassische Musik zu spielen, weil dies Babys sogar noch besser zu beruhigen schien als Stimmen. Die Kombination von Betäubungsmittel und umhüllender Musik erwies sich als die optimale pflegerische Versorgung. Ich fing mit Beethoven an – darüber später mehr –, aber bald erschien mir Brahms wirksamer. Was stellten wir auf der Intensivstation für Neugeborene zur Verfügung, indem wir Musik spielen ließen? Welche Auswirkung hatte sie auf die Wahrnehmungsprozesse, auf die Verbundenheit und Responsivität der verschiedensten Mitwirkenden in diesem belastenden Setting?

Um Jane Lewis bemerkenswerten Beitrag in meiner Weise Resonanz zu geben, werde ich nun zwei Phasen aus einer sehr langen analytischen Arbeit mit einer ganz besonderen Analysandin berichten. Vergleichbar mit der klinischen Situation werde ich mich folgenden Fragen zuwenden: Wie kommt empathische Verbundenheit samt deren Bestandteile zustande?

Ferner soll der Bereich der nicht-körperlichen Kommunikation ausführlich bedacht werden, wie physiologisch und psychisch Todesnähe erlebt wird, wie das Verhältnis von Leben und Tod sowie die Weisen, in welchen zwei im intimen Dialog sich austauschende Individuen merklich übereinstimmen und divergieren, was den Inhalt entstehender Bedeutungen, die ko-konstruierten Bedeutungen, die alten und neuer Narrative innerhalb der Musikalität des Falles betrifft.

Mir begegnete Ruth, wie ich sie im Folgenden nennen werde, erstmals in ihren späten 30ern. Damals war ihr zweiter Sohn gerade zwei Jahre alt. Ihr Internist hatte mich gebeten, ihr einen Termin zu geben, weil sie sehr depressiv war. Als Ruth dann in meine Praxis kam, blieb sie völlig stumm. Die erste Stunde bestand darin, dass ich sie willkommen hieß und sie in ihrem Stuhl saß, besser gesagt: lümmelte. Sie nahm keinen Blickkontakt auf. Ich war recht verwirrt und fragte mich, ob meine Praxis für diese Konsultation der richtige Ort sei. Am Ende der Stunde stand sie auf und ging. Ich rief ihren Internisten an und äußerte meine Bedenken. Einen Tag später rief er mich zurück und sagte mir, sie würde für einen weiteren Termin zurückkommen. Ich war sehr besorgt. Möglicherweise hörte ich mir deshalb. gerade ehe sie kam, von Maurice Ravel *Klavierkonzert D-Dur für die linke Hand* an. Ruth schmiss sich wieder in ihren Stuhl und blieb stumm. Innerlich hörte ich weiterhin Ravel. Am Ende der Stunde sagte sie beim Aufstehen diesmal irgendwie nachdrücklich: »Meine Mutter war Pianistin. Besonders gern spielte sie Ravel.« Ich war ganz verwundert, welche Musik ich gewählt hatte. Normalerweise entscheide ich mich immer für deutsche Musik. Was hat diesmal zur Auswahl geführt? Ich erinnerte mich intensiv an meine Arbeit auf der Intensivstation für Neugeborene, welche Rolle die Musik dort gespielt hatte. Eine andere Verbindung machte ich nicht.

Bei unserem nächsten Treffen redete Ruth. Sie erzählte mir, sie könnte ihren zwei Jahre alten Sohn Max nicht füttern. Wir überlegten gemeinsam das weitere Vorgehen, und Ruth schlug vor, Max mitzubringen. So begannen meine Treffen mit Max und seiner Mutter, später auch mit ihrem Ehemann und Ira, dem älteren Bruder von Max. Recht bald zeigte sich, dass Ruth in meiner Gegenwart Max füttern konnte. Sie war spürbar im Kontakt mit ihm, er aß ganz gemütlich, und beide spielten lustvoll miteinander. Im Gespräch bemerkte Ruth, wie sehr sich dies von ihren Erfahrungen Zuhause unterscheidet. Als wir miteinander ohne Gegenwart von Max sprachen, erzählte sie mir, so sei es auch gewesen, als Ira auch etwa zwei Jahre alt war. Sie assoziierte dazu, wie ihre Mutter ihr befohlen hatte, ganz still zu sein, als sie sich mit Ruth vor den Nazis in Antwerpen versteckt hatte. Letztendlich, so sagte sie, hätte sie gelernt, einfach dauernd ihren Mund zu halten. Ihre Depression lichtete sich durch unsere Gespräche ziemlich rasch. Die Konsultationen dauerten ungefähr drei Monate, innerhalb derer wir uns vielleicht zehn Mal trafen. Um genauer zu sein, die Depression fing an sich zu lichten, als ich mich entschlossen hatte, Ravel zu hören, und Ruth mir erstmals von ihrer Mutter erzählt hatte.

Gut 20 Jahr später kam Ruth zurück. Sie war inzwischen geschieden, ihre Söhne gingen beide aufs College und soeben war ihre dritte schwere seelische Erkrankung diagnostiziert worden. Sie war erneut depressiv und sagte, sie sei magersüchtig geworden. Sie schaute mich direkt an und sagte: »Nun kann ich mich selbst nicht füttern.« Sechs Mal trafen wir uns im Sitzen vis-à-vis, bis wir uns entschlossen, uns auf eine Analyse einzulassen.

Ruth erzählte mir, wie sie vor 20 Jahren, als sie mich konsultiert hatte, nichts fühlen und ihren Sohn Max nicht füttern konnte, während sie in meiner Praxis saß und spürte, wie sich ihre Depression lichtete. Da hätte sie gedacht: »Dr. Herzog ist meine Mutter.« Ich erinnerte mich unausgesprochen an Ravel. Sie sprach weiter und erzählte mir, wie sie von ihrer Mutter aus dem Zug geworfen wurde, der nach Auschwitz ging, als die Türen geöffnet wurden, um die Latrinenbehälter auszuschütten. Das war irgendwo in Polen, und sie war drei Jahre alt. »Ich war fast tot. nachdem ich schon lange Zeit im Zug gewesen war.« Es war für sie, als läge sie tagelang auf der Erde, bis sie schließlich von Bauern in deren Haus gebracht wurde. Mit sechs Jahren kam sie nach New York. Sie lebte dort mit einer jüdischen Familie auf Long Island, bis sie sich in Radcliffe einschrieb. »Ich habe mir immer gewünscht, Mutter hätte mich nicht aus dem Zug geworfen«, sagte sie, »ich wäre viel lieber bei ihr geblieben. Völlig zusammen hätten wir gemeinsam sterben können.« Unmittelbar zeichnete sich so klar ab, worauf eine komplizierte Mutterübertragung hinauslaufen sollte. Ich verstand die Hinweise auf »fast tot« und »völlig zusammen« mit der Mutter sterben. Ich dachte an die Stelle in Hermann Hesses *Narziß und Goldmund*, wo es heißt, wie man denn ohne eine Mutter leben und ohne eine Mutter sterben könnte.

Ruth war anerkannt als Verfasserin von 13 wissenschaftlichen Büchern in ihrem Fach Französische Literatur. Während wir zusammen arbeiteten, war sie nicht als Klinikerin, aber als Wissenschaftlerin in psychoanalytischer Ausbildung. Die ganze Zeit über kämpfte sie mit ihrer Erkrankung. Sie pflegte zu sagen:

> Das sind meine Eltern. Sie verfolgen mich mit dem, was sie waren, und mit dem, was sie nicht waren. Ich wünsche mir so sehr, ich hätte sie besser kennenlernen können, und ich frage mich immer wieder, ob sie mich wirklich gekannt haben. Mein Vater wurde abgeholt, als ich noch sehr klein, fast noch ein Neugeborenes war, meine Mutter als ich drei Jahre alt war. Das bringt mich noch um, das ist meine Krankheit. Sie waren beide Ärzte, übrigens, um exakt zu sein, er war Arzt, meine Mutter noch Medizinstudentin, aber schon gut als Wunderkind bekannt. Denn sie komponierte und spielte Klavier, als die Deutschen kamen. Hier bei Ihnen, da habe ich vielleicht beide gefunden. Wenn ich mir vorstelle, was für ein guter Ehemann Sie sein würden, dann ist mir klar, das ist mein Wunschvater. Ich habe viel nachgeforscht über ihn, und ich weiß, dass er ein guter Mensch war, ein guter Mann auch. Er war auch stark, energisch und spielerisch, so glaube ich zumindest. Mein ehemaliger Mann, Sie haben ihn ja kennengelernt, war nichts von dem. Er war mehr wie mein Adoptivvater, ängstlich, korrekt, der keine Gefühle riskieren wollte oder sich für eine Sache stark machte. Er konnte mir nicht helfen, wie das mit den Jungen geht. Er konnte mir einfach nicht helfen. Mein Vater dagegen wurde früh verhaftet, weil er jüdische Kinder versteckt hatte. Er versuchte wie Sie zu helfen. Das ist etwas, was wir beide gelernt haben. Ich stelle mir vor, dass Sie ein guter Ehemann sein könnten, aber wie gesagt, sexuell sind Sie für mich gar nicht attraktiv. Dafür müssten Sie wie die polnischen Buben sein, die drohten, mich auszuliefern, es sei denn, ich mache, was sie forderten… Damals habe ich das alles gehasst, und jetzt erregt mich das alles sexuell. Das Leben ist grausam.

Zu erforschen, welche Männer ihr schmeckten, nahm viel von unserer Zeit in Anspruch: die Beziehung zum Hausmeister ihres Wohngebäudes, zu den Müllmänner und selbst zu zwielichtigen Typen, die sie an unsicheren Orten aufgabelte. Sie erinnerte sich fast vollständig an die ihr aufgezwungenen sexuellen Aktivitäten in Polen im Alter zwischen drei und sechs Jahren. Darüber hinaus erinnerte sie alle Adoleszenten, die sie missbraucht hatten. Sie erschienen oft in ihren Träumen und bevölkerten zuweilen ihre Masturbationsphantasien.

»Immer wenn ich ihre Gegenwart gebraucht habe, um die Hoffnung nicht zu verlieren, um die Jungens zu füttern und um selber zu essen, dann habe ich gewusst, Sie sind meine Mutter. Ich erinnere mich, welche panischen Ängste sie hatte. Wie hätte es anders sein können? Wir waren in Todesgefahr, und sie wusste es. Aber bei ihnen war es doch darüber hinaus noch anders, sie hatten keine Angst und waren willens unter Einsatz ihres Körpers, ihres Selbst, das Leben eines Kindes zu retten. Sie blieben bei uns. Wenn es recht ist, bleibe ich jetzt bei Ihnen.« Ich antwortete darauf: »Das ist schon recht«. Ich war mir bewusst, dass ein grundgelegter Pakt recht erweitet wurde. Ruth blieb in unserer analytischen Beziehung bis zu ihrem Lebensende.

Unser Weg wurde zunehmend holpriger und steiniger. Während früher Ruth voller Interesse mit mir entweder Englisch oder Französisch sprach, gab es jetzt lange Schweigeperioden. Weil sie während dieser Phase auch schrecklich krank war, beschäftigte mich zuweilen die Frage, ob sie tatsächlich ins Koma gefallen war oder auf der Couch tatsächlich im Sterben lag. Ich hatte irgendwie das sichere Gefühl, dass der Pakt, auf den wir uns eingelassen hatten, eingefordert wurde, und jetzt waren das Gewebe unserer Intimität, der Text unseres Spielraums und die Grimmigkeit allgegenwärtig. Ich wusste aber auch aus irgendwelchen Gründen, dass es nicht nur grimmig war. Es war – wie es nun war. Ich dachte über die Menschen nach, die auf den Transporten wirklich gestorben waren, und über einen Artikel, den ich gelesen hatte, über eine erwachsenen Tochter, die zusammen mit ihrem Mann von einem solchen Zug abgesprungen war und ihren todkranken Vater dort im Zug zurückgelassen hatte. Viele Jahre später legte ihr jemand in Israel die Hand auf die Schulter mit einer »Nachricht« von ihrem Vater. Ehe er auf dem Zug starb, hatte er zu diesem Menschen gesagt: »Ich bin der glücklichste Mensch auf Erden. Meine Tochter wird leben.« Mir fiel auf, dass mir unklar blieb, wer stirbt, Elternfigur oder Kind, und ich erlebte die Verschmelzung und Verwirrung ganz fremdartig und zugleich von Grund auf bedeutend. Ruth blieb in dieser ganzen Zeit am Leben, und sobald die Stunde aus war, stand sie immer auf und zeigte mir beim Hinausgehen ein leises Lächeln.

Irgendwie begriff ich, was wir beide hier taten. Wir reisten zusammen in dem Zug nach Auschwitz oder in eine andere Richtung, die eine noch tiefere Erforschung verlangte. Ich dachte an meinen mütterlichen Großvater, der in einem solchen Zug von Theresienstadt nach Auschwitz fuhr, zusammen mit seinem 14-jährigen Sohn, dem er es nicht erlaubt hatte, diese Reise alleine anzutreten. Beide wurden dort vernichtet. Das Bild eines Vaters, der seinen Sohn nicht unbegleitet ließ, hat mich fast mein ganzes Leben lang verfolgt und inspiriert.

Ich kam auch darauf, dass ich zu der Zeit viel an meine Mutter und ihre Liebe für Beethoven (wie auf der Intensivstation) dachte. Ich studiere Dirigieren, was mich von frühester Kindheit an interessierte. In dieser Zeit dirigierte ich in meinem Kopf Beethovens *7. Symphonie* oder sein *Konzert für Violine und Orchester D-Dur op. 61*, ihre beiden Lieblingsstücke. Meine ganze Kindheit hindurch hörte ich diese beiden zusammen mit meiner Mutter. Ich konnte beim Zuhören ihre Tränen spüren, auch dann, wenn sie sie nicht wirklich vergoss. Bei diesem gemeinsamen Zuhören mit meiner Mutter dirigierte ich manchmal kindlich die Musik, die wir gerade hörten. Ruth kam weiterhin jeden Tag und lag still auf der Couch. Ich fürchtete nicht, dass sie die Analyse verlassen würde, aber dass ihr Leben sie verlassen könnte, das fürchtete ich tatsächlich. Ich begann, noch über mehr als über Musik nachzudenken. Ich dachte an meine Mutter, und wie schmerzvoll für sie unsere Abschiede waren, nachdem ich für Ferien oder Feiertage nach Hause gekommen war. Hinter der Couch sitzend fühlte ich mich ganz unbeweglich. Ich wollte meine Mutter nicht verlassen. Denn ich wusste, wenn ich sie verlasse, dann hallte in ihr der Verlust ihrer Familie wieder, als sie in Berlin als Medizinstudentin von der Universität ausgeschlossen wurde und sie dann mit meinem Vater in die Vereinigten Staaten kam. Ich verstand, dass dies auch Ruths Geschichte war. In vieler Hinsicht ganz verschieden, aber gleichzeitig eng verwoben. Darüber hinaus »wusste« ich, dass dies auch die Geschichte von Ruth war, so wie sie sie wirklich erinnerte und wie sie sie wirklich auch durchlebte, was darauf folgte; bemerkenswert angesichts des Übermaßes an Barbarei, die sie erduldete, und der außergewöhnlichen Wege, auf denen sie dies in sexuelle Fantasien und Aktivitäten, in ihre Symptomatologie und in ihre überragenden akademischen Leistungen umsetzte.

In meiner Reverie glaubte ich, ganz deutlich die Berliner Aufnahme der *7. Symphonie* von Beethoven unter Karajan zu hören. Plötzlich musste ich gezuckt haben, auf jeden Fall hatte ich mich bewegt, und dabei sah ich, dass ich mich in meinem Stuhl ausgestreckt hatte und ich auch damit so gut wie lag. Ich spürte Tränen meine Wangen herunterfließen. Ruth summte. Ich erkannte das Lied sofort. Es war die *7. Symphonie*. »So wunderschön«, sagte ich und dann »das Lieblingsstück meiner Mutter«. »Ist Beethoven der Ravel Ihrer Mutter?«, fragte nun Ruth. Meine Antwort war »Ja«. Ruth fuhr fort: »Ich liebe es, dass Sie mich begleiten. Ich liebe Sie und fühle mich von Ihnen geliebt. Irgendwie ist da eine ganz tiefe Teilhabe. Ich hätte mich nie in Analyse begeben, geschweige denn wäre dabeigeblieben, wenn ich Sie nicht zusammen mit Max erlebt hätte. Dass Sie eine Mutter mit ihrem Kind begleiten konnten, machte Sie zu einer Mutter, machte Sie zu einem Vater, machte Sie gleichzeitig zu einer Mutter und zu einem Vater. Sie sind meine Familie.«

In dem Sinne verweist uns Ruth darauf, wie ein überwältigendes Trauma die Struktur der Psyche beschädigt und wie – mit den Worten des Lyrikers Paul Celan: »ein verzweifelter Dialog mit einem aufnehmenden Du« – der analytische Dialog helfen kann, sie wieder aufzubauen. Sie verweist uns auch darauf, wie vielfältig eine Analysandin durch Konstruktion, tatsächlich immer durch Ko-Konstruktion im Spielraum etwas von ihren zahlreichen Selbstzustände erlebt, indem sie aufeinanderfolgend bedeutungsvoll bekennt, dass sie ihren Analytiker als ersehnte Zuwendung erlebt, aber auch als schmerzvolle Erinnerung an das, was war, was nicht war und was nötig ist, um mit ihrem Kummer und Schmerz nicht unerträglich alleine zu sein. In seiner Arbeit über Überlebende des Holocaust beschreibt Noah Herzog die Aufrichtung eines äußeren (exo) Skeletts des Selbst, nachdem durch überwältigenden Terror und Gewalt die (endo) Selbststruktur schwerwiegend unterminiert worden war. Er fokussierte dabei auf Überlebende, die mit ihrer Kunst und deren Möglichkeiten einer beteiligten Zuhörerschaft unerträglichen Schmerz mitteilen konnten. Wenn die Beteiligung solch einer Zuhörerschaft verschwindet, lässt sich das Selbst mit seinem (exo) äußeren Skelett nicht mehr aufrechterhalten, und der Künstler wird gefährlich suizidal. Dabei dachte der Autor an Celan, Primo Levy, Jerzy Kochinshinki und Bruno Bettelheim. Von denen unterschied sich Ruth mit ihrer Wissenschaftlichkeit und ihrer literarischen Produktion deutlich. Die Zuhörerschaft blieb erhalten. Aber die Anpassung durch das (exo) äußere Skelett deckte einen inneren Zusammenbruch zu, sodass kein verzweifelter Dialog mit einem aufnehmenden Gegenüber aufgenommen werden konnte. Es bedurfte eines realen Anderen, des Analytikers, damit ein neuer skelettgetragener Dialog entstehen konnte. Aber was uns in unserem analytischen Spielraum begegnete, ging jedoch noch darüber hinaus. Als sich ihre Welt verengte und die Erkrankung sie überwältigte, wurde der Raum zu einem von Zusammensein mit gleichzeitigem Geworfensein und von Getrenntheit. Ich suchte in mir nicht nach Vergleichbarem. Das Erleben fand mich. Das unglaublich schöne, das unglaublich traurige Gesicht meiner Mutter erfüllte meine Seele, und ich weinte. Ein anderer Anteil meiner Psyche versuchte, dessen Sinn zu finden, indem ich meinen eigenen Schmerz beim Abschied von unseren Kindern und Enkeln, nachdem sie bei uns zu Besuch gewesen waren, ausfindig machte. Ich freute mich über mein vernünftiges Selbst. Aber ich war noch froher, dass das Musikgeschehen in den Raum eindrang, in den seelischen Raum, den Ruth und ich zwischen uns aufgespannt hatten. Ruth verblüffte mich, als sie mich gleichzeitig zu Mutter und Vater erklärte. Gleichzeitig merkte ich mit Bedauern, dass ich auf meiner Reise meinen Vater, ein eher Wagnerianischer Vorfahre, nicht einbezogen hatte. Natürlich vertiefte ich mich in diesen Gedanken. Ich stellte mir die Frage, warum ich einen gemeinsamen Raum von Mutter mit Kind gefunden hatte statt meines ganz besonderen Glücks, dass ich beide, Mutter und Vater, gehabt habe. Wohl deshalb, weil dies besser in Resonanz stand mit dem, was Ruth mir gebracht hatte. Mein Vater war in dem, was in mir aufstieg, so wenig präsent, wie Ruths Vater in deren Todeszug nicht gegenwärtig war. Faszinierenderweise unterschied sich das von der Übertragung, in der ich als Vater regelmäßig präsent war.

Für weitere zwei Monate trafen wir uns weiterhin vier Mal die Woche. Zuhause bei ihr wurde eine Hospizpflege eingerichtet, und ihre Söhne kamen aus Übersee, um bei ihrer Mutter zu sein. Trotzdem kam sie weiterhin. Ira und Max halfen ihr auf die Couch, am Ende der Stunden wieder von der Couch herab. Manchmal blieb sie stumm. Oft aber summte sie. Ich konnte Ravel, Schubert, Brahms und Beethoven erkennen. Ich fragte, ob ich auch summen dürfte. Sie nickte bestätigend. Am letzten Tag, an dem sie zu mir in die Praxis gebracht wurde, flüsterte sie: »Meine Mutter summte dies für mich damals auf dem Zug. Ich erinnere mich, ich erinnere mich.« Ich entgegnete: »Wir erinnern uns gemeinsam.« Tränen flossen über ihre Wangen, genauso wie bei mir. Dann sagte sie: »Werden Sie das Sch'ma[2] aufsagen für sie – für mich?« Ich sagte ja und tat es. An dem Abend rief mich Max an und teilte mir mit, dass seine Mutter etwa eine Stunde später, nachdem man sie in ihr Bett zurückgebracht hatte, gestorben war. Auf Bitte ihrer Söhne hin – und weil ich auch tief aus mir heraus es tun wollte – nahm ich an der Gedenkfeier für Ruth an der hiesigen Universität einige Wochen später teil. Ich fuhr auch nach Paris, wo Monate später feierlich ihres Lebens und ihres Gesamtwerks gedacht wurde. Ich war sehr bewegt, als einer ihrer Söhne unsere Zusammenarbeit erwähnte und die Stelle bei Hesse zitierte, die ich weiter oben erwähnt und angeführt habe.

Ruth und ich konnten damit beginnen, zusammen den Viehwagon auf ihrer vorzeitig abgebrochenen Reise nach Auschwitz zu besteigen, als ich ihrem Einigungsvorschlag zustimmte. »Ich will lieber bei Ihnen bleiben und nicht wie durch meine Mutter ins Leben hinausgeworfen werden.« Gemeinsam durchlebten wir diese Erfahrung, begleitet von der Musik unserer Mütter, den Affekten und körperlichen Erfahrungen aus Gegenwart und Vergangenheit, die in jedem von uns durch den und mit dem anderen ausgelöst wurden. Der tiefe Schmerz entwurzelter Mütter und die wundervolle Musik, die die verlorene Vergangenheit mit der gelebten Gegenwart verband, tönten in jedem von uns und wurden auf vielfältige Weisen in Gang gesetzt, die ich versucht habe zu beschreiben. Die aufgefundene Musik ermöglichte es Ruth, zu sprechen und dann ihren Sohn zu füttern, schließlich nicht zu sprechen und dann ihre so frühe,

2 Sch'ma ist das erste Wort des hebräischen Gebets Sch'ma Israel, dt.: Höre Israel.

unerträgliche letzte Reise mit ihrer Mutter wieder aufzusuchen. Wir konnten dann ihre letzte Reise erträglicher gestalten, weil sie in Begleitung stattfand. Die Vergangenheit war präsent, aber als geteilte konnte sie überschritten und ausgehalten werden. Ruths schweres Trauma, nachdem sie aus dem Zug geworfen worden war, deckte ein Gefüge noch unerträglicherer Erinnerungen zu, für die es keine Worte gab, die aber in der Musik geteilt werden konnten, nachdem es zu dem Versprechen gekommen war.

Relationale Analyse erarbeitet prozesshaft, wie die Verbindungen zwischen zwei Menschen zustande kommen und auf welcher der vielen Ebenen diese am besten verständlich werden. In einer früheren Arbeit habe ich beschrieben, wie eine bislang vom Analytiker noch nie erlebte Panikattacke zur deutlichen Vertiefung des analytischen Vorgehens führte, das mit der Panikattacke des Patienten begonnen hatte (Herzog, 2017). Unsere neurophysiologischen Kollegen erforschen die Spiegelneuronen und deren Funktionen bereits in den frühsten Momenten des Lebens nach der Geburt, Funktionen, die jeglichem sprachlichem Gestus vorausgehen Die Struktur des Selbst gestaltet sich dem entsprechend, wie diese Neuronen die affektive Resonanz bestimmen und in welcher Weise sie die Transformation von Getrenntheit hin zu internalisierter Verbundenheit steuern; in der Begrifflichkeit von Noah Herzog von exo zu endo. Wenn im Behandlungszimmer der Analytiker sich auf Begleitung einlässt, dann bleibt die Frage nach Sicherheit immer präsent (ebenso wie stets auf der Intensivstation für Frühgeborene, von der aus ich zu forschen begann). Wie kann der Analytiker Zugang zu intrapsychischen Räumen finden, wo doch das Selbst den Zutritt nach innen und nach außen hin abblockt? In der Kinderanalyse und in der Erwachsenenanalyse kann ausschließlich der Analysand darüber bestimmen. Jane Lewis verbindet die optische Wahrnehmung im Raum und in ihrer Vergangenheit mit lebenserhaltenden und lebensmarkierenden Aspekten der Fotografie und des Fotografen, mit der Kamera, dem Subjekt, mit seinem ihn dokumentierenden Interpreten (Barthes). In dieser Arbeit ist es die akustische Modalität, die strahlende und trauervolle Musik einer letzten Reise, von einem Weggang, von Tod zu Tod, vom Leben zu Leben als eine Brücke, die im Analytiker und in der Analysandin sich aktualisierte. Ich möchte nicht ausschließen, dass ich entdeckte, wie ich die *7. Symphonie* von Beethoven »dirigierte« und mich diese Entdeckung verwunderte; so war ich dadurch nicht nur mit Ruth verbunden, die den zweiten Satz zu summen begann, sondern sie regte auch in mir an, wie ich so viel früher mit meinen überschäumenden und irgendwie auch lächerlichen Anstrengungen im Gesicht meiner Mutter ein Lächeln entstehen ließ. Aber es war und ist immer noch der erste Satz dieser großartigen Symphonie. Darüber hinaus bin ich mir fast sicher, dass diese Musik nur in meinem Kopf entstand und dort gehört wurde.

Weder sang noch summte ich laut. Aber innerhalb der vielen Wirklichkeiten im analytischen Spielraum ist natürlich nichts ganz sicher. Stets und immerwährend stellt sich die Frage nach den vielfältigen Bedeutungsebenen in jedem der Beteiligten, was es bedeutet, wenn sie vereint werden, möglicherweise als ultimative Bedeutung eines solchen Beziehungsmoments. Weder Gleichheit noch Unterschied sind jemals absolut. Die sich ergebende Harmonie, merkwürdigerweise auf Französisch und Deutsch, ermöglichte es, die analytische Musik zu erschaffen und ihr gemeinsam vereint zuzuhören. Dann hieß es, das Unsagbare zu schultern. Worte waren all dem vorausgegangen: Ruths Erzählung, dass sie fast tot war, als sie aus dem Zug geworfen worden war; sie hatte ja gesagt, sie hätte gänzlich mit ihrer Mutter sterben wollen. Als das Sch´ma erbeten und gesprochen wurde, folgten sie einander, und in Gegenwart ihrer Söhne konnte sie für immer gehen.

Paul Celan

Espenbaum
Espenbaum, dein Laub blickt weiß ins Dunkel.
Meiner Mutter Haar ward nimmer weiß.

Löwenzahn, so grün ist die Ukraine.
Meine blonde Mutter kam nicht heim.

Regenwolke, säumst du an den Brunnen?
Meine leise Mutter weint für alle.

Runder Stern, du schlingst die goldne Schleife.
Meiner Mutter Herz ward wund von Blei.

Eichne Tür, wer hob dich aus den Angeln?
Meine sanfte Mutter kann nicht kommen.

Übersetzung aus dem amerikanischen Englisch
von Peter Bründl, München

Literatur

Celan, P. (2003): *Gedichte. Neue kommentierte Gesamtausgabe.* Suhrkamp: Frankfurt a. M.

Hesse, H. (1978): *Narziß und Goldmund.* Suhrkamp: Frankfurt a. M.

Herzog, J. M. (1983): A Neonatal Intensive Care Syndrome. A Pain Complex Involving Neuroplasticity and Psychic Trauma. In: Call, J.; Galenson, E. & Tyson, R. (Hrsg.): *Frontiers of Infant Psychiatry.* Basic Books, New York, 291–301.

Herzog, J. M. (2018): Dolph and Gus. The War of the World. Safety in the Analytic Play Space and the Intrusion of Terror. *Psychoanalysis, Self and Context, in press*, 13 (1), 65–72.

Herzog, N. A. (1990): *A desperate dialogue to a receptive you. Submitted in partial fulfilment for graduation.* Waltham, Mass.: Brandeis University.

Alfred Walter
(Augsburg)

Wenn körperliches Leiden zur Beziehungsinszenierung wird

Körpernahe Narrative als Bewältigungsversuche körperlich bedrohlicher Erfahrungen

Psychosomatik, auch psychoanalytische Psychosomatik, geht in der Regel davon aus, dass bestimmte belastende oder traumatisierende Erfahrungen sich innerhalb des Körpers in Form von unterschiedlichsten körperlichen Störungen niederschlagen können (vgl. Bürgin, 1993; Tabbert-Haugg, 2007; Küchenhoff, 2012; Storck, 2016; Uexküll, 2016). Andererseits zeigt die psychoanalytische Erfahrung immer wieder, dass sich körperlich hoch bedrohliche bzw. traumatisierende Erfahrungen, oft in Verbindung mit der fehlenden notwendigen Innen- und Außenregulation, in psychische Handlungen »konvertieren«, dass sich sehr belastende körperliche Zustände im therapeutischen Geschehen in Spiel- und Handlungsinszenierungen zeigen und als »Handlungssprache« (Klüwer, 1983) im therapeutischen Prozess Gestalt annehmen können.

Ausgehend von den Überlegungen, dass die frühesten Erfahrungen primär Körpererfahrungen sind (Freud, 1923, S. 253: »Das Ich ist vor allem ein körperliches«; Houzel, 2009, S. 196, spricht von einem »epistemologischen Dualismus […] Psyche-Soma«), aus denen sich psychische Erfahrungen ausdifferenzieren, wird einführend versucht, erste Überlegungen zur Konversion frühen belastenden und traumatisierenden körperlichen Erlebens in die unbewusste Gestaltung von Beziehung zu formulieren. Es schließt sich eine ausführliche Fallvignette an, in der wesentliche Aspekte des Behandlungsverlaufs unter der benannten Thematik veranschaulicht und kommentiert werden.

Wenn körperliches Leiden zur Beziehungsinszenierung wird – Theoretische Vorüberlegungen zur »Konversion« körpernaher Erfahrungen in Beziehungsdynamik

Von psychoanalytischer Seite aus wurde differenziert entwickelt, dass in der frühen Körpererfahrung Beziehungserfahrungen eingeschrieben sind (vgl. Bauer, 2016; Bürgin & Steck, 2013; Gaddini, 2015; Henningsen, 2012; Leuzinger-Bohleber, 2017; Leuzinger-Bohleber et al., 2009 u. 2013; Ogden, 2006; Pedrina & Hauser, 2013; Roth-Strüber, 2014; Stern, 1992; Schore, 2003; Streeck-Fischer, 2018; Strüber, 2016; Traxl, 2016; Utari-Witt & Walter, 2018a). Insofern kann begründet davon ausgegangen werden, dass das frühe Körpererleben untrennbar mit Beziehungserfahrung und Ich- und Selbsterleben verbunden ist. Bereits Erikson (1950, 1966, 1988) erweiterte in seinem epigenetischen Modell der individuellen Entwicklung den eher biologisch orientierten Ansatz der psychosexuellen Entwicklung Freuds (Freud, 1905) um die Erfahrungsdimension der sozialen Umwelt. Diese Überlegungen wurden von vielen Autoren der Objektbeziehungstheorie und Selbstpsychologie und in der Bindungstheorie weitergeführt (vgl. zusammenfassend Fonagy et al., 2004; Fonagy & Target, 2005; Fonagy, 2006; Fonagy & Target, 2006; Fonagy et al., 2017; Streeck-Fischer, 2018). Aus heutiger Sicht beinhalten Körperrepräsentanzen immer auch Beziehungsrepräsentanzen und die aus beidem resultierenden Selbstrepräsentanzen. Dies zeigt sich bereits mit den frühesten Beziehungserfahrungen über die Haut (vgl. Anzieu, 1991; Bick, 1968). Körpererfahrung ist insofern Beziehungserfahrungen und Selbstbezug inhärent, keines ist ohne die beiden anderen denkbar. Ebensowenig wie ein Baby ohne Mutter gedacht werden kann und umgekehrt – entsprechend dem bei einem wissenschaftlichen Treffen der British Psychoanalytical Society um 1940 von Winnicott formu lierten Duktus »there is no such thing as an infant« und »the inherited potential of an infant cannot become an infant unless linked to maternal care« (Winnicott, 1960, S. 39, S. 43) –, können körperliche Erfahrungen nicht ohne Bezüge zum Beziehungserleben und zum Selbsterleben konzeptualisiert werden und umgekehrt. Insofern sind Körpererleben, Beziehungserfahrungen und Erleben des eigenen Selbst, sind Körper-, Objekt- und Selbstrepräsentanzen immer untrennbar miteinander verbunden. Insbesondere in der sehr frühen Zeit beziehen sie sich auf Erfahrung von Anwesenheit und Abwesenheit relevanter Bezugspersonen, von Regulation und Nichtregulation psychischer und körperlicher und damit verbundener psychische Zustände und umgekehrt. Diese Beziehungserfahrungen und Selbstrepräsentanzen sind immer in die körperlichen Symptomatiken und Störungen mit eingeschrieben und wirken sich wiederum auf das Selbsterleben aus. Das Erleben des eigenen Körpers, von körperlichem Schmerz und körperlicher Erkrankung ist insofern immer verbunden mit dem konkreten Erleben der Anwesenheit/Abwesenheit von Bezugspersonen und deren regulatorischen Fähigkeiten (zu letzterem vgl. Fonagy et al., 2004, 2017). Zu den unterschiedlichsten Möglichkeiten, wie sehr kleine Kinder mit extrem belastenden Erfahrungen und Trennungen von den sie strukturierenden und regulierenden Bezugspersonen, d. h. mit dem frühen Wegfall der Umwelt-Mutter (Winnicott, 1963) bzw. des Umwelt-Vaters umgehen, finden sich neben vielfältigen psychosomatischen bzw. somatoformen Störungen (Bürgin, 1993; Bürgin & Steck, 2013; Milch & Wirth, 2002; Tabbert-Haugg, 2007) unter anderem frühkindliche anaklitische Depression (Spitz, 1980), Rückzug in Form eines depressiven Anpassungssyndroms (Bowlby, 1961), hyperaktives Agieren (Heinemann & Hopf, 2006) sowie verschiedene Formen des autistischen, autistoiden oder psychotischen Rückzugs (Dzikowski, 1993; Ebrech-Laermann et al., 2014, Meltzer et al., 2011; Nissen, 2006, 2009, 2012, 2015; Tustin, 2005 u. 2008).

In jedes Erleben körperlicher Schmerzen und körperlicher Störungen sind Beziehungserfahrungen konstitutiv eingeschrieben. Um dies an einem alltäglichen Beispiel zu illustrieren: Ein kleines Kind fällt hin und schlägt sich das Knie auf; es blutet, das Kind empfindet Schmerz, weint und wird sich an die nächste zugängliche, relevante Bezugsperson wenden. Ist diese im Sinne Winnicotts »ausreichend gut«, so wird sie sich körperlich zuwenden und über körperliche Gesten wie Streicheln, auf die Wunde pusten, die Wunde mit einem Pflaster versehen dem Kind zu Hilfe kommen und, verbunden mit beruhigenden, das Erleben des Kindes konzeptualisierenden Worten (»du bist hingefallen und es blutet und tut weh«) dem Kind die Erfahrung vermitteln, dass der Schmerz überlebbar ist, vorbeigehen wird und es Möglichkeiten gibt damit umzugehen. Über Identifikation und die libidinöse Besetzung der Bezugsperson wird das Kind diese Fähigkeiten übernehmen und zur späteren eigenen Strukturierung verwenden, sodass eine Außenregulation nur noch bedingt nötig ist. Wir alle kennen Situationen, in denen dies aus dem Ruder läuft, indem die Eltern aus aktuellem Stress und/oder aufgrund ihrer eigenen Geschichte den Schmerz des Kindes nicht ausreichend einfühlsam mentalisieren können oder den Schmerz des Kindes nicht aushalten und zu histrionischem Reagieren neigen. In solchen und ähnlichen Fällen werden das Selbsterleben des Kindes und sein Schmerzerleben unterschiedlich mit Beziehungserfahrungen überlagert und davon durchdrungen, was sich auf den entsprechenden Selbstumgang des Kindes mit dieser Situation auswirkt. Härte im Umgang mit körperlichem

Schmerzempfinden (nach den Motti: »ein Indianer kennt keinen Schmerz«, »zäh wie Leder, hart wie Krupp-Stahl« etc.) führt in der Regel zu hartem Selbstumgang mit körperlichen Schmerzen. Ein histrionisch durchtränktes, tendenziell katastrophisierendes Regulationsangebot führt in der Regel zum histrionischen Selbstumgang und entsprechendem Umgang mit dem eigenen Körper. Es sei denn, es werden korrigierende Erfahrungen gemacht.

Für den vorliegenden Kontext bedeutet dies: Das individuelle Krankheitserleben – handelt es sich nun um harmlosen Schnupfen oder Fieber, sei dies ein massives körperliches Bedrohtheitserleben, wie wir es bei Frühgeburten und frühkindlichen Erkrankungen, die intensivmedizinische Maßnahmen erfordern können, finden – ist immer mit den sie ausreichend gut oder viel zu wenig regulierenden oder fehlenden und nicht regulierenden Beziehungserfahrungen verbunden und von diesen nicht zu trennen. Kleinianisch formuliert: Die Erfahrungen der anwesenden, ausreichend versorgenden und regulierenden »guten« Brust beziehungsweise der »bösen«, nicht vorhandenen, nicht ausreichend regulierenden Brust sind in das körperliche Erleben beruhigend oder zusätzlich belastend und bedrohlich eingraviert und werden in das damit verbundene Selbsterleben eingespeist. Insofern hinterlässt jedes (früh-)kindliche Krankheitserleben, jede Operation, jede medizinische Maßnahme, jeweils verbunden mit einem spezifischen Beziehungserleben und dem daraus resultierenden Erleben einer psychischen und körperlichen Regulation oder Nicht- oder Dys-Regulation tiefe unbewusste Erinnerungsspuren im prozeduralen Gedächtnis (zu Letzterem vgl. Leuzinger-Bohleber et al., 2013; Sonnenmoser & Rohde-Dachser, 2003; Schore, 2003). Mit anderen Worten: physisches Schmerzerleben und Krankheitserleben ist immer auch Beziehungserleben; in Anschluss an Winnicotts Diktum formuliert: »There is no illness without relational experience.« Diese frühen Beziehungserfahrungen beeinflussen die sich herausbildenden Introjekte und werden stilbildend für den späteren Umgang mit diesen Introjekten, anderen Menschen, sich selbst und dem eigenen Körper. Sie bilden sich externalisierend in der psychoanalytischen Beziehung ab – insofern dies von uns zugelassen und ausgehalten wird – und finden ihren Ausdruck in der unbewussten Gestaltung der therapeutischen Beziehung und der Spielsequenzen. In der jeweiligen konkreten therapeutischen Beziehung zeigen sich unbewusst gestaltete Spuren dieser frühen Erfahrungen und bahnen sich hoch individuell über Handlungsnarrative ihren Weg (vgl. Walter, 2012, 2015a, 2015b, 2016, 2017a, 2017b, 2018; Utari-Witt & Walter, 2018b).

Handlungsnarrative als Bewältigungsversuch körperlich traumatisierender Erfahrung

Im Folgenden möchte ich anhand einer Fallvignette [1] die »Konversion« sehr früh erlebter, hochbedrohlicher körperlicher Erfahrungen in Verbindung mit dem Wegbrechen einer regulierenden Außenwelt beschreiben und mit meinen therapeutischen Überlegungen verbinden. Hierbei geht es einerseits zentral um das immer wieder sehr körpernahe Agieren des Patienten (hier André genannt) in den oftmals hektisch verlaufenden Sitzungen; zugleich entwickelten sich in den einzelnen Stunden unterschiedlichste Narrative, in denen das frühe Bedrohungserleben des Patienten symbolisierend dargestellt wurde. Die einzelnen Spielsequenzen und Enactments (vgl. Streeck, 2000) verdichteten sich zu Ko-Narrativen, in die ich direkt einbezogen wurde oder in die ich mich Spiel-immanent mitagierend und gelegentlich deutend einklinkte. Dadurch begann sich eine »ko-narrative Transformation« als vom Patienten und mir gemeinsam gestalteter Prozess (vgl. Ferro, 2003, 2005, 2009) zu entwickeln in dem Sinne,

> als würden Analytiker und Patient gemeinsam ein Theaterstück entwerfen, dessen Handlungsstränge sich aufeinander beziehen, sich in ihrer Komplexität steigern und sich entwickeln. […] Dies geschieht zuweilen in einer Art und Weise, die keiner der beiden an dem Narrativ Beteiligten vorhersehen und für möglich halten konnte. (Ferro, 2009, S. 10)

Die GSG 9 und der lebensbedrohlich angeschossene Fußballspieler

André wurde mit knapp acht Jahren auf Anraten einer kinderpsychiatrischen Praxis zur Therapie angemeldet. In der kinderpsychiatrischen Diagnose fanden sich »Verdacht auf Posttraumatische Belastungsstörung«, »hyperkinetisches Syndrom mit Störung des Sozialverhaltens« sowie »Verdacht auf Asperger-Syndrom«. Meines Erachtens ermöglichte Andrés Vertrauen in die therapeu-

1 Den Therapieverlauf habe ich mit unterschiedlichen Akzentuierungen vorgetragen und diskutiert bei der Frühjahrstagung der DPV 2017 in Ulm (Walter, 2017a), beim 50. Kongress der IPA in Buenos Aires in einer »Small-Discussion-Group« mit A. Staehle, T. Storck und H. Utari-Witt (Walter, 2017b), bei der Ärztlichen Akademie für Psychotherapie 2018 in Benediktbeuern sowie bei der Deutschen Psychoanalytischen Gesellschaft (DPG) in München. In Walter 2017a findet sich ein weiteres Fallbeispiel eines in den ersten Lebenswochen körperlich traumatisierten Kindes und dessen Inszenierungsdynamik in der Therapie.

tische Beziehung und vor allem sein Vertrauen in die Belastbarkeit unseres Kontaktes auf dem Hintergrund seiner positiven Übertragung aufgrund primärer positiver Beziehungserfahrung und der positiven Besetzung der Therapie durch die Eltern, sich mit seinen sehr frühen, körpernahen, traumatisierenden Erfahrungen auseinanderzusetzen und sie idiographisch in die therapeutische Beziehung einzubringen.

Von Anfang der ersten probatorischen Sitzung an springt André, was immer wir auch spielen, mitten im Spiel abrupt auf und ballert, teilweise sehr eruptiv und lautstark, als »Mitglied der GSG 9« mit MGs um sich: Er müsse »bedrohliche Personen ausschalten«. Dieses Agieren wiederholt sich in den folgenden Sitzungen. Ab der dritten Sitzung bringt André einen großen Ghettoblaster mit in die Stunden, den er ziemlich laut aufdreht. Diese und viele der folgenden Stunden sind gekennzeichnet durch Mit-mir-Spielen, abruptem Aufspringen, ständigem Auf-mich-Einreden, Geballere und lauter Musik.

Mir ging dies, insbesondere zu Beginn, zunehmend auf die Nerven. Angesichts des mich überflutenden, agitierten, verbalen Dauerbeschusses, der lauten Musik, der permanenten Hektik und der lauten und als eindringend empfundenen Sprache Andrés erlebte ich mich zunächst völlig ausgeschaltet und über mehrere Stunden nicht in der Lage, die Situation therapeutisch zu erfassen. Mir war das alles zu hektisch, zu überbordend, ich fühlte mich in meinen therapeutischen Fähigkeiten lahmgelegt, war nicht in der Lage, klar denken zu können angesichts Andrés Dauerattacken auf meine therapeutische Fähigkeit, innere Zusammenhänge herzustellen (vgl. Bion, 1959, 1962). Ich erlebte mich in meiner Denkfähigkeit ausgeschaltet, konnte nur noch auf dieses ständige Geballere reagieren, was mir erst nach einigen Sitzungen auffiel. Als es mir langsam möglich wurde, mich nicht mehr durch Andrés ständiges und überbordendes hyperaktives Agieren verwirren zu lassen, kam mir spontan die Idee, die hohe Hektik der Stunden spielimmanent zu verlangsamen; um etwas Ruhe und Struktur in die Situation zu bringen schlug ich vor, als »Polizeischreiber« Protokolle über die Ereignisse niederzuschreiben; möglicherweise reagierte ich auch im Sinne unbewusster Rollenerwartungen (»role-responsiveness«, vgl. Sandler & Sandler, 1999) auf Andrés innere Wünsche nach haltender Präsenz und regulierender Strukturierung.

Überraschenderweise konnte sich André sehr gut darauf einlassen: Er begann, mir mehr oder weniger hektisch Täterbeschreibungen zu diktierten, schrieb diese z. T. in seiner kaum leserlichen Schrift selbst. Irgendwann meinte er, es müsse jetzt »unbedingt ein Haftbefehl ausgestellt werden«. Auf diese Weise kristallisierte sich eine klarere Handlungsstruktur von Andrés zunächst sehr überbordenden Inszenierungen heraus: Die GSG 9 muss bedrohliche Leute erschießen bzw. gefangen nehmen; diese kommen ins Gefängnis und werden vom »Oberbundesrichter« (den ich spielen sollte) angeklagt, Straftaten wie Raubmord u. a. begangen zu haben.

Einer der »Haftbefehle« lautete: *»Alexander May hat Jürgen Müller verletzt, Georg auch. Es ging um Boxkämpfe. Jetzt ergeht Haftbefehl gegen Alexander May wegen fünffachen Mordes und Störung einer Boxveranstaltung.«* André war es sehr wichtig, dass der »Haftbefehl« mit einem Siegel mit meinem Namen als »Bundesgerichtspräsident« versehen ist und dass das aktuelle Tagesdatum auf dem Papier steht.

Dieses Protokoll wurde daraufhin dem Gefangenen (mir) vorgelesen. Als so Verurteilter durfte (und sollte) ich »Hafterleichterung« beantragen; diese wurde jedes Mal vom Richter (André) vehement und lautstark mit entsprechendem »Abstempeln« (lustvolles Klopfen mit der Faust auf den Tisch) »abgelehnt!!«.

Andrés heftiges ADHS-nahes Agieren dürfte der bislang entwickelten Abwehr der frühkindlich erlebten körperlichen Bedrohung, verbunden mit hochinvasiven medizinischen Maßnahmen (Chemotherapie im zweiten Lebensjahr aufgrund von Leukämie), entsprechen, verschoben und externalisiert auf fiktive, phantasmatisch kontrollierbare, bedrohliche Gestalten im Außen. Insbesondere zu Beginn der Therapie verstand ich aufgrund der vielfältigen Attacken auf Denken und Verbindungen (Bion) überhaupt nicht, was in den Stunden geschah; erst nach einiger Zeit konnte ich Ideen und Vorstellungen entwickeln, was die implizite Logik dieser heftigen Inszenierungen sein könnte: Als kleines Kind körperlich sehr bedroht und immer wieder völlig allein gelassen worden, dürfte es für André wohl nur eine Chance gegeben haben, psychisch zu überleben: mutterseelenallein, ohne haltende und regulierende Umwelt-Mutter (Winnicott, 1963) sich in einer feindlich erlebten Umwelt autistoid einzukapseln und über diese Weise einen sehr frühen seelischen Rückzugsort (Steiner, 1993; Nissen, 2006, 2012) zu entwickeln. Auf diesen griff André immer wieder zurück, auch in seinen vielen Handlungsinszenierungen gegenüber der realen Außenwelt (die aus Gründen der Anonymität hier nicht dargestellt werden). In seinen Spielinszenierungen zeigten sich immer wieder körpernah agierte Erinnerungsspuren bzw. Reminiszenzen (vgl. Breuer & Freud, 1893) seines Kampfes gegen die frühe Leukämie als kleiner Junge ebenso wie gegen die bedrohlich-intrusiv erlebten medizinischen Maßnahmen, in der Klinik oft allein gelassen und konfrontiert mit einer sehr verzweifelten Mutter, die vom Vater des Kindes, der eine »leukämiefreie Beziehung« haben wollte und sich von ihr trennte, alleingelassen wurde und die aufgrund der schlechten Prognose der Ärzte davon überzeugt war, dass ihr kleiner Junge überhaupt keine Überlebenschance habe und sterben werde.

Dass frühe, hochinvasive medizinische Behandlungen im Erleben der betroffenen Kinder sehr deutliche Spuren hinterlassen, zeigen vielfältige Untersuchungen. Ahrens-Eipper und Nelius (2017) schreiben in ihrem Überblicksartikel:

> Schmerzhafte Prozeduren und angsterregende Behandlungserfahrungen sind ein Bestandteil unseres medizinischen Behandlungssystems. Am besten untersucht sind Folgen potentiell traumatischer Ereignisse im Rahmen medizinischer Behandlungen bei Kindern mit onkologischen Erkrankungen. [...] 5–10% der überlebenden Kinder leiden an einer posttraumatischen Belastungsstörung, ein deutlich höherer Anteil weist einzelne Symptombereiche wie Wiedererleben oder Hyperarousal auf. [...] Einzelne Studien berichten noch deutlich höhere PTBS- Raten [...] mit 35 %. (S. 269f.)

In ihrer Untersuchung kommen die beiden Autorinnen zu dem ernüchternden Resümee:

> Die PTSD nach körperlichen Erkrankungen und medizinischen Eingriffen steht nicht im Fokus der heilbehandlerischen Aufmerksamkeit, wie dies etwa nach sexuellem Missbrauch der Fall ist [...]. (Es besteht ein) offensichtliche(s) Missverhältnis zwischen Fachwissen über die Entstehungsbedingungen und Verbreitung einer Folgestörung und dem praktischen Vorgehen in unserem Versorgungssystem. (a. a. O., S. 274)

Nach meiner Erfahrung erleben viele Kinder trotz aller einfühlsamen Aufklärung im Vorfeld Operationen als sadistische Attacken auf den eigenen Körper. Die eigenen Eltern lassen einen im Stich und liefern einen an diese »Sadisten« aus. Ein elfjähriger Junge nannte seinen behandelnden Arzt sichtlich beängstigt immer nur »Dr. Frankenstein«.

In der analytischen Beziehung begann André mit zunehmendem Vertrauen in diese Beziehung mir seine frühe, hochbedrohlich erlebte Welt mehr und mehr zuzumuten, indem er seine traumatisierenden Erfahrungen in fiktive Personen und Ereignisse sowie Handlungsverläufe, die er fantasmatisch kontrollieren konnte, externalisierte. Zugleich wurde ich in diese Inszenierungen und Handlungsnarrative in unterschiedlichster Weise als Verwendungsobjekt (Winnicott, 1963; Oliner, 2015) einbezogen.

Gelegentlich erzählte André (im Nachhinein haarsträubende) Geschichten, die mir zunächst sehr glaubhaft vorkamen, z. B. er habe allein zuhause mit einem Kumpel mit Dynamit gespielt. Dies kam mir in der Stunde trotz anfänglicher Bedenken meinerseits derart glaubwürdig vor, dass ich mir massivste Sorgen um die beiden Jungen machte. Erst nach der Stunde erinnerte ich mich an die mir von seiner Mutter geschilderte Fähigkeit Andrés, unwahrscheinliche Geschichten so glaubwürdig und authentisch zu erzählen, dass Erwachsene ihnen Glauben schenkten und in seinem Sinne aktiv wurden. Ich vermute, dass André sehr früh in der Einsamkeit seines Rückzugs in seine autistoide Verkapselung eine kompensatorisch-phantasmatische Welt entwickelte, mittels derer er später fähig war, diese Welt magisch-omnipotent unter Kontrolle zu bringen (vgl. Fraiberg, 1972; Winnicott, 1979 [1971]), und darüber hinaus die Fähigkeit entwickelte, Erwachsene zu alarmieren, ihn zu schützen und ihm zu helfen. Dieser autistoid-magische Rückzugs-, Fantasie- und spätere Wirkraum dürfte für André in seiner damaligen Bedrohtheit und Verlassenheit von der Mutter möglicherweise der einzige ihm zur Verfügung stehende innere Schutzraum gewesen sein, den er später immer wieder aktivieren und auf den er kompensatorisch zurückgreifen konnte, sobald er in innerer Not war und sich bedroht fühlte. In diesen fabulierenden Geschichten, so vermute ich, brachte André Fragmente seiner traumatisierenden Erfahrung unter, gewann gleichzeitig Aufmerksamkeit und Zuwendung und damit zumindest partiell selbstwirksame Kontrolle über die soziale Umgebung, der er als kleines Kind in der Klinik nicht nur völlig ausgeliefert war, sondern die er auch als extrem bedrohlich erlebte; zudem brach im Erleben Andrés die in frühester Kindheit real und emotional ausreichend anwesende Mutter immer wieder weg. André dürfte sich in dem von Winnicott beschriebenen Zustand des die bisherige »continuity of being« grundsätzlich infrage stellenden »threat of annihilation« (Winnicott, 1960, S. 47f.) bzw. des »nameless dread« (Bion, 1962, S. 116), einer namenlosen, mit extrem bedrohlichen, frühen Beziehungserfahrungen verbundenen, nichtregulierten, existenziellen Grundangst befunden haben, was sich möglicherweise in der Therapie nachträglich als »fear of breakdown« (Winnicott, 1974) reinszenierte. Mittels seines heftigen Agierens, das lange Zeit die Therapie bestimmte, dürfte André versucht haben, Distanz zu dieser in ihm schlummernden, existenziell hochbedrohlichen Erfahrung zu bekommen: Mit seinem hyperaktiven Agieren hält er sich die existentielle, bis in den Körper hinein erlebte Bedrohtheit vom Leibe, ebenso seine damit verbundene Trauer, Depression und Verzweiflung und auch seine nicht gehaltene Wut.

Während vieler Monate des Agierens tauchten gelegentlich kurzzeitige Inseln der Stille auf: André begann Brettspiele zu spielen; ich durfte »auf keinen Fall« mitspielen, sollte »nur zuschauen«, durfte »kein Wort sprechen«. In solchen Momenten dachte ich, André beginne, sich selbst zu regulieren und zu beruhigen; öfter kamen mir Winnicotts Beschreibungen der Entwicklung der Fähigkeit zum Alleinseins in der Gegenwart eines Anderen (Winnicott, 1958) in den Sinn. Gelegentlich kritzelte er auf eine Flipchart Zeichen, alte ihn belastende Situationen, oder schrieb etwas darauf, verbunden mit dem Hinweis an mich: »Sehen Sie, sehen Sie!«, wie wenn er versuchte, mir auf diesem Weg seine innere Not symbolisierend zu zeigen und sie mir nahezubringen.

Nach gut einem Jahr veränderten sich Andrés Handlungsnarrative: Während der Fußballweltmeisterschaft begann er mit mir im Therapieraum mit lauter Stimme und sehr hektisch Fußball zu spielen. Mir fiel auf, dass er zunehmend Körperkontakt zu mir suchte. In einer Sitzung gerieten die Fußballspieler unter massiven Feuerbeschuss durch Terroristen. Einer der Spieler (André) wurde sehr schwer verletzt und lag im Sterben. Ich als Arzt sollte den Spieler behandeln, ihm Puls und Herzschlag messen. In meiner Gegenübertragung erlebte ich die Situation dichter und dichter, mir fiel Andrés Leukämieerkrankung ein. Unsere körperliche Nähe intensivierte sich, insbesondere als ich die »Wunden« des Spielers konkret mit Verbandsmaterial verbinden sollte. Mir ging durch den Sinn, dass in dieser Dichte, die für mich anfangs kaum aushaltbar war, irgendetwas sehr Wichtiges passiert, wofür ich zunächst keine Worte fand; vielmehr geriet ich unter einen starken, zunächst diffusen und beklemmenden inneren Druck, dachte jetzt inszeniert der Patient zwischen uns genau die Bedrohung, dass er fast gestorben wäre. Ich nahm dann all meinen Mut zusammen und hörte mich mit Herzklopfen sprechen: »Diesem Fußballspieler ist das Gleiche passiert wie dir, als du ein kleiner Junge warst und mit Leukämie im Krankenhaus lagst; er hat ganz knapp überlebt.« André sah mich mit großen Augen an, führte Daumen und Zeigefinger sehr nahe aneinander und meinte: »So eng ist es bei mir gewesen.«

Im »Polizeiprotokoll« dieser Stunde – André diktierte mir öfters solche Protokolle bzw. Berichte oder schrieb sie selbst – hieß es: »Ronaldo wurde verletzt. Neymar wurde verletzt, ein anderer auch. Polizei und Fußballarzt kommen und untersuchen.« Im »ärztliche(n) Untersuchungsbericht« ist zu lesen:

> Neymar hatte totalen Kreislaufzusammenbruch, nachdem ein Schuss sein Gehirn traf. Elefanten-Defibrillator musste eingesetzt werden, weil alles andere zu schwach war. Das Blut war nicht in Ordnung und gefährdete den Patienten sehr. Er kam ins Zentralkrankenhaus auf die Intensivstation unter den Scanner.

Es folgen (und halten noch an) viele Stunden mit Fußballspielen (gegeneinander; André muss Torschüsse abwehren), ich soll den jeweiligen Spielstand aufschreiben. Unterbrochen werden diese Spiele immer wieder durch politische Bezüge. Oft kommt André hypervigilant mit Hinweisen auf tagesaktuelle Nachrichten, die sich um bedrohliche Situationen handeln, in die Stunde. Einige Beispiele:

Oft sprach André zu Beginn der Sitzungen viel mit mir über den IS. Er fragt mehrmals, seine innere Bedrohtheitserfahrungen und *-ängste* externalisierend, ob die Terroristen des IS zu uns nach Europa bzw. in diese Stadt kämen. Dabei wird seine Angst atmosphärisch spürbar; als ich dies in Worte fasse – er habe Angst, dass die IS-Terroristen zu uns nach Deutschland kommen –, nickt er zustimmend.

In anderen Stunden fragt er mich öfters, ob die Hooligans aus Norddeutschland zu den hiesigen Bundesligaspielen kämen und auf dem Rathausplatz auftauchen würden. Dass ich sage, »ich denke nicht«, beruhigt ihn; meinen deutenden Hinweis, er habe vor denen Angst, dass sie ihm etwas tun könnten, bejaht er. Der »Polizeibericht« dieser Stunde: »Angriff von IS und 50 bewaffneten Hooligans. SEK (Sondereinsatzkommando) soll kommen mit Funkruf. Die Bundeswehr Deutschland soll die abschrecken. OP-Bericht: 14 Herzschüsse, ein Lungenschuss. Patient ok., ›es war knapp‹.«

Hier rückt die Gefahr phantasmatisch uns beiden besonders nahe; der Rathausplatz ist knapp 200 Meter Luftlinie von meiner Praxis entfernt, wir beide sind bedroht. Entsprechend martialisch das Schutzaufgebot: Sondereinsatzkommando der Polizei und Bundeswehr, in anderen Therapiestunden die GSG 9, zu Beginn der Therapie Polizei und gerichtliche Verfahren. Ähnlich wie bei vielen anderen Kindern auch werden diese Institutionen als haltende, unterstützende und verlässliche, regulierende Instanzen und Ordnungsmacht phantasiert, die einen retten, einen im Kampf gegen diese riesengroße, zum Teil unermessliche Bedrohung schützen; psychodynamisch gesprochen gegen die externalisierend ins Außen verlagerten (vgl. Novick & Hurry, 1969; Walter, 2015b) hochbedrohlichen physischen und psychischen »Angriffe« der Leukämie und der intensivmedizinischen Behandlungen sowie die vielen zum Teil fragmentierten, nicht integrierten und nicht regulierten Ängste, verbunden mit der Abwesenheit eines »gut« erlebten Objekts. Doch es bleibt trotz allem Aufgebotenem an Unterstützung und Schutz – wie früher auch – immer grenzwertig und knapp.

So heißt es in einem weiteren »Polizeibericht«:

> Wir, auch die GSG 9, haben sehr geballert gegen die Diebe, die nie besiegbar waren, auch nicht durch Panzer, Drohnen, Atombomben. Die Armbrust hat auch nicht geholfen. Wir sind dann durch einen Tunnel geflohen. Einer der Diebe, der früher bei uns war, kannte das Codewort für den Tunnel: 20814. Die Transformer-Falle hat auch nicht funktioniert. Wir haben zwei Waffen von ihnen gesprengt. Drei Diebe haben wir gefangen.

In einem weiteren Stundennarrativ der nächsten Sitzungen wird »ein Baby gerettet, das von der GSG 9 ist. Und alle 9.094.800.000.446 Millionen Diebe sind tot.«

Einige Stunden später:

Die Guten, GSG 9, SEK, Bundeswehr in Schutzanzügen, kämpfen gegen die Bösen: Räuber, Banditen klauen Waffen, Dynamit, Hubschrauber. Der GSG-Doktor untersucht den verletzten Therapeuten: »So ist der Doktor, der kann alles verheilen!« Bei den Kämpfen wurde ein Mann verloren. Die Bösen hatten unsere Kleider an, haben uns getäuscht. Einer muss sich beruhigen, er war immer im Kampf. Er fiel in Ohnmacht und war nach fünf Minuten wach. Der Arzt konnte ihn nicht beruhigen. Der Oberarzt meinte, fünf Tage Urlaub würden helfen.

Per Luftpost stellt dann der Oberarzt (André) einen entsprechenden Bescheid aus.

Nach weiteren Sitzungen, in denen es darum ging, wie viele Bälle der Torwart, der »es wissen will« – Was will er wissen? Ob er die Attacken auffängt, sie überlebt? – abgewehrt hatte und wer jeweils führte, tauchen erneut bedrohliche Einsprengsel auf: Beim Stand von 2:10 und 7:20 ist »Manuel Neuer schwer verletzt, er blutet«. In einer der folgenden Sitzungen taucht völlig unvermittelt »ein Terrorist von Al Qaida« auf. Nachdem André in dieser Sitzung drei Spiele haushoch gewinnt, meint er: »Ich war richtig gut im Tor«, wie wenn er all die bedrohlichen Angriffe und Attacken überstanden hat.

Wieder später kommt es zum Boxkampf zwischen Wladimir Klitschko und Bryant Jennings. André ließ die ganze Zeit *Eye of the Tiger* von *Rocky III* laufen. Das von André diktierte »Stundenprotokoll« lautet: »Der Kampf war super. Klitschko hat nach Punkten verloren, obwohl Jennings in der 5. Runde am Boden lag. Alle drei Ringrichter fällten ein eindeutiges Urteil. Jennings kämpfte wie ein Tiger.« (Klitschko siegte damals in New York nach Punkten.)

Immer wieder entfalten sich in den Fußballspielen, den Boxkämpfen und anderen Spielsequenzen bedrohliche Szenarien, mal kürzerer, mal längerer Dauer. In diesen Handlungsnarrativen finden sich, manchmal leicht fragmentiert dargestellt, unterschiedlichste Bezüge zur frühen körperlich-traumatisierenden Erfahrung und den damit verbundenen Bedrohlichkeiten: »Das Blut war nicht in Ordnung«, die Bedrohung ist so groß, dass selbst ein »Elefanten-Defibrillator« kaum hilft, man muss »wie ein Tiger kämpfen«, um zu überleben, das eigene Denken und die damit verbundene Integrationsfunktionen werden massiv angegriffen (Schuss im Kopf). Durch die damals recht häufigen medizinischen Routineuntersuchungen wurde Andre immer wieder mit seinen frühen Erfahrungen und seiner Leukämie konfrontiert; zugleich zeigte er eine auffallende Hypervigilanz für politische Ereignisse, die er in den Nachrichten aufschnappte, sodass er immer wieder gezwungen war, sich mit seinen Ängsten und der damit verbundenen alten Verlassenheits- und Bedrohtheitserfahrung auseinanderzusetzen.

Zwischen solchen Sitzungen spielen wir immer wieder Regel- und Brettspiele, in denen André mit mir altersadäquat auf dem Hintergrund seiner vorpubertären Entwicklung in Konkurrenz geht.

Vor einigen Stunden kommen wir im Zusammenhang einer erneuten Routineuntersuchung auf die Leukämie zu sprechen. André berichtet von dem negativen Befund und meint von sich aus, eher sachlich: »Damals ging es mir sehr schlecht und ich bin fast gestorben.« Aus der heftig agierenden Inszenierung »Damals ist es so knapp gewesen« ist – zumindest in dieser Stunde – eine eher sachlich klingende Bilanzierung geworden, in welcher die frühe existentielle Bedrohung zu einem Teil seiner eigenen Lebensgeschichte geworden ist: »Damals ging es mir sehr schlecht und ich bin fast gestorben.«

Zusammenfassung

Wie an dem Fallbeispiel gezeigt, können frühe körperlich extrem traumatisierende Erfahrungen in Verbindung mit dem Wegbruch einer ausreichend haltenden Umwelt und den damit verbundenen hohen Irritationen symbolisierend und darin kontrollierend-selbstwirksam »konvertiert« werden in Spielsequenzen, die, oft sehr kreativ, ihre je eigene Gestalt und »Sprache« finden in der Beziehungsgestaltung und in der Spieldynamik und den damit verbundenen Handlungsnarrativen. In diesem sich langsam entwickelnden Prozess, der viele Monate, wenn nicht gar Jahre dauern kann, entstehen von Patient und Therapeut gemeinsam entwickelte Ko-Narrative des traumatischen Erlebens als sich im Kontext der therapeutischen Beziehung idiographisch herstellende kurative symbolisierende (Re-)Inszenierungsdynamiken, die sich in Trauma-Narrativen verdichten können. Solche Narrative können sich ausdifferenzieren als selbstwirksame Versuche unserer Patienten, ihre hoch bedrohlichen, traumatisierenden Körpererfahrungen und den damit verbundenen Wegbruch haltender und regulierender Objektbeziehungen externalisierend in Handlungsnarrativen im Kontext einer neuen therapeutischen Beziehungserfahrung als spezifische Beziehungs- und Spielinszenierungen zu »konvertieren« und darin zu bewältigen zu versuchen. Solche Narrative stellen sich im Laufe der Therapie, dem inneren Drehbuch des Patienten folgend, scheinbar »wie von selbst« her und differenzieren sich mehr und mehr aus als selbstwirksame Versuche, traumatisierende Erfahrungen externalisierend zu bewältigen und diese uns Therapeuten in Beziehungs- und Spielinszenierungen mitzuteilen und zuzumuten. Dies kann als der Versuch unserer Patienten angesehen werden, die hoch bedrohlichen frühen Erfahrungen in einer neuen, von der alten differierenden und die aktuellen Inszenierungen und das darin enthaltene Bedrohliche aushaltenden Beziehung mit einem neuem Objekt (vgl. A. Freud, 1965; Loewald, 1986; Tähkä, 1993) phantasmatisch selbstwirksam in eine omnipotente Kontrolle zu bringen. Die frühe erlebte, mit existentieller Angst verbundene körperliche bzw. körpernahe Bedrohlichkeit findet mit all den damit verbundenen Fragmentierungstendenzen ihre Gestalt in den Handlungsnarrativen und den Phantasmen, die als Geschichten szenisch inszeniert und erzählt werden und in die wir als Therapeuten, nicht nur als Mitspieler, sondern darin auch als »Zeugen« (Bohleber, 2002 u. 2007; Goodman & Myers, 2012) des bedrohlichen Geschehens einbezogen werden. Die dabei inszenierten, oftmals sehr gewalthaltigen Narrative können als der kurative Versuch unserer Patienten angesehen werden, traumatisierende Erfahrung konstruktiv zu bewältigen und sie zu integrieren.

Literatur

Ahrens-Eipper, S. & Nelius, K. (2017): Posttraumatische Belastungsstörung bei körperlichen Erkrankungen und medizinischen Eingriffen im Kindesalter. *Trauma und Gewalt,* 11, 268–278.

Anzieu, D. (1991): *Das Haut-Ich.* Frankfurt a. M.: Suhrkamp.

Bauer, J. (2016): *Das Gedächtnis des Körpers. Wie Beziehungen und Lebensstile unsere Gene steuern.* München: Piper. 7. Aufl.

Bick, E. (1968): The experience of the skin in early object relations. *Int J Psychoanals*, 49, 484–486.

Bion, W. R. (1959): Attacks on linking. In: ders. (1967): *Second Thoughts*. London, S. 93–109. Deutsch: Angriffe auf Verbindungen. In: W. R. Bion: *Frühe Vorträge und Schriften mit einem Kommentar »Second Thoughts«*. Frankfurt a. M.: Brandes & Apsel, 2013, S. 105–124.

Bion, W. R. (1962): A theory of thinking. In: ders. (1967): *Second Thoughts*. London, S. 110–119, deutsch: Eine Theorie des Denkens. In: W. R. Bion: *Frühe Vorträge und Schriften mit einem Kommentar »Second Thoughts«*. Frankfurt a. M.: Brandes & Apsel, 2013, S. 125–135.

Bohleber, W. (2002): Die Entwicklung der Traumatheorie in der Psychoanalyse. *Psyche – Z Psycoanal*, 54, 797–839.

Bohleber, W. (2007): Erinnerung, Trauma und kollektives Gedächtnis. Der Kampf um die Erinnerung in der Psychoanalyse. *Psyche – Z Psychoanal*, 61, 293–321.

Bowlby, J. (1961): Die Trennungsangst. *Psyche – Z Psychoanal*, 15, 411–464.

Breuer, J & Freud, S. (1893): Über den psychischen Mechanismus hysterischer Phänomene. In: Breuer, J. & Freud, S. (1895): *Studien über Hysterie. S. Freud Gesammelte Werke. Erster Band. Werke aus den Jahren 1892–1899.* Frankfurt a. M.: Fischer, 1952, S. 81–98.

Bürgin, D. (1993): *Psychosomatik im Kindes- und Jugendalter.* Unter Mitarbeit v. D. Biebricher, K. v. Klitzing, P. Riedesser, Ba. Rost u. J. Schreiner. Stuttgart: Gustav Fischer.

Bürgin, D. & Steck, B. (2013): *Indikation psychoanalytischer Psychotherapie bei Kindern und Jugendlichen. Diagnostisch-therapeutisches Vorgehen und Fallbeispiele.* Stuttgart: Klett-Cotta.

Dzikowski, S. (1993): *Ursachen des Autismus. Eine Dokumentation.* Weinheim: Beltz.

Ebrecht-Laermann, A.; Löchel, E.; Nissen, B. & Picht, J. (Hrsg.) (2014): *Jahrbuch der Psychoanalyse. Bd. 68. Autistische und autistoide Störungen*, Stuttgart-Bad Cannstadt: frommann-holzboog.

Erikson, E. H. (1950). *Kindheit und Gesellschaft.* Stuttgart: Klett-Cotta. 8. Aufl.

Erikson, E. H. (1966): *Identität und Lebenszyklus*. Frankfurt a. M.: Suhrkamp.

Erikson, E. H. (1988): *Der vollständige Lebenszyklus*. Frankfurt a. M.: Suhrkamp.

Ferro, A. (2003): *Das bipersonale Feld.* Gießen: Psychosozial.

Ferro, A. (2005): *Im analytischen Raum.* Gießen: Psychosozial.

Ferro, A. (2009): *Psychoanalyse als Erzählkunst und Therapieform.* Gießen: Psychosozial.

Fonagy, P. (2006): *Bindungstheorie und Psychoanalyse*. Stuttgart: Klett-Cotta.

Fonagy, P.; Gergely, G.; Jurist, E. L. & Target, M. (2004): *Affektregulierung, Mentalisierung und die Entwicklung des Selbst.* Stuttgart: Klett-Cotta.

Fonagy, P; Luyten, P.; Allison E. & Campbell, C. (2017): What we have changed our minds about: Part 2. Borderline personality disorder, epistemic trust and the developmental significance of social communication Epistemic Trust in the Therapeutic Relationship. Borderline Personal Disord Emot Dysregul, 4, 9.

Fonagy, P. & Target, M. (2005): *Frühe Bindung und psychische Entwicklung. Beiträge aus Psychoanalyse und Bindungsforschung*, Gießen: Psychosozial.

Fonagy, P. & Target, M. (2006): *Psychoanalyse und die Psychopathologie der Entwicklung*. Stuttgart: VIP.

Fraiberg, S. (1972): *Die magischen Jahre in der Persönlichkeitsentwicklung des Vorschulkindes.* Reinbek bei Hamurg: Rowohlt.

Freud, A. (1965): *Wege und Irrwege in der Kinderentwicklung.* Stuttgart: Klett-Cotta.

Freud, S. (1905): *Drei Abhandlungen zur Sexualtheorie*. GW V. Frankfurt a. M.: Fischer. S. 27–145.

Freud, S. (1923): *Das Ich und das Es*. GW XIII. Frankfurt a. M.: Fischer. S. 235–289.

Gaddini, E. (2015): *»Das Ich ist vor allem ein körperliches.« Beiträge zur Psychoanalyse der ersten Strukturen*. Hrsg. v. G. Jappe u. B. Strehlow. Frankfurt a. M: Brandes & Apsel.

Goodman, N. R. & Meyers, M. B. (2012): *The Power of Witnessing: Reflections, Reverberations, and Traces of the Holocaust: Trauma, Psychoanalysis, and the Living Mind*. New York: Routledge.

Heinemann, E. & Hopf, H. (2006): *AD(H)S. Symptome – Psychodynamik – Fallbeispiele – psychoanalytische Theorie und Therapie*. Stuttgart: Kohlhammer.

Henningsen, F. (2012): *Psychoanalysen mit traumatisierten Patienten. Trennung, Krankheit, Gewalt*. Stuttgart: Klett-Cotta.

Houzel, D. (2009): Vom Physiologischen zum Psychischen? In: Nissen, B. (Hrsg.): *Die Entstehung des Seelischen. Psychoanalytische Perspektiven*. Gießen: Psychosozial. S. 193–211.

Klüwer, R. (1983): Agieren und Mitagieren. *Psyche – Z Psychoanal*, 37, 28–40.

Küchenhoff, J. (2012): *Körper und Sprache. Theoretische und klinische Beiträge zu einem intersubjektiven Verständnis des Körpererlebens*. Gießen: Psychosozial.

Leuzinger-Bohleber, M. (2017): *Chronische Depression, Trauma und Embodiment. Eine transgenerative Perspektive in psychoanalytischen Behandlungen*. Göttingen: Vandenhoeck & Ruprecht.

Leuzinger-Bohleber, M.; Canestri, J. & Target, M. (2009): *Frühe Entwicklung und ihre Störungen. Klinische, konzeptuelle und empirische psychoanalytische Forschung. Kontroversen zu Frühprävention, Resilienz und ADHS*. Frankfurt a. M.: Brandes & Apsel.

Leuzinger-Bohleber, M.; Emde, R. N. & Pfeifer, R. (Hrsg.) (2013): *Embodiment – ein innovatives Konzept für Entwicklungsforschung und Psychoanalyse*. Göttingen: Vandenhoeck & Ruprecht.

Loewald, H. W. (1960): *Psychoanalyse. Aufsätze aus den Jahren 1951–1979*. Stuttgart: Klett-Cotta.

Meltzer, D. et al. (2011): *Autismus. Eine psychoanalytische Erkundung*. Frankfurt a. M.: Brandes & Apsel.

Milch, W. E. & Wirth, H.-J. (Hrsg.) (2002): *Psychosomatik und Kleinkindforschung*. Gießen: Psychosozial.

Nissen, B. (2006) (Hrsg.): *Autistische Phänomene in psychoanalytischen Behandlungen*. Gießen: Psychosozial.

Nissen, B. (Hrsg.) (2009): *Die Entstehung des Seelischen. Psychoanalytische Perspektiven*. Gießen: Psychosozial.

Nissen, B. (Hrsg.) (2012): *Wendepunkte. Zur Theorie und Klinik psychoanalytischer Veränderungsprozesse.* Gießen: Psychosozial.

Nissen, B. (2015): Zur psychoanalytischen Konzeptualisierung und Behandlung von Störungen aus dem autistischen und autistoiden Spektrum. *Psychotherapeuten Journal,* 2, 110–119.

Novick, J. & Hurry A. (1969): Projection and Externalisation. *Journal of Child Psychotherapy*, 2, 5–20.

Ogden, T. (2006): *Frühe Formen des Erlebens.* Gießen: Psychosozial.

Oliner, M. (2015): Winnicotts Konzept der »Objektverwendung«. *Psyche – Z Psychoanal*, 69, 1033–1045.

Pedrina, F. & Hauser, S. (Hrsg.) (2013): *Babys und Kleinkinder. Praxis und Forschung im Dialog. Jahrbuch der Kinder- und Jugendlichen-Psychoanalyse. Bd. 2.* Frankfurt a. M.: Brandes & Apsel.

Roth, G. & Strüber, N. (2014): *Wie das Gehirn die Seele macht.* Stuttgart: Klett-Cotta.

Sandler, J. & Sandler, A. M. (1999): *Innere Objektbeziehungen. Entstehung und Struktur*. Stuttgart: Klett-Cotta.

Schore, A. N. (2003): *Affektregulation und die Reorganisation des Selbst.* Stuttgart: Klett-Cotta.

Sonnenmoser, M. & Rohde-Dachser, C. (2003): Psychoanalyse und Persönlichkeitsstörungen: Bestätigung durch die Neurowissenschaft. Interview mit M. Sonnenmoser. *Dt. Ärzteblatt PP*, Sept. 2003, 415–416.

Spitz, R. A. (1980): *Vom Säugling zum Kleinkind. Naturgeschichte der Mutter-Kind-Beziehungen im ersten Lebensjahr.* Unter Mitarbeit v. W. G. Cobliner. Stuttgart: Klett-Cotta. 6. Aufl.

Steiner, J. (1993): *Orte des seelischen Rückzugs. Pathologische Organisationen bei psychotischen, neurotischen und Borderline-Patienten.* Stuttgart: Klett-Cotta.

Stern, D. N. (1992): *Die Lebenserfahrung des Säuglings.* Stuttgart: Klett Cotta.

Storck, T. (2016): *Psychoanalyse und Psychosomatik. Die leiblichen Grundlagen der Psychodynamik.* Stuttgart: Kohlhammer.

Streeck, U. (Hrsg.) (2000). *Erinnern, Agieren und Inszenieren.* Göttingen: Vandenhoeck & Ruprecht.

Streeck-Fischer, A. (Hrsg.) (2018): *Die frühe Entwicklung – psychodynamische Entwicklungspsychologien von Freud bis heute.* Göttingen: Vandenhoeck & Ruprecht.

Strüber, N. (2016): *Die erste Bindung. Wie Eltern die Entwicklung des kindlichen Gehirns prägen.* Stuttgart: Klett-Cotta.

Tabbert-Haugg, C. (2007): Somatoforme Störungen bei Kindern und Jugendlichen. In: Hopf, H. & Windaus, E. (Hrsg.): *Psychoanalytische und tiefenpsychologisch fundierte Kinder- und Jugendlichenpsychotherapie.* München: CIP-Medien. S. 349–364.

Tähkä, V. (1993): *Mind and Its Treatment. A Psychoanalytic Approach.* Madison, CT: UP.

Traxl, B. (2016) (Hrsg.): *Körpersprache, Körperbild und Körper-Ich.* Frankfurt a. M.: Brandes & Apsel.

Tustin, S. (2005): *Autistische Barrieren bei Neurotikern.* Frankfurt a. M.: Brandes & Apsel.

Tustin, F. (2008): *Der autistische Rückzug. Die schützende Schale bei Kindern und Erwachsenen.* Frankfurt a. M.: Brandes & Apsel. 2. Aufl. 2018.

Uexküll, Th. v. (2016): *Psychosomatische Medizin. Theoretische Modelle und klinische Praxis.* Hrsg. v. K. Köhle, W. Herzog, P. Joraschky, J. Kruse, W. Langewitz u. W. Söllner. München: Elsevier. 8. Aufl.

Utari-Witt, H. & Walter, A. (2018a): *Bindung – Affektregulation – Strukturbildung und die Bedeutsamkeit der frühen Elternschaft.* In: Sulz, S. K. D.; Walter, A. & Sadlacek, F. (Hrsg.): Schadet die Kinderkrippe meinem Kind? Worauf Eltern und ErzieherInnen achten und wassie tun können. S. 35–48.

Utari-Witt, H. & Walter, A. (2018b): Bedrohtheit und Ambivalenz, Vernichtung und Rettung in der Natur. Drei psychodynamische Fallbeispiele von Naturnarrativen. In: Pfeiffer, E. (Hrsg.): *Natur und Psychotherapie und kreativen Therapien.* Gießen: Psychosozial.

Walter, A. (2012): Trauma und Symbolisierung. Zur psychoanalytischen Behandlung von traumatisierten Kindern, Jugendlichen und Erwachsenen als entwicklungsoffener Prozess. In: Timmermann, T. & Schmidt, H. U. (Hrsg.) (2012): *Symbolisierung in Musik, Kunst und Therapie.* Wiesbaden: Reichert. S. 9–80.

Walter, A. (2015a): Die therapeutische Beziehung in der psychodynamischen Kinder- und Jugendlichenpsychotherapie. *Psychotherapie in Psychiatrie, Psychotherapeutischer Medizin und Klinischer Psychologie, Bd. 20.* München: CIP-Medien. S. 306–316.

Walter, A. (2015b): Externalisierung als therapeutisch bedeutsamer Faktor in der psychoanalytischen Behandlung von Jugendlichen. In: Allert, G.; Rühling, K. & Zwiebel, R. (Hrsg.): *Pluralität und Singularität in der Psychoanalyse. Frühjahrestagung 2015 der Deutschen Psychoanalytischen Vereinigung.* Gießen: Psychosozial. S. 299–316.

Walter, A. (2016): Psychoanalytisches Arbeiten mit Kindern und Jugendlichen als gemeinsam getragenes Inszenieren und »Träumen« der Not des Patienten. *Psychotherapie in Psychiatrie, Psychotherapeutischer Medizin und Klinischer Psychologie, Bd. 21, H. 1*, S. 35–60.

Walter, A. (2017a): Trauma-/Handlungsnarrativ und (Mit)-Agieren in der Kinderanalyse. Brücken zu den inneren Brüchen unserer Patienten. In: Tamulionyte, L. et al. (Hrsg.) (2017): *Brüche und Brücken: Wege der Psychoanalyse in die Zu-*

kunft. Frühjahrestagung 2017 der Deutschen Psychoanalytischen Vereinigung. Gießen: Psychosozial. S. 118–130.

Walter, A. (2017b): *The intimacy of the analytic relationship as a curative space of narration of traumatic experience in child analysis.* 50. Congress of the International Psychoanalytic Association in Buenos Aires 2017. Small discussion group (A. Staehle, H. Utari-Witt, T. Storck & A. Walter).

Walter, A. (2018): Natur als externalisierendes Narrativ in psychodynamischen Therapien. In: Pfeiffer, E. (Hrsg.): *Natur und Psychotherapie und kreativen Therapien.* Gießen: Psychosozial.

Winnicott, D. W. (1958): The capacity to be Alone. In: ders.: *The maturational Processes and the facilitating environment. Studies in the Theory of Emotional Development.* London: Hogarth Press. S. 29–37. Dt.: Die Fähigkeit zum, Alleinsein. In: ders.: *Reifungsprozesse und fördernde Umwelt.* Frankfurt a. M.: Fischer, 1988. S. 36–46.

Winnicott, D. W. (1960): The Theory of the Parent-Infant-Relationship. In: ders.: *The maturational Processes and the facilitating environment. Studies in the Theory of Emotional Development.* London: Hogarth Press. S. 37–56. Dt.: Die Theorie von der Beziehung zwischen Mutter und Kind. In: ders.: *Reifungsprozesse und fördernde Umwelt.* Frankfurt a. M.: Fischer, 1988. S. 47–71.

Winnicott, D. W. (1963): Communication and Not Communicating Leading to a Study of Certain Opposites. In: ders.: *The maturational Processes and the facilitating environment. Studies in the Theory of Emotional Development.* London: Hogarth Press. S. 179–192.

Winnicott, D. W. (1965): *The maturational Processes and the facilitating environment. Studies in the Theory of Emotional Development. London (Hogarth Press). Deutsch: Reifungsprozesse und fördernde Umwelt. Studien zur Theorie der emotionalen Entwicklung.* Frankfurt a. M.: Fischer.

Winnicott, D. W. (1974). Fear of Breakdown. In: Kohon, G. (1986) (Hrsg.): *The British school of Psychoanalysis. The Independent Tradition.* London: Free Association Books. S. 173–182.

Winnicott, D. W. (1979 [1979]): *Vom Spiel zur Kreativität.* Stuttgart: Klett-Cotta.

Adriana von Schelling
(München)

»Ich wäre gerne eine Meerjungfrau«

Der Übergang von der Kindheit in die Adoleszenz in der Behandlung eines 14-jährigen Mädchens

Der Übergang vom jungen Mädchen zu einer jungen Frau ist mit viele Hürden und schmerzlichen Erfahrungen verbunden. Es ist faszinierend und bewegend zugleich, diesen Prozess des »coming of age« zu begleiten. Er weckt eigene Erinnerungen und Bilder, die gar nicht so weit weg erscheinen. In diesem Beitrag werde ich den Verlauf einer psychotherapeutischen Behandlung eines 14-jährigen Mädchens, das an verschiedenen psychosomatisch bedingten körperlichen Beschwerden und einer Emetophobie leidet, schildern. Dabei steht die Abgrenzung zwischen Konversion und Somatisierung im Mittelpunkt. Handelt es sich um eine Konversion im Sinne einer hysterischen Abwehr oder um eine Somatisierung mit Angst- und Panikattacken, die auf einer depressive Grundstörung basiert (Bürgin, 1993, S. 59). Blos (2001, S. 74) beschreibt bezüglich der Adoleszenz ausführlich, dass Ängste, Phobien, Magen- und Kopfschmerzen und viele andere Symptome als Spannungsventile für die anstehenden Triebforderungen dienen.

Nach Freud ist das Ich zunächst ein körperliches Ich. Die frühe Mutter-Kind-Beziehung ist entscheidend bei der Entwicklung eines Körper-Ichs bzw. der psychischen Repräsentanz des Körpers. Körperbedürfnisse verwandeln sich durch die Beziehungserfahrung in psychische Bedürfnisse und Emotionen. Schier (2012, S. 14) schreibt dazu, dass »durch den körperlichen Kontakt, Spiegelung der Zustände des Kindes, durch die Einstimmung (*attunement*) physisches und psychisches Gehaltensein (*holding*)« entsteht.

In der Kindheit entwickelt sich im besten Fall ein zunehmender, langer Trennungsprozess bzw. ein Nebeneinander von Identität, Selbst und Körperbild. Nach Schier (2012, S. 13) umfasst das Körperbild das Wissen über den eigenen Körper. Dazu gehören körperbezogene Kognitionen: Wissen, Fantasien, Gedanken, Einstellungen bezüglich des eigenen Körpers. Körperbezogene Emotionen beinhalten die Besetzung, Zufriedenheit und Aufmerksamkeit hinsichtlich des Körpers.

Dabei ist die Mutter-Kind-Beziehung entscheidend für die Entwicklung des Körper-Ichs. Erfährt das Kind exzessive Stimulation und Intrusion seitens der

Mutter, wird das Kind Probleme haben, ein eigenes, getrenntes Körper-Ich zu entwickeln. Es bleibt klein, unsexuell und undifferenziert. Emotionen können nicht differenziert und getrennt erlebt werden, sondern werden somatisiert.

Die Adoleszenz wird psychoanalytisch als Neuauflage der frühkindlichen Entwicklung in einem sich verändernden Körper betrachtet (Blos, 2001). Daher ist es wichtig, dass frühere Entwicklungsphasen gemeistert werden, um den Übergang vom Kind-Sein zum Erwachsen-Sein zu ermöglichen. Im Gegensatz zum Jungen kämpft das Mädchen in der Adoleszenz intensiver mit den Objektbeziehungen. Es findet ein langer und schmerzlicher Trennungsprozess statt, da das Mädchen im Rahmen einer intensiven Identifikation innerlich das mütterliche Objekt aufgeben muss, um sich psychisch zu entwickeln. Im Lauf der Pubertät und Adoleszenz kommt es zu dem komplexen psychischen Prozess vom Objektverzicht zur neuen Objektbesetzung. Es findet »eine entscheidende Wendung zur Trennung von der Familie und zur allmählichen hierarchischen Ordnung der Treibkomponenten und Ich-Funktionen« statt (Blos, 2001, S. 88).

Bürgin (1993) bezeichnet Somatisierung als »eine Tendenz, somatisches Unwohlsein zu erleben und mitzuteilen, das nicht mit körperlichen, pathologischen Befunden einhergeht«. Sowohl die Konversionsstörung, die Hypochondrie als auch die Somatisierungsstörung fallen, laut Bürgin, unter die somatoformen Störungen nach dem DSM-III. Am häufigsten basiert die Somatisierung auf einer depressive Grundstörung mit Angst- und Panikattacken. Dabei müssen u. a. folgende Kriterien erfüllt sein (nach Bürgin):

- Die Störung beginnt vor dem 30. Lebensjahr und dauert über mehrere Jahre an.
- Für die Symptome können keine organischen Krankheiten verantwortlich gemacht werden.
- Die Symptome treten nicht nur während einer Panikattacke auf.
- Der Betroffene sucht meistens einen Arzt auf, um Medikamente zu bekommen.
- Die Symptomliste umfasst sehr viele körperliche Beschwerden, wobei Übelkeit und Erbrechen unter die gastrointestinalen Symptome fällt.

Mentzos (1984) vollzieht keine scharfe Trennung zwischen Psychosomatik und Konversion. Die Umwandlung des Psychischen in das Körperliche würde einer Körpersprache entsprechen, die archaischer sei als die einer Konversionshysterie. Die Organwahl sei mehr als ein bloßes Korrelat und sei auch eine Folge einer Disposition.

McDougall (1998, S. 11) meint, dass konflikthafte Affekte nicht psychosomatisch abgewehrt, sondern verworfen werden, wie bei Psychosen, d. h. aus dem Bewusstsein gelöscht. Da der Säugling zunächst seinen Körper als eins mit der Mutter erlebe, würden Ängste aus einer präsymbolischen Zeit stammen und auch keine Repräsention in der Sprache finden, Es gehe also in einer Therapie darum, somatische Botschaften in psychische verbalisierte Repräsentationen zu übersetzen. Dabei sei es wichtig, zwischen neurotischen und psychotischen Ängsten zu unterscheiden.

Diatkine et al. (1985, S. 1120) schreiben, dass Phobien im Rahmen der kindlichen Entwicklung, je nach Entwicklungsstand der psychischen Organisation, Teil einer normalen Reifung sein können. Aber sie können auch ein regressives Symptom im Sinne einer frühen Abwehr sein. Ein wichtiger Parameter, um den Charakter der Störung beurteilen zu können, sei die Entwicklung der Fähigkeit des Kindes in Anwesenheit der Mutter allein sein zu können (nach Winnicott). Ist das Kind fähig, allein zu sein, einen eigenen Raum zu besetzen, hat es eine größere Unabhängigkeit von seinen Primärobjekten erreicht. Winnicott spricht auch von der Fähigkeit, einen psychischen Übergangsraum (*transitional space*) mit den verinnerlichten Elternimagos zu bilden. Der Mensch kämpfe an Hand seines psychischen Apparates, der durch die verinnerlichten Elternimagos gebildet wird, gegen seine Ängste. Dabei seien Phobien und zwanghaftes Verhalten direkt an die Autonomieentwicklung gekoppelt.

Fallbericht

Ich lernte zuerst die Mutter von Selina kennen, die mir von den ihr vollkommen fremden Ängsten der Tochter berichtete. Sie habe Angst vor Einbrechern, Angst vor Dunkelheit, Angst, Krebs zu bekommen, und habe oft Bauch- und Kopfschmerzen. Am schlimmsten sei diese »bizarre Angst vor dem Erbrechen«. Die fröhlich berichtende Mutter erzählte mir, sie kenne keine Ängste und sei immer zufrieden und gut gelaunt. Selina habe, als die Eltern sich in ihrem fünften Lebensjahr getrennt hätten, drei Stunden »beleidigt in der Ecke gestanden und geschrien«. Ich war sprachlos über die fehlende Empathie für Selinas Schmerz und Verzweiflung. Sie war mit ihren fünf Jahren sehr wohl im Stande, diese Trennung zu begreifen, und vermutlich erfüllten sich damit ihre schlimmsten Befürchtungen, die schon lange zuvor im Raum gestanden hatten.

Bei meiner ersten Begegnung mit Selina war ich von ihrer unglaublichen Haarpracht beeindruckt. Aus diesen dicken, wilden, schwarzen Haaren heraus blickte mich ein zartes Mädchen mit großen, dunklen Augen an. Ihr zierlicher, schmaler Körper verbarg sich unter einem dicken Schal und einer großen Jacke, alles in schwarz. Darunter sah ich ihre dünnen Beine, sodass ich kurz an eine Magersucht dachte. Der erste Kontakt verlief holprig, sie schaute mich misstrauisch an und berichtete, dass sie sich beim vorhergehenden männlichen Therapeuten gelangweilt habe. Traurig erzählte sie mir, dass sie voller Ängste sei. Sie habe Angst, an Krebs zu erkranken und zu sterben. Sie habe nachts Angst vor Einbrechern, und am schlimmsten sei ihre ständige Angst, sie oder andere könnten sich erbrechen. Sobald sie eine Übelkeit, ein leises Grummeln im Magen spüre oder etwas vermeintlich Verdorbenes esse, verfalle sie in Panik, sie könne sich übergeben. Sie sei ständig dabei, in ihren Körper hineinzuhorchen. Auch bei einem leichten Schnupfen habe sie Angst, einen Magen-Darm-Virus zu entwickeln. Nachts müsse sie öfters kontrollieren, ob die Mutter krank sei und noch lebe. Sehr oft schlafe sie deswegen bei der Mutter im Bett. Die Angst habe 2012 begonnen, nachdem sie im Alter von elf Jahren alleine mit dem Vater in Urlaub gewesen sei. Das abendliche Essen sei ihm nicht bekommen, und er habe sich die ganze Nacht übergeben. Sie habe das alles aus dem gemeinsamen Schlafzimmer gehört und sei sehr erschrocken gewesen. Seit der Trennung ihrer Eltern verbringe sie die meiste Zeit bei ihrer Mutter. Beim Sprechen über ihre Mutter wurde mir klar, wie eng diese miteinander verwoben sind. Sie sei manchmal so verzweifelt, diese Angst nie wieder loszuwerden. Ab und zu übernachte sie bei ihrem Vater, der jetzt seit neuestem ein Zimmer für sie eingerichtet habe. Ihr starker Leidensdruck und ihre Meinung, dass »ich nicht normal bin«, schienen mir eine hinreichende Motivation für eine Therapie, dennoch wollte sie nur ein Mal pro Woche kommen, da sie auch Zeit für sich, die Schule und ihre Freunde brauche. Die Abgrenzung gegenüber einem mütterlichen Objekt und die Angst vor der Verschmelzung und Einverleibung konnte ich gut nachvollziehen. Dementsprechend verliefen die ersten Sitzungen in der Übertragung zäh und langsam. Bei diesen anfänglich stockenden Gesprächen spürte ich einen Widerstand: ihre innere Leere. Ich hatte das Bild von einem diffusen Schwebezustand zwischen Kindheit und Adoleszenz.

Es kam mir vor, als ob sie ihren Körper nicht unabhängig von der Mutter narzisstisch und libidinös zu besetzen vermochte. Sie konnte mein Angebot, einen psychischen Raum zu nutzen, Phantasien zu entwickeln und sich narzisstisch zu entfalten, gar nicht nutzen. Etwas Triangulierendes, Nährendes fehlte zwischen uns, und ich schlug im Lauf der Therapie spontan verschiedene Spiele vor, die sie dankbar aufnahm (Kringelspiel, Uno u. ä.).

Die Mutter bestand darauf, sie nach der Schule immer zur Stunde zu bringen, obwohl ihre Schule zu Fuß ganz in meiner Nähe war. Nach der Stunde wartete die Mutter im Auto vor der Tür. Es fühlte sich an, als dürfe es bei der »Übergabe« keinen Raum zwischen uns geben. Selina erklärte mir bald, dass sie immer schwarz trage, weil das »cool« sei. Ich erwähnte beiläufig, ob dies im Gegensatz zur Mutter stehe, die so gerne bunte Sachen trage. Am Anfang wagte sie es nicht, mir gegenüber etwas Kritisches über die Mutter zu sagen. Diese sei »in Ordnung« und »das passt schon«. Ganz beiläufig erwähnte sie, dass sie ihrer Mutter strikt verbiete, jemals einen Freund zu haben. Der Platz im Bett neben der Mutter stehe nur ihr zu. Ich war erstaunt über diese plötzlich so heftigen Gefühle.

Die Mutter, eine ehemalige Tänzerin, erzählte mir stolz, dass sie Selina als Baby nie allein gelassen habe. Die ersten Monate seien sehr anstrengend gewesen, da Selina ein regelrechtes Schreibaby gewesen sei. Sie sei ihr Klammeräffchen gewesen und sei lange gestillt worden (13 Monate). Sie selber wollte Selina all das an Mutterliebe geben, was sie nicht bekommen habe. Selinas frühe Kindheit war von einer innigen, symbiotischen Beziehung zur Mutter geprägt, die ihr sicherlich auch eine grundlegende Geborgenheit geben konnte. Als narzisstisches Selbstobjekt der Mutter geriet jedoch ihre intrapsychische Entwicklung, vor allem mit Beginn der Individuation und in der ödipalen Phase, in einen Konflikt. In ihrer Identifizierung mit der bedürftigen Mutter hatten ihre ödipalen Wünsche an den Vater, der ausgeschlossen wurde, keinen Platz. Auf diese Weise etablierte sich ein Prozess der Parentifizierung des Mädchens gegenüber der Mutter, der sich in der Sorge um die Mutter äußerte. Ihre Somatisierungen scheinen mir eine symbolische Mitteilung ihrer Bedürftigkeit und Überforderung zu sein, sowohl in Identifikation als auch in Rivalität mit der Mutter. Die Phobie vor dem Erbrechen repräsentiert die Angst vor der Separation und Individuation, die als schuldhaft und aggressiv erlebt wurde. Man könnte fast sagen, dass Selina sich von den frühen Objekten nur durch Erbrechen zu trennen vermag. Es kam mir vor, als müsse sie ihre primären Objekte, die sie als toxisch erlebte, ausstoßen. Das Erbrechen stellt aber auch einen beschämenden Verlust der Kontrolle über sich selbst, über ihren Körper und über ihre primären Objekte dar.

Ob sie das lange Stillen auch immer als so innig und die enge Beziehung zur Mutter als so gut erlebt hatte? Als narzisstisches Selbstobjekt der Mutter wurde ihr Bedürfnis nach Raum, nach Trennung nicht genügend wahrgenommen und – wie Krause (2006, S. 79) schreibt – »nun hilft nur noch ausscheiden, würgen spucken, kotzen […] die episodische Grundstruktur des Ekels ist: du giftiges Objekt, hinaus aus mir! Es ist die Bewegung einer Expulsion.« Ekel und Scham sind verwandt und werden von Wurmser (zit. n. Ziegler, 2017) in Zusammenhang gebracht mit der Demütigung des »Nicht-erkannt-Werdens in seiner Individualität«, des »Zum-Selbstobjekt-gemacht-Werdens«, des »Nicht-geachtet-Werdens«.

Den Vater, tätig in der Musikbranche, konnte ich nur mühsam überreden, mich kennenzulernen. Er halte nichts von Psychotherapie und Selinas Probleme hätten mit der übertriebenen Affenliebe der Mutter zu tun. Seine Wut und Verletzung, von der Mutter- Kind-Dyade ausgeschlossen worden zu sein, war für mich sehr spürbar. Er habe sich wertlos, überflüssig, abgelehnt gefühlt. Der

Vater konnte mir wiederum voller Anklage und Schmerz die Trennung und die Ablehnung durch die Mutter schildern. Es kam mir vor, als sei er durch die Geburt des Kindes aus dem Paradies, aus der exklusiven Beziehung mit seiner Frau ausgestoßen worden.

Selina wirkte auf mich in ihrem Affekt meistens reduziert bis traurig. Nach den Stunden fühlte ich mich oft ausgelaugt in meinen Versuchen, sie zu vitalisieren, ihr zu mehr Lebendigkeit zu verhelfen. Die Gespräche verliefen flach und ich hatte in einer mütterliche Übertragung das Bedürfnis, dieses magere, zarte Mädchen psychisch und konkret füttern zu wollen. In dem Wartegg-Test, den sie in einer der ersten Sitzungen machte, wird ihre Einsamkeit und narzisstische Leere deutlich. Im Kontaktfeld schreibt sie in zerrissenen Buchstaben ihren eigenen Namen, und im Feld der Geborgenheit ist ein leeres, verfolgendes Auge. Ein einsames Kleeblatt bestimmt die Zufälligkeit und den Glücksfaktor im Leistungsfeld, so als habe sie nichts Eigenes dazu beizutragen.

Blos (2001, S. 92) schreibt:

> […] der Abzug der Objektbesetzung und der sich erweiternde Abstand zwischen Ich und Über-Ich bewirkten eine Verarmung des Ichs. Der Adoleszent fühlt sich leer, fühlt einen inneren Aufruhr, der sich – auf der Suche nach Erleichterung – auf eine Gelegenheit der Milderung richten kann, die die Umwelt bietet. Die Intensität des Verschwindens früherer Objektbeziehungen wird nicht nur durch den steigenden und fallenden Rhythmus der Triebspannung bestimmt, sondern auch durch die Fähigkeit des Ichs, Konfliktangst abzuwehren.

In einer Sitzung sprach Selina über ihre Angst vor »paranormalen Phänomenen«, wie z. B. Geistern. Als sie von ihrer Faszination für ein Buch sprach, in dem es um Wiedergeburt geht, konnten wir ihre Angst vor dem Tod aufgreifen. In der Geschichte stirbt die Heldin und muss nach ihrer Wiedergeburt viel Gutes tun, um ihr schlechtes Karma wiedergutzumachen. Selina musste das Buch immer wieder lesen, so als würde sie ihre Angst vor dem Tod damit bannen und relativieren.

Während sie sprach versank sie immer tiefer in ihrem Sessel. Ihre Traurigkeit berührte mich sehr und es brach förmlich aus ihr heraus, wie schlimm ihr Leben sei. Sie äußerte die Angst, dass ihre Mutter ihr eine Liebschaft verheimliche oder dass es ein Geheimnis zwischen den Eltern gebe, das zu der Trennung geführt habe. Wir sprachen dann über ihr Gefühl, an ihrem schlechten Leben selber schuld zu sein, dass sie ein Karma abtragen müsse, aber auch über die Hoffnung, dass dies einen Sinn habe. Selinas Angst und Schuld verbargen meines Erachtens ihre große Wut auf die Eltern mit deren elterlichen Narzissmus. Auch ihre unbewussten Phantasien bezüglich der Urszene erschreckten sie zutiefst

(»Geheimnis zwischen den Eltern«) und führten dazu, dass sie ihrer Mutter eine eigene, von ihr separate Sexualität verbot. Das schien mir angesichts der engen, symbiotischen Beziehung zur Mutter nicht verwunderlich. Weder Mutter noch Tochter durften einen eigenen weiblichen Raum entwickeln. In einer Sitzung (1. Dezember 2016) herrschte wieder diese leere, apathische Stimmung, und ich schlug in einem Versuch, uns zu beleben, ein Kartenspiel vor. Das Spiel war lustig, und plötzlich fiel Selina ein Traum der letzten Nacht ein: »Im Traum war ich schwanger und musste das Baby nach der Geburt in die Klapse werfen.« Schockiert über dieses krasse Bild, versuchte ich, ihre Assoziationen anzuregen. Das Spiel, ein triangulierendes Element, hatte ihr Unbewusstes angeregt, aber assoziative, spielerische Einfälle dazu waren plötzlich blockiert. Meines Erachtens musste Selina ihre Phantasien vom Baby im Bauch im Traum zensieren und sich verbieten. Ihre Wünsche wurden vermutlich als verrückt erlebt und im Sinne einer Fehlleistung bzw. Verschiebung deshalb in die »Klapse« (Psychiatrie) statt in die Klappe verbannt. Dies steht im Einklang mit ihrem Vater, der meinte, eine Therapie sei nur für »Verrückte in der Klapse«. Vera King (2012) beschreibt, wie bedrohlich der Wunsch des adoleszenten Mädchens ist, sich eines von neuartigen Erregungen und Phantasien erfüllten genitalen sexuellen Körpers und Innenraums zu bemächtigen. Die sexuelle Besetzung des Körpers geht mit der als verboten erlebten Trennung der Mutter einher. Die Objekte im Inneren, als Quelle psychischer Kreativität, aber auch Angst müssen abgewehrt werden. King schreibt weiter: »Hemmende und destruktive Tendenzen zur Körperkontrolle sind dann umso größer, wenn jungen Frauen psychisch oder sozial wenig Spielraum zur Verfügung steht.« (King, 2012, S. 38) Die Scham und die Angst vor dem Erbrechen, vor den unheimlichen »Objekten im Inneren«, werden unter diesem Aspekt gut nachvollziehbar.

Auf meine Nachfrage hin konnte sich Selina gar nicht erinnern, wann und wie sie aufgeklärt wurde. Sie habe aufgrund der Nähe zur Mutter und ihren Freundinnen schon »ganz früh über alles Bescheid« gewusst. Sie fühlte sich viel reifer als die anderen Mädchen ihres Alters. Ihr fiel dazu ein, dass sie als Kind am liebsten die Figur der Ariella, der Meerjungfrau, gespielt habe. Dieses Bild über die Frau ohne Unterleib ließ mich aufhorchen, ohne zu ahnen, dass dies im Lauf der Therapie eine wichtige Phantasie zu ihrem Körperbild werden sollte. Sie erzählte mir dann folgenden Traum (elfte Sitzung): »Ich fahre in einem schwarzen Käfer in einen Hinterhof. Dort ist ein gruseliges Haus und ich klettere aus dem Fenster. Ich sage meiner Mutter, dass ich ihr was zum Essen zubereitet habe. Eine Omelette? Dann schwebt eine Frau mit einem langen Kleid, langen Haaren und langen Fingern durchs Haus, so dass ich sehr erschrecke.« Ich sehe ganz deutlich die hoch ambivalente, internalisierte Mutterimago in Selinas Traum. Ihre parentifizierte Position bezüglich der Mutter und die Angst vor der allmächtigen, verfolgenden Mutterimago sind spürbar. Real sah ich die Mutter in großen Abständen zu Elterngesprächen, in denen ich mit ihrer sehr freundlichen, kindlichen Art als Abwehrmechanismus innerlich kämpfen musste. Ihre innere Leere und die Betonung der äußeren Hülle schmerzten mich.

In dem nächsten Traum (13. Sitzung), den mir Selina erzählte, kam ihre Symptomatik direkt zur Sprache: »Ich war in der Schule mit meiner Klasse in einer Abteilung für Experimente. Wir sollten alle in eine Kammer mit Gas eingeschlossen werden, die dazu führte, dass man kotzen muss. Ich habe mich geweigert und die Note 6 bekommen. Wir haben dort übernachtet und als Trost habe ich eine laute Kinderkassette (Pumuckl) angehört, um nicht die anderen beim Kotzen zu hören.« In einem weiteren Traum berichtet sie: »Meine Mutter übergibt sich, und ich muss weglaufen und sie im Stich lassen.«

Es begann eine Phase in der Therapie, in der wir intensiv über ihr Symptom sprechen konnten. Sie lebte mit dieser ständigen Angst und war sehr unzufrieden mit ihrem »langweiligen, faden« Leben. Ich griff das Dilemma auf, dass mir ihr Unbewusstes mitteilte: Im Traum müsse sie zu ihrem eigenen Schaden gehorchen und werde bestraft, wenn sie sich weigere (Note 6). In dem nächsten Traum spiegelte sich wieder ein Dilemma, in dem sie der Mutter helfen wolle, aber sie im Stich lasse. Ich denke, dass es kein Wunder ist, dass sie depressiv wurde. In der Übertragung teilt sie mir mit, dass sie noch nicht so weit sei, sich dem altersgemäßen Individuationsprozess zu stellen. Sie müsse bezüglich ihrer Angst regredieren (Pumuckl-Kassetten) und sei überfordert, für die Mutter sorgen zu müssen. Blos beschreibt, wie der Objekthunger in dieser Phase überwältigende Formen annehmen kann (Blos, 2001, S. 108). Selina fühlt sich vielleicht durch die orale Gier nach dem Objekt in ihrer Kohärenz bedroht und muss diese mit dem Angst vor dem Erbrechen abwehren. Es ist bekannt, dass die Mutter sie »ewig gestillt« und ihr kaum Raum gelassen hat, ihr eigenes orales Begehren zu spüren.

> Die wichtige Rolle, die die Oralität, zu der auch eine starke orale Gier gehört, in dem Trennungsprozess spielt, erklärt die Häufigkeit von deprimierten Stimmungen in der Adoleszenz als eine transitorische Regression zur oral-inkorporierenden Phase der Entwicklung. (Blos, 2001, S. 109)

In der 19. Stunde konnten wir schon drei Wochen vorher anhand des *Kringelspiels* (siehe Abbildungen S. 178–179), ihre Angst vor den bevorstehenden Sommerferien aufgreifen. Die Ferien werden von den Eltern aufgeteilt, und es wiederholt sich bei Selina jedes Mal in verschiedenen Varianten das Trauma der Trennung. Wenn die Mutter sie zu dem Vater bringe, bekomme sie Panikattacken und schreckliche Ängste, ihre Mutter könne in ihrer Abwesenheit krank werden oder sterben. In der Regel rufe sie voller Ängste jeden Tag die Mutter an, und ihre »Kotzphobie« sei dann besonders heftig. Die Großeltern väterlicherseits wie auch der Vater würden sie dann oft eine »Heulsuse« nennen.

Meinen ersten Kringel verwandelte sie in *einen Kolibri.*
Es folgte von meiner Seite *eine Fee.*
Sie malte dann *einen Pelikan,* der einen kleinen Fisch frisst.
Daraufhin malte ich *eine Seerobbe* auf einer Insel.
Es folgte ein *Elefant* von ihrer Seite.
Ich zeichnete einen *Mann, der ein Pferd peitscht.*
Daraufhin malte sie ein *Krankenbett mit einem Kardiogramm,* das den Tod anzeigt.
Als letztes Bild malte ich *eine Mutter mit ihrem Kind.*

Wir zeichneten schweigend und äußerst konzentriert. Anschließend erfanden wir dazu eine Geschichte.

Sie begann: »Da ist ein süßer Kolibri, der durch die Gegend fliegt. Da, wo ich mit meinem Vater hinfahre, gibt es viele Kolibris.«

Ich: »Ja, und da tauchte eine schöne Fee auf und verwandelte den Kolibri in einen gefräßigen Pelikan. Da gibt es auch eine Seerobbe, die dem Pelikan dabei zuschaut.«

Sie: »Und ein Elefant aus Indien, wo ich mit meiner Mutter in die Ferien fahre.«

Ich (etwas unsicher über meine Assoziation): »Plötzlich kommt ein Mann, der sein Pferd peitscht, weil es nicht gehorcht.«

Sie: »Der Mann wird dann krank und stirbt in einem Krankenhaus an einem Herzinfarkt.«

Ich: »Das klingt fast wie eine Strafe und ist sehr traurig, denn seine Frau hatte gerade ein Baby bekommen.«

In dieser Assoziationskette tauchten viele für Selina wichtige Themen auf. Autonomie, Vater-Mutter-Konflikt, orale Gier, Schuld und Strafe. Als ich die Aggression einführte (Mann mit Peitsche), folgte ihrerseits die tödliche Strafe, worüber ich erschrak. Meine Traurigkeit über den Tod führte dazu, dass ich unbewusst in einer tröstenden Mutter-Kind-Beziehung Zuflucht suchte.

In den nächsten Stunden äußerte sie öfters, wie unzufrieden sie mit ihrem »unweiblichen« Körper sei und dass sie von den Jungens eher als Kumpel wahrgenommen werde. Bei den Mädchen wiederum sei sie oft der »Kummerkasten«. Wenn sie ihren Freundinnen nicht mehr zur Verfügung stünde, habe sie Angst, diese zu verlieren. Berührt griff ich ihre Aussage auf, dass sie sich nur geliebt fühle, wenn sie anderen helfe und gebraucht werde.

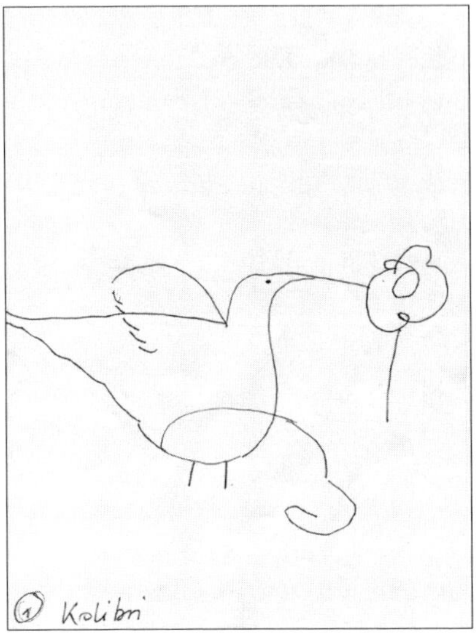
1 Kolibri

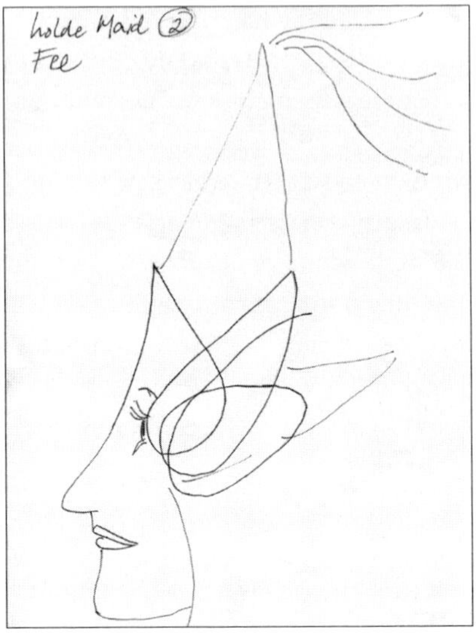
holde Maid 2
Fee

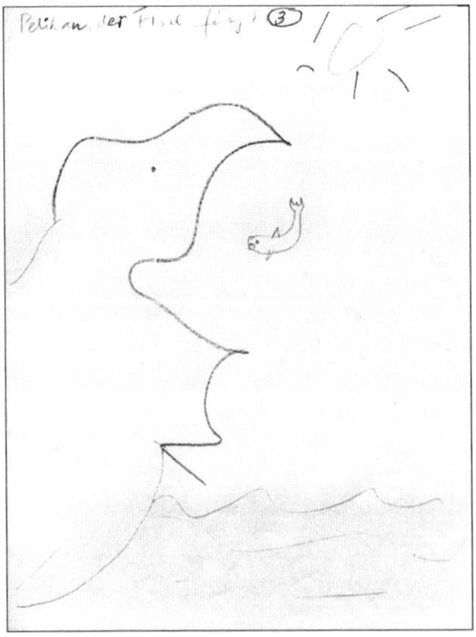
Pelikan, der Fisch fängt! 3

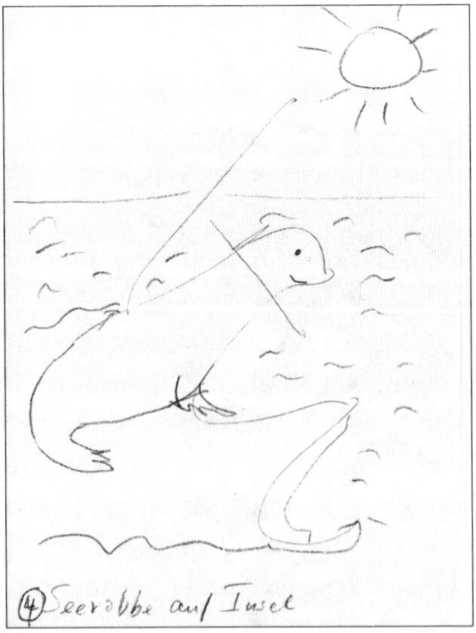
4 Seerobbe auf Insel

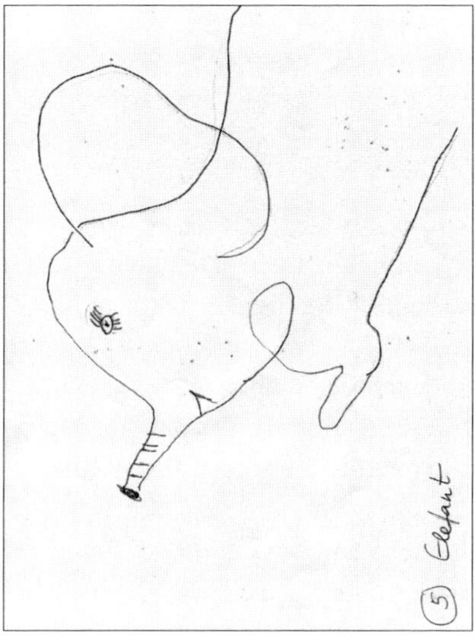
5 Elefant

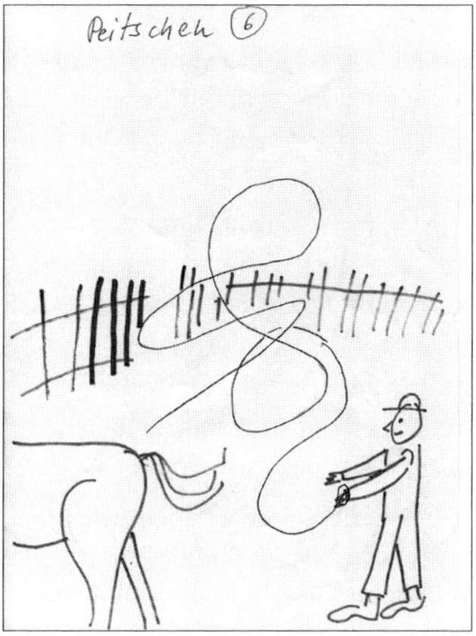
Peitschen 6

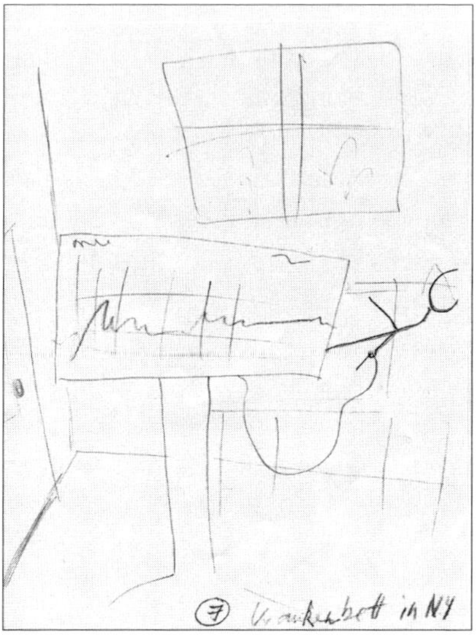
7

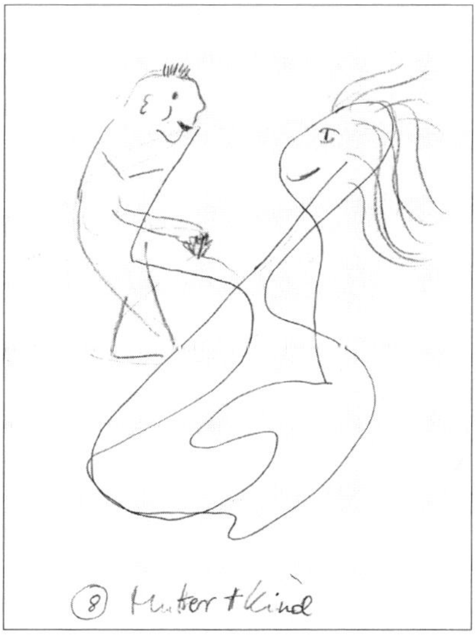
8

Zu diesem Zeitpunkt stritten sich die Eltern wegen Sorgerechtsfragen vor Gericht, und Selina äußerte ihre Angst, den Vater zu verlieren, wenn er das Sorgerecht nicht mehr habe und er sie dann mit Rückzug bestrafe. Wieder musste sie erleben, wie sie in den narzisstisch geprägten Machtkampf zwischen den Eltern hineingezogen wurde. Sie war für die Regulation des elterlichen Narzissmus zuständig. Sowohl die Mutter als auch der Vater haben laut ihrer Lebensgeschichten traumatische Erfahrungen erlitten. Dennoch war ein Reflektieren darüber, eine psychische Bearbeitung bei beiden nicht möglich. Inge Seiffge-Krenke (1997, zit. n. Schier, 2012, S. 21) schreibt: »Das Kind kann sein Körperbild nur dann entwickeln, wenn das Unbewusste der Mutter es dabei nicht stört.« So war Selina den unverarbeiteten Affekten beider Eltern ausgesetzt und musste damit die fehlende Mentalisierung der Eltern aushalten. Offenbar bestand zwischen der Mutter und Selina eine auf der Basis einer hochambivalenten (vermutlich schuldhaften) ungetrennten Beziehung der Mutter zu ihrer eigenen Mutter eine Mentalisierungsstörung früher archaischer Zustände (Schreibaby), die die Grundlage für eine Somatisierungsstörung lieferte. Vor diesem Hintergrund war es auch verständlich, dass sie in der Schule Lern- und Konzentrationsstörungen hatte.

Im Lauf der Therapie begann Selina sich zunehmend für das Tanzen zu interessieren. Schier (2012, S. 23) schreibt, basierend auf Daniel Stern, dass Tanzen eine Vitalitätsform darstellt. »Bewegung und ihre propriozeptive Wahrnehmung sind die primären Manifestationen der Belebtheit. Sie vermitteln das Grundgewahrsein der Lebendigkeit.« (Stern, 2011) Ich unterstützte die heilende und therapeutische Wirkung, die das Tanzen haben kann. Zur gleichen Zeit äußerte Selina den Wunsch, in eine Gruppe zu gehen, weil sie sich »so anormal, anders und einsam« fühle. Ich erlebte das Äußern ihrer Bedürfnisse als Fortschritt, aber fühlte mich, als würde ich von ihr verlassen werden, in einem konkordanten Gefühl mit der Mutter. Eine wichtige Information für mich war auch das Gefühl zu spüren, sie »gehe fremd« und könne unsere therapeutische Beziehung »verwässern«. Gleichzeitig unterstützte ich ihre Separationswünsche und ihren Versuch, sich aus der dyadischen Beziehung zu befreien und ein triangulierendes Drittes einzuführen. Die Therapie oszillierte in dieser Phase wie ein Hin und Her zwischen Progression und Regression. Parallel zu ihren Autonomieschritten regredierte sie auch mit einer heftigen Panikattacke, als sie mit dem Vater in die Sommerferien gehen sollte. Die Trennung von der Mutter war ihr nicht möglich, und der Vater musste tief enttäuscht verzichten. Sie kam aus den Ferien in einem schlechten, depressiven und untergewichtigen Zustand (BMI 17,4) zurück. Sie erzählte mir, dass sie in den Ferien und auch jetzt an verschiedenen Körperteilen stechende Schmerzen und immer eine latente Übelkeit spüre.

Die konflikthafte Elternbeziehung eskalierte und landete wieder vor dem Gericht. Vera King (2012, S. 41) schreibt dazu, dass »die Integration väterlicher und mütterlicher Identifizierungen im Zuge der psychischen Aneignung von Körper und Sexualität auch durch innere Bilder von leidvollen und eher destruktiven Aspekten der elterlichen Beziehung erschwert und gehemmt sein« können. Die destruktive Verbindung zwischen den Eltern wird auf den eigenen Ursprung projiziert. Der adoleszente, heranwachsende Körper aktualisiert Phantasien über die Urszene mit der Vorstellung, selbst Teil eines sich vereinigenden oder zerstörerischen Paares zu sein. Entsprechend erlebte Selina ihren Geburtstag als sehr traurig. Sie könne gar nicht sagen warum und glaubte, sie müsse wegen einer Depressionen in eine Klinik. Die Mutter vereinbarte einen Termin bei der Psychiaterin, um für Selina eventuell Antidepressiva verschrieben zu bekommen. Die zerstrittenen Ursprungsfamilien und die streitenden Eltern verursachten in ihr – besonders – an ihrem Geburtstag stechende Schmerzen als Korrelat zu ihren psychischen Schmerzen. Meine Deutungen diesbezüglich nahm sie etwas gleichgültig und resigniert auf, aber ich vertraute auf eine nachhaltige Wirkung.

Als Fortschritt erlebte sie in der Zeit danach, dass sie bei einer Klassenfahrt nur am ersten Tag Angst gehabt habe. Sie habe mit einem der Lehrer darüber gesprochen und sich dann beruhigt, obwohl »ich, außer bei meiner Mutter, ansonsten meine Gefühle nie zeigen kann« (30. Stunde). Die Separation, die Selbst-Objekt-Differenzierung schien sich zu entwickeln. Als in einer Stunde wieder eine depressive Leere herrschte, schlug ich das Kringel-Spiel (nach Winnicott) vor, und zu meinem Erstaunen war das erste Bild ihrerseits ein Auto (32. Sitzung). Es ging dann lebhaft weiter mit den Themen Leben vs. Tod und Identität. So als würde ihr Unbewusstes das Thema der Autonomie (Auto) aufgreifen, erzählte sie mir, dass die Mutter ihr auf ihren Wunsch hin für einen Abend die Wohnung überlassen würde, um Freunde zum Übernachten einzuladen. Diese Erfüllung ihrer autonomen Bestrebungen machte ihr aber auch gleichzeitig Angst, und sie sprach von dem sozialen Druck, mit den Freunden kiffen und sexuelle Erfahrungen machen »zu müssen«, obwohl sie das alles noch »zu früh« fände. Ihre immense Zerrissenheit zwischen Progression und Regression wurde für mich sehr spürbar. Einerseits las sie kindliche Abenteuergeschichten, andererseits klagte sie, dass sie keinen Busen und keine Kurven habe. Sie sagte:»Ich bin für die Jungen immer der Kumpel, sie machen immer den anderen Mädchen Komplimente, obwohl sie Push-up-Bhs tragen und der Busen Fake ist.« Das Oszillieren ist Teil eines normalen Entwicklungsprozesses im Sinne einer »Regression im Dienste des Ichs«. Nietzsche schreibt über den Menschen: »Man sagt, er geht zurück, und das tut er auch, weil er versucht, einen Sprung zu machen.« (zit. n. Blos, 2001, S. 109)

Das Symptom der Emetophobie war inzwischen weitgehend verschwunden, aber dafür beschwerte sie sich oft über Kopf- und Bauchschmerzen. Sie hatte große Lust auf Schokolade und regelrechte Fressanfälle. Sie sagte: »Die Schokolade tut mir gut und ist besser als Tabletten.« Immer wieder wurde ich mit ihrer Schwierigkeit, ihre Affekte zu symbolisieren, konfrontiert. Der sich verändernde Körper und die unzureichende Abgrenzung gegenüber den Eltern lösten bei ihr Angst aus, die durch orale Zufuhr von Süßem beruhigt wird. In einem Traum (37. Sitzung), den sie mir ausführlich berichtet, ging es auch um Tod, Trennung und Identitätsfindung: »Ich habe geträumt, dass der Papa stirbt und dass ich weine und schreie. Dann war ich mit Freundinnen auf einer Kletterhütte. Da war ein Mann, der Teer geschnitten hat, um diesen in unsere Helme zu schütten. Ich war dann an einem Abhang, an dem mein Tanzlehrer vorbeiging. Ich fiel in eine Gletscherspalte, aber bin dann auf einem Snowboard einen Berg heruntergebrettert und befand mich in einem Rennen gegen einen anderen Snowboarder. Wir waren gleichzeitig am Tor, aber ich habe ihm den Sieg überlassen. (Es ging wirr weiter…) Dann war ich auf einem Dach in Griechenland mit einem Blick aufs Meer.« Selina assoziierte, dass es sich in diesem Traum »eindeutig um den Papa handelt«. Wir sprachen darüber, und ich denke, dass ich als Analytikerin selbst assoziieren und mit ihr den Zustand des Nicht-Wissens aushalten muss. Stähle schreibt dazu: »Denn der Prozess der Symbolisierung geht ebenso wie die Erzeugung von neuer Bedeutung aus der Begegnung zwischen Patient und Analytiker hervor.« (Staehle, 2006) Der Traum macht in seinem subjektiven Erleben erst Sinn durch das Erforschen im Rahmen einer Begegnung. Ich denke an verschiedene Möglichkeiten, verschiedene Ebenen, um Selinas Traum zu verstehen. Handelt es sich um eine einfache Wunscherfüllung oder um frühe Affekte? Welche sind die dominierenden Abwehrmechanismen und auf welchem Strukturniveau befindet sich ihre psychische Entwicklung? Im Übertragungsgeschehen fand ich ihren Traum verwirrend, rätselhaft und sehr dynamisch. Mit ihr übereinstimmend habe ich auch den Vater mit den anderen männlichen Figuren assoziiert (Tanzlehrer, Snowboarder), vor allem weil sie gerne mit dem Vater zum Snowboarden ging. Die Angst vor dem Verlust des Vaters stand schmerzlich im Raum. Sie verliert den Vater, schreit und wird von den anderen Männern im Traum nicht gehört oder gerettet. Mit der Deutung auf der *Subjektstufe* verstand ich ihren Traum als ihren inneren, ödipalen Kampf zwischen Vater und Mutter. Ich verstand ihren Schrei als den Schmerz, den sie empfand, als sich die Eltern trennten, als der Vater wegging und sie nicht gehört wurde. Ebenso richtete sich in der Übertragung der Schrei an mich, sie zu hören, sie wahrzunehmen. Der gleichzeitige Objektverzicht mit der Suche nach der neuen Objektbesetzung wird anschaulich deutlich. Auf der *Objektstufe* deutend wurde uns gemeinsam klar, wie unzuverlässig und ambivalent Selina den Vater erlebte. Den Teer, der in den Helm geschüttet wurde, empfand sie als schützend, aber auch als bedrohlich. Den Mann, mit dem sie im Wettkampf steht, lässt sie gewinnen, wie ihren Vater, den sie in seiner Depression stützen muss. Letzten Endes wendet sie sich im Traum wieder an die mütterliche Welt (Griechenland, Ferienort mit der Mutter), in der sie einsam, aber auch autonom »auf dem Dach sitzt«.

Im Traum werden meines Erachtens auch Selinas Ressourcen erkennbar, unter vielen Gefahren schafft sie es immer wieder, sich alleine zu retten. Ich bin erstaunt und erfreut darüber, wie sie es zunehmend vermag, in ihren Träumen ihre Affektzustände symbolisch zu repräsentieren. Vera King (2012) spricht von adoleszenztypischen »Lücken« in der symbolischen Repräsentanz des Körpers, die auf eine alterstypische unzureichende Abgrenzung von den Eltern zurückzuführen ist. Die wachsende adoleszente Erregung ist mit inzestuösen Phantasien aufgeladen und rückt in bedrohliche Nähe zu den ersten Liebesobjekten, wobei Angst und Schuldgefühle erzeugt werden können.

In einer der letzten Stunden vor dem Abfassen dieses Artikels erzählte mir Selina, dass sie doch das Kiffen probiert habe und es ihr dabei sehr schlecht gegangen sei. Sie habe panische Ängste gehabt, dass sie sterbe, habe verschiedene Stimmen und viele Geräusche wahrgenommen. Trotz ihres dringenden Wunsches hätten ihre Freunde sie nicht in das Krankenhaus in die Notaufnahme gebracht.

Im Nachhinein konnte sie das verstehen, weil auch die Freunde Angst bekommen hätten. Sie habe sich sehr allein gefühlt und ihre Mutter habe »cool« darauf reagiert, dass »so eine Erfahrung mal sein muss«. Ich dagegen war besorgt über ihre psychosenahe Erfahrung und verstand es als eine Regression in eine präverbale Zeit, in der sie vielleicht die aggressiven Stimmen der Eltern nicht verstehen und verarbeiten konnte. Im weiteren regressiven Modus erzählte sie mir in der folgenden Stunde, dass es ihr größter Wunsch sei, eine Flosse für eine Meerjungfrau aus Silikon zu besitzen. Sie zeigte mir Bilder im Internet und die Preise dazu. Als ich laut assoziierte, wie das bei Meerjungfrauen mit der Sexualität laufe oder mit dem Kinder kriegen, sagte sie: »Ach, das ist nicht so wichtig!« Sie fährt fort: »Ich finde, Sexualität wird vollkommen überbewertet. Sex ist doch nur zur Fortpflanzung da. Wenn mir die Jungen sagen, dass sie Sex brauchen, finde ich das entwertend und frauenverachtend. Die finden das süß, dass ich noch Jungfrau bin. Ich möchte als Person und nicht als Sexobjekt wahrgenommen werden.« Die Option einer romantischen Liebe scheint für Selina bewusst gar nicht zu existieren. Die rationalisierende Abwehr ihrer libidinösen Wünsche hängt vermutlich mit dem pubertären Triebschub und dem Erwachen sexueller Interessen zusammen, die in ihrem Fall zu Scham- und Ekelgefühlen führen. Der konkrete Wunsch, eine Meerjungfrau zu spielen, scheint mir die Fortsetzung ihrer kindlichen Phantasie und Identifikation mit Ariella der Meerjungfrau zu sein, so als wolle sie sich nicht von ihrem kindlichen Körper, ihrer Kindheit verabschieden. Mythologisch wird die Meerjungfrau mit einem Wunsch nach Erlösung und Schutz in Zusammenhang gebracht. Bei C.G. Jung gehört die Meerjungfrau zu den Archetypen der Anima. Im Gegensatz dazu stehen die verführerischen Nixen und Sirenen, die bedrohlich und tödlich sein können. In Selinas Phantasie scheint mir trotz der Wahl der unschuldigen Meerjungfrau auch der unbewusste sexuelle, abgewehrte Aspekt enthalten zu sein. Auf histrionische Weise sucht sie über die Verführung die Erlösung und Individuation, wird aber mit tiefen Ängsten vor der Sexualität und Separation konfrontiert.

Bei Selina handelt es sich um eine gegenwärtig laufende Behandlung. Wir haben noch einen weiten Weg vor uns, aber ich bin optimistisch, dass sie ihre Ressourcen und die Hilfen, die ihr angeboten werden, wird nützen können.

Zusammenfassend scheint mir, dass sich die Emetophobie bei meiner Patientin nicht eindeutig einer Konversionsstörung zuordnen lässt. Eher trifft, laut Bürgin (1993, S.87), die Diagnose einer psychosomatisch bedingten Störung zu, wie die Falldarstellung gezeigt hat:

- Sie zeigt nur in geringem Ausmaß histrionische Persönlichkeitszüge.
- Die körperliche Störung ist eher eine Folge abgewehrter Affekte und Triebe.
- Körperliche Symptome sind fern vom psychischen Leben und seelischer Bedeutung.
- Sie leidet am Körper.
- Das Symptom lässt sich nicht ohne weiteres verschieben und die symbolische Bedeutung des Symptoms ist diffus und mehrdeutig.

Novick & Novick (2012) stellen das klassische Modell der Adoleszenz als Rekapitulierung der Kindheit oder als Entwicklungsstörung bei einer Unausgeglichenheit zwischen Es und Ich in Frage. Im Gegensatz zu dieser dichotomen Sichtweise sprechen sie von der Möglichkeit einer *Transformation* im Jugendalter. Dabei schreiben sie, die hauptsächliche Entwicklungsaufgabe für Jugendliche sei die Transformation des Verhältnisses zwischen Lust- und Realitätsprinzip, damit es zu einer tragfähigen Basis der Selbstregulierung kommen kann. Das psychische Gleichgewicht wird auch durch die individuelle Stärke der Triebimpulse und der Fähigkeit, diese zu regulieren, bestimmt. So sehe ich die Therapie mit Selina als einen Versuch, ihr auf dem schwierigen Weg der Integration von Lust- und Realitätsprinzip zu helfen, ein Prozess der eigentlich lebenslänglich stattfindet.

Literatur

Blos, P. (2001): *Adoleszenz. Eine psychoanalytische Interpretation.* Stuttgart: Klett-Cotta. 7. Aufl.

Bürgin, D. (1993): *Psychosomatik im Kindes- und Jugendalter.* Stuttgart/Jena: Gustav Fischer.

Diatkine, R.; Lebovici, S. & Soulé, M. (1985): N*ouveau Traité de psychiatrie de l' enfant e de l'adolescent.* Paris: PUF.

Heinemann, E. & Hopf, H. (2001): *Psychische Störungen in Kindheit und Jugend. Symptome – Psychodynamik – Fallbeispiele – psychoanalytische Therapie.* Stuttgart: Kohlhammer.

Hopf, H. (2006): Träume von Adoleszenten. *Analytische Kinder- und Jugendlichen-Psychotherapie*, 131, 365–381.

King, V. (2012): Neues Begehren. In: Bründl, P. & King, V. (Hrsg.): *Adoleszenz: gelingende und misslingende Transformationen. Jahrbuch der Kinder- und Jugendlichen-Psychoanalyse, Bd. 1.* Frankfurt a. M.: Brandes & Apsel. S. 29–50.

Krause, R. (2006): Der »eklige Körperin der Analyse«. Analytische Kinder- und Jugendlichen-Psychotherapie, 129, 75–91.

McDougall, J. (1998): *Theater des Körpers. Ein psychoanalytischer Ansatz für die psychosomatische Erkrankung.* München/Wien: VIP.

Mentzos, S. (1986): Hysterie. Zur Psychodynamik unbewusster Inszenierungen. Frankfurt a. M.: Fischer.

Novick, J. & Novick, K. (2012): Transformation im Jugendalter. In: Bründl, P. & King, V. (Hrsg.): *Adoleszenz: gelingende und misslingende Transformationen. Jahrbuch der Kinder- und Jugendlichen-Psychoanalyse, Bd. 1.* Frankfurt a. M.: Brandes & Apsel. S. 231–246.

Schier, K. (2012): »Das hässliche Entlein« – Die Veränderung des Körperbildes. In: Bründl, P. & King, V. (Hrsg.): *Adoleszenz: gelingende und misslingende Transformationen. Jahrbuch der Kinder- und Jugendlichen-Psychoanalyse, Bd. 1.* Frankfurt a. M.: Brandes & Apsel. S. 11–28.

Staehle, A. (2006): Kinderträume – Erwachsenenträume. *Analytische Kinder- und Jugendlichen-Psychotherapie*, 131, 358–405.

Stern, D. N. (2011) Ausdrucksformen der Vitalität. Frankfurt a. M.: Brandes & Apsel.

Ziegler, T. (2017): Scham in der Analyse eines Adoleszenten. *Kinderanalyse*, 25 (4), 314–332.

Marianne Rauwald
(Frankfurt a. M.)

Vererbte Wunden

Transgenerationale Weitergabe elterlicher Traumatisierungen im Kontext pädagogischer und therapeutischer Arbeit

Für die Einladung zum Symposium »Schmerz in der Kinder- und Jugendlichenpsychotherapie«[1] möchte ich mich sehr bedanken. Sie gibt mir die Gelegenheit, über ein Thema nachzudenken, das mir sehr am Herzen liegt. Als Traumatherapeutin habe ich viel mit Schmerz zu tun, der oft so überwältigend ist, dass er betäubt werden muss bzw. dass jede Möglichkeit genutzt wird, sich von dem Schmerz zu lösen. In Bezug auf mein heutiges Thema könnte man sagen, dass der Schmerz dann häufig in die folgende Generation der Kinder verschoben wird. Das Erlangen einer Schmerzfreiheit über diesen Weg gelingt jedoch nie wirklich und ist darüber mit einem hohen Preis verbunden. Es gilt daher, was meine Patientin, Frau S., vor einigen Wochen nach einer schwierigen und eben auch sehr schmerzhaften Phase in unserer Arbeit gesagt hat: »Es ist etwas sehr Kostbares, sich die eigene Schmerzempfindlichkeit zu bewahren!« Ich war gerade mit den Vorbereitungen für diesen Vortrag beschäftigt, als meine Patientin dies äußerte und mir mit diesem Ausspruch zu einem Einstieg in dieses Thema verhalf.

Frau S., eine beruflich erfolgreiche und hoch engagierte, aktuell etwa Mitte 60 Jahre alte Naturwissenschaftlerin, ist seit zwei Jahren in meiner analytischen Behandlung. Ursprünglich hatte sich die Patientin an mich gewendet, weil sie unter den zahlreichen Schwierigkeiten im sozialen Leben litt, von denen sie langsam zu begreifen schien, dass es sich um ein für sie nicht handhabbares Muster handelte, das immer wieder zum Rückzug von Kollegen, Bekannten und den wenigen Partnern führte, die Frau S. in ihrem Leben hatte.

Unsere Arbeit brachte langsam zum Vorschein, dass die Anästhesie, die sie anderen Menschen und ihren Bedürfnissen gegenüber, mehr aber wohl noch sich selbst gegenüber empfand, mit den hoch schmerzlichen und sehr intrusi-

1 Vortrag gehalten am 8. Juli 2018 auf dem Symposium der Ärztlichen Akademie für Psychotherapie von Kindern und Jugendlichen e. V. in Brixen.

ven traumatischen Erfahrungen zusammenhing, die sie in ihrer (Nachkriegs-) Kindheit durch die Mutter erfahren hatte und die sie über lange Jahre abgespalten hatte. Erst in der Therapie gelang es ihr, sich den dissoziierten Erinnerungen wieder zu nähern. Die langsam möglich gewordene Berührung – so schmerzlich sie für die Patientin war – hatte ihr neue Wege zu einem vertieften Verständnis von sich selbst eröffnet und dabei auch – bisweilen ebenso schmerzlich – lebendigere Kontakte und Beziehungen in ihrer sozialen Welt ermöglicht. Die Konflikte und Rückzugstendenzen ihrer Bekannten und Kollegen, die sie zuvor sehr irritiert hatten und sie auch immer wieder vor schwierige Situationen gestellt hatten, wenn wieder einmal eine Person weggebrochen war, konnte sie nun mit sich selbst in Verbindung bringen und erlebte erstmals tiefe Affekte, vor allem aber auch den Schmerz, der mit den Verlusten verbunden war. Für meine Patientin ist so die Wiedererlangung ihrer Fähigkeit, Schmerz zu empfinden, eine hoch wertvolle Entwicklung gewesen, wie sie dies selbst formulieren konnte. Dass auch bei Frau S. transgenerational vermittelte Folgen der schweren und hoch schmerzhaften Kriegstraumatisierungen ihrer Mutter eine wesentliche Rolle in ihrem Leben und dann auch in unserer Arbeit spielten, soll hier nur kurz erwähnt werden.

Schmerz, seelischer wie körperlicher Schmerz, und Trauma sind psychisch wie neurobiologisch eng miteinander verbunden, wie zahlreiche Studien heute belegen. Der nozizeptive Neurotransmitter »Substanz P« (P steht historisch für »powder« oder heute mehr für »pain«) spielt sowohl im Schmerz- wie im Stresssystem eine verantwortliche Rolle (Tesarz & Eich, 2017). Schmerz- und Stressverarbeitung sind über dieses Hormonsystem eng miteinander verknüpft und »können von beiden Seiten aus in Gang gesetzt werden« (Scheidt, 2017). Auf der einen Seite erhöhen Stress und traumatische Erfahrungen die Schmerzsensitivität, führen zu einer erhöhten Schmerzgeneralisierung und tragen zur Chronifizierung von Schmerzstörungen bei. Umgekehrt führt Schmerz zu Stress und erhöht so die Sensibilität für ein potentiell traumatisches Erleben belastender Ereignisse.

Auf der psychischen Ebene ist kein Trauma denkbar, das nicht mit tiefem, unerträglichen Schmerz verbunden wäre. Die hoch schmerzhafte Hilflosigkeit und das Ausgeliefertsein an Situationen, die mit zumindest subjektiv erlebter Todesangst verknüpft sind, lösen einen Schmerz aus, der oft lange auf einer Ebene psychischen Verständnisses unintegriert bleiben muss, da die psychischen Bewältigungsmechanismen nicht ausreichen, um das traumatische Geschehen zu fassen. Der Schmerz bleibt so auf einer subkortikalen Ebene quasi körperlich eingeschrieben und entfaltet von dort aus – zeitlich und räumlich ungebunden – eine oft dauerhafte Wirkung. Viele typische Symptome von verbreiteten Traumafolgestörungen haben hier ihre Wurzeln.

Fischer und Riedesser (1998) heben früh hervor, dass diese Erfahrungen unmittelbar den Wunsch und Versuch traumatisierter Menschen aktivieren, dem unerträglichen Erleben etwas entgegenzusetzen. Es sind die dem Trauma-kompensatorischen Schema zuzuordnenden Aktivitäten, über die vorhandene Resilienzen und Ressourcen im Sinne eines Versuchs der Selbstheilung aktiviert werden. Eine häufig zu findende erste Reaktion ist die Anstrengung, sich der unerträglichen Gefühle zu entledigen, um sicherzustellen, dass sich eine solche erlebte Katastrophe nicht wiederholen kann. Hierher zählen Vermeidungs- und Verleugnungsstrategien, Suchtverhalten und auch alle dissoziativen Reaktionen, die eben auch – wie bei meiner Patientin – zu einem Betäuben des traumatischen Schmerzes führen, der dadurch jedoch nicht verloren ist, sondern gerade abgespalten unbewusst und oft lange unentdeckt seine zerstörerische Wirkung entfalten kann.

An dieser Schnittstelle zwischen dem Versuch einer Heilung der traumatischen Wunden einerseits und der unbewussten Wiederholung und Festschreibung der erlebten überwältigenden Verletzungen sehe ich auch die transgenerationale Weitergabe traumatischer Erfahrungen, die berührend nah erlebt werden können und die im Mittelpunkt meiner Ausführungen stehen sollen.

Ich freue mich, dass ich die Gelegenheit habe, über die Belastungen, die mit solchen Dynamiken für betroffene Familien verbunden sind, nachdenken zu können und damit auch an unsere Arbeit im Institut für Traumabearbeitung und Weiterbildung Frankfurt anknüpfen zu können, wo wir auf verschiedenen Ebenen immer wieder dieser Herausforderung junger Familien begegnen. Es ist naheliegend, dass sich in den letzten Jahren ein Schwerpunkt unserer Arbeit auf die Arbeit mit Geflüchteten herausgebildet hat. Während von Anfang an der Fokus dabei auf – zumeist männlichen – jungen Geflüchteten (den sogenannten UMAs – Unbegleiteten minderjährigen Ausländern) lag, rücken mehr und mehr auch Familien und mit ihnen ihre teilweise stark belasteten Kinder in den Mittelpunkt. Und während wir die jungen Geflüchteten (Jugendliche und junge Erwachsene) zumeist im Kontext unserer therapeutischen Angebote kennenlernen, sind es immer öfter Maßnahmen der Jugendhilfe wie etwa beschützte Umgänge oder familienrechtliche Gutachten, in denen wir den jungen Familien begegnen. Sabine Haversiek-Vorgelsang (2010) beschreibt die Erfahrungen des Berliner Folteropferzentrums Berlin, wo die sekundär traumatisierten Kinder ihrer traumatisierten geflüchteten Eltern etwa 10 % aller im Zentrum vorgestellten Kinder ausmachen. Sie führt aus, dass für die Hälfte der Kinder, die ansonsten eine große Bandbreite kindlicher Auffälligkeiten zeigen, eine voll oder teilweise ausgeprägte PTBS-Symptomatik (Intrusionen, Übererregbarkeit und Vermeidung) vorlag. Sie betont, dass diese Symptomik eben gerade ohne ein auffindbares A-Kriterium auftritt, also ohne dass ein bekanntes auslösendes traumatisches Ereignis zu verzeichnen ist und – wie sie betont – oft auch, ohne dass die Kinder selbst (im Gegensatz zu ihren Eltern und Betreuern) einen Leidensdruck für sich verspüren. Dies entspricht weitgehend auch unseren Erfahrungen mit diesen Kindern, bei denen wir in vielen Fällen früh und ausgeprägt parentifizierte Reaktionen und Verhaltensweisen finden. Auf der anderen Seite sind es aber häufig auch die typischen mit Affekt- und Impulskontrollschwierigkeiten verbundenen Symptome, die es Kindern erschweren, z. B. eine positive schulische Entwicklung zu nehmen. Konzentrationsschwächen, motorische Unruhe, Misstrauen und leichte Verwicklung in konflikthafte Auseinandersetzungen, aber auch eine Tendenz zu dissoziativen Reaktionen weisen eine Nähe zu den Folgen traumatischer Erfahrungen auf, von denen wir oft nur wissen, dass die Eltern solche persönlich erleben mussten. Das Trauma scheint so in die nächste Generation verschoben zu sein, auf einem dunklen Weg haben Eltern unverarbeitet gebliebene traumatische Erfahrungen ihren Kindern vererbt.

Wie in Bezug auf viele bedeutsame Aspekte zum Verständnis gravierender traumatischer Erfahrungen und ihrer weitreichenden Folgen für das weitere Leben der Betroffenen ist es auch in Bezug auf unser Wissen über transgenerationale Prozesse in Familien, deren Mitglieder schwer traumatisiert sind, der Holocaust und sein Widerhall in den folgenden Generationen, der das teilweise noch immer hoch destruktive Weiterwirken des traumatischen Geschehens für die Kinder und Enkel der Opfer deutlich gemacht hat. Zahlreiche Untersuchungen und bewegende Fallgeschichten (Auerhahn & Prelinger, 1983; Bergmann, Jucovy & Kestenberg, 1995; Faimberg, 2009; Kestenberg, 1972; Kogan, 1998, 2009, 2011; Leuzinger-Bohleber, 2009) haben uns seither vor Augen geführt, wie zumeist in vollständigem Gegensatz zu den Wünschen und Hoffnungen betroffener Eltern die eigene Beschädigung durch die erlebten überwältigenden und nicht integrierbaren traumatischen Erfahrungen die Beziehung zu den eigenen Kindern infiltrieren, einfärben und zu einer Weitergabe der erlebten Wunden beitragen.

Um diese Wege verständlich zu machen, möchte ich an dieser Stelle kurz die Verarbeitung traumatischer Erfahrungen skizzieren.

> Ein Trauma ist ein Ereignis im Leben eines Subjekts, das definiert wird durch seine Intensität, die Unfähigkeit des Subjekts, adäquat darauf zu antworten, die Erschütterung und die dauerhaften pathogenen Wirkungen, die es in der psychischen Organisation hervorruft. Das Trauma ist gekennzeichnet durch ein Anfluten von Reizen, die im Vergleich mit der Toleranz des Subjekts und seiner Fähigkeit, diese Reize psychisch zu meistern und zu bearbeiten, exzessiv sind. (Laplanche & Pontalis, 1973)

Im Moment der akuten Traumatisierung kommt es zum Erleben äußerster Ohnmacht und Hilflosigkeit, zu einer Erfahrung totalen Ausgeliefertseins an eine Situation, aus der es kein Entrinnen mehr geben kann. Angst und Panik erreichen ein Ausmaß, das schließlich zu einem passageren Zusammenbruch der psychischen Organisation führt, der ein Erleben psychischer Kontinuität, wie es für unsere Identitätserfahrung grundlegend ist, außer Kraft setzt (Rauwald, 2013). Bereits auf die sich zuspitzende Situation hohen Stresses und überbordender Angst reagiert das Individuum mit biologisch verankerten Mechanismen dissoziativen Erlebens: Erfahrungen – wie z.B. das roboterhafte Funktionieren oder das »Aus-dem-Körper-Treten« – setzen ein, die sich unter weiter zunehmendem Stress steigern, bis es im Augenblick der Traumatisierung zu einem Zusammenbruch der psychischen Verarbeitung kommt, der als Abrisspunkt beschrieben werden kann und durch basale Reaktionen auf der hirnphysiologischen und neurohormonellen Ebene körperlicher Funktionalität gekennzeichnet ist. In diesem Moment kommt es zu einem oft lange bleibenden Riss in der Kontinuität des Identitätserlebens. Der Gedächtnisfaden, das innere Erleben, das uns mit unseren Erfahrungen, unserer Vergangenheit verbindet, ist gerissen. Eine psychische Verarbeitung des Geschehenen, die eine Integration der aktuellen gegenwärtigen Geschehens in das komplexe Geflecht lebensgeschichtlicher Erfahrungen bedeuten würde, ist nicht möglich. In weiten Bereichen von einem psychischen Verständnis ausgeschlossen, wird die akute Traumatisierung damit zu einem zutiefst körperlichen Prozess, das Trauma wird im Moment seiner Entstehung gleichsam in den Körper eingeschrieben (Rauwald, 2013).

Es ist diese neurophysiologisch blockierte Verarbeitung im Bereich von Teilen des Mittelhirns wie die stark eingeschränkte Verarbeitung des Geschehens auf kortikaler Ebene, die mit dauerhaften und gravierenden Folgen für das Individuum verbunden ist. Es kommt zu einer Beeinträchtigung der basalen Fähigkeit, das Ereignis in einem raum-zeitlichen Kontext zu verankern, sodass es als ein zeitloses, potentiell immer wieder gegenwärtiges Geschehen erlebbar bleibt. Hierzu trägt auch die beschädigte Gedächtnisleistung bei, die zu einer für das Individuum oft nicht fassbaren, psychisch verstehbaren ganzheitlichen Erinnerung beiträgt. Die beeinträchtigte kortikale Verarbeitung bedingt eine Situation, in der einerseits (partielle) Amnesien einen bewussten Zugriff auf die traumatische Situation verhindern, während das Individuum andererseits ungewollt immer wieder von überschwemmenden, aber bruchstückhaften Bildern, Gerüchen, fragmentierten sensorischen Wahrnehmungen oder überwältigenden Gefühlen überrollt wird, die jedoch aufgrund der veränderten hirnphysiologischen Verarbeitung dem bewussten Zugriff dauerhaft versperrt sind. Dies verhindert eine psychische Integration des Erlebten, das nun oft frei flottierenden Ängsten vergleichbar unverändert in ihrer Wucht und Aktualität erhalten bleibt.

Als Folge bleibt eine innere Verwundbarkeit und Anfälligkeit für Reaktualisierungen in hoch belastenden, stressvollen Situationen; das bisweilen lange vergangene traumatische Ereignis kann dann erneut seine Kraft entfalten und die Gegenwart mit seinem Schatten einfärben.

Wahrnehmungen oder Gefühle, die Momenten der ehemals traumatischen Situation ähneln und somit auch subkortikal eine Verbindung zu dem ehemaligen traumatischen Ereignis herstellen, können so oft lebenslang zu einer Reaktualisierung der nie ganz vergangenen traumatischen Situation beitragen, die dann nun von innen heraus wieder lebendig werden und zu einer neuen affektiven Überflutung und dann auch Missdeutung der gegenwärtigen Situation führen kann. Solche oft sehr spezifischen, bisweilen von außen her unscheinbaren Elemente nennen wir Trigger.

Der Versuch, den inneren Riss, die katastrophale innere Erschütterung zu heilen, ist eine ebenfalls ubiquitäre menschliche Reaktion, die das traumatische Geschehen begleitet und früh einsetzt. Fischer (2003) beschreibt, wie Menschen versuchen, das Unfassbare der traumatischen Situation für sich verstehbarer zu machen, die verlorene Sinnhaftigkeit aufzulösen, indem sie Antworten suchen auf die Frage nach dem Grund für ihre Verstrickung in die traumatische Situation, aber auch nach Wegen, eine Wiederholung einer solchen Erfahrung zu vermeiden, und nach dem, was helfen kann, die unerträgliche Situation zu überstehen (er nennt dies die ätiologische, präventive und kurative Komponente des traumakompensatorischen Schemas). Menschen versuchen so, der inneren Fragmentierung und der die eigene Identität bedrohenden Beschädigung entgegenzuwirken, indem sie danach streben, dem unfassbaren und doch so präsenten und erschütternden Geschehen eine aus dem bisherigen eigenen Leben und seinen prägenden Lebenserfahrungen- und überzeugungen heraus begreifbare Bedeutung geben zu können und das Unfassbare damit fassbar zu machen.

Wie pathologisch und beeinträchtigend die bleibenden Folgen einer Traumatisierung bleiben werden, hängt dabei weiterhin auch von den in der frühen posttraumatischen Phase erfahrenen Reaktionen der Umgebung ab, die gerade in der ersten Zeit nach einem traumatischen Erlebnis wie eine gute Wundversorgung zu einem günstigen Verarbeitungsprozess beitragen können. Eine wesentliche Rolle spielen in diesem Zusammenhang Kontakte und Beziehungen zu anderen Menschen, die als hoch bedeutsame Quelle von Trost und Sicherheit dabei unterstützen können, wieder einen Weg in eine vertrauensvolle Zukunft zu finden. Andererseits aber können sie leicht in neue Enttäuschungen und vertieften Rückzug münden, wenn die oft unrealistisch hohen Wünsche und Erwartungen, die die Betroffenen an ihr Gegenüber gerade auf dem Hintergrund ihrer tiefen inneren Erschütterung richten, von diesen nahen Menschen nicht erfüllt werden.

Auf dem Hintergrund schwerer traumatischer Erfahrungen, besonders wenn diese als Beziehungs- oder Bindungstraumatisierung erlebt werden mussten, ist die Fähigkeit, auf einer reifen psychischen Ebene auch die mit nahen und bedeutsamen Beziehungen unweigerlich verbundenen Ambivalenzen und Ambiguitäten einordnen und ertragen zu können, häufig regressiv eingeschränkt. Auch unvermeidbare Unklarheiten, Unsicherheiten, unausweichliche kleinere Enttäuschungen werden dadurch schnell überhöht erlebt. Ihr Auftreten führt für Betroffene unmittelbar zu einer steigenden inneren Erregung, was in einem Circulus vitiosus regressive Prozesse weiter befördert. Leicht kippt dann die innere, zuvor positive, oft auch idealisierte Repräsentanz des Gegenübers, das in solchen Momenten zu einem bedrohlichen, angsterregenden Objekt werden kann, vor dem sich geschützt werden muss. Die wachsende Angst und Erregung, die auf dem Hintergrund der Traumatisierung ohnehin erhöhte Grundspannung und die reduzierte Impulskontrolle tragen dann dazu bei, dass Konfliktsituationen zu eskalieren drohen, mitunter Impulsdurchbrüche zu destruktivem Handeln führen können. Begünstig wird eine solche Spaltung und das damit verbundene Erleben des Gegenübers als ein böses Objekt voller Hass und Aggression durch die damit ebenfalls erleichterte projektive Entlastung eigener innerer Spannungen. Das Zusammenleben mit Menschen, die gravierende traumatische Erfahrungen erlebt haben, stellt so häufig über solche impulsiven Eskalationen, vielleicht mehr aber noch über die anhaltende Spannung zwischen permanent nagendem Misstrauen auf der einen Seite und unverbunden danebenstehenden hohen Erwartungen auf der anderen Seite eine erhebliche Herausforderung für ihre nahe soziale Umgebung dar.

In ganz besonderer Weise trifft diese Herausforderung familiäre Beziehungen und hier besonders noch einmal die Beziehung traumatisierter Elternteile zu ihren Kindern. Es ist diese Fragilität traumatisierter Menschen und Familien, die in vielen Familien zu einer Atmosphäre von einerseits Nähe und gegenseitiger Unterstützung beiträgt, die aber andererseits auch den Nährboden darstellt, auf dem die alten traumatische Erfahrungen in immer wieder neuen Wiederholungen und Reinszenierungen zu einer Präsenz des unverarbeitet gebliebenen traumatischen Geschehens führen, in dem Partner und Kinder zu Protagonisten in einem Geschehen werden, das ihrer Rolle, ihrer Person und ihren eigenen Wünschen, Erwartungen oder Hoffnungen oft wenig entspricht. Über dieses Hereinbrechen traumatischer Vergangenheit in das gegenwärtige Leben der Familie bleiben die unverdauten Erfahrungen ihrer Eltern so auch für die Kinder und die nachfolgende Generation mit einem aktuellen und gegenwärtigen Erleben verbunden, das als Einfalltor für die transgenerationale Weitergabe elterlicher Erfahrungen betrachtet werden kann.

An dieser Stelle möchte ich Ihnen gerne von Mandeley und ihrer Familie berichten, die in besonderer Weise ein solches Schicksal verdeutlichen.

Die fünfjährige Mandeley wird von ihrem Vater angemeldet. Er macht sich große Sorgen, weil seine Tochter große Schwierigkeiten hat, sich bei ihm einzuleben. Das Mädchen hatte bis vor einem halben Jahr bei ihrer iranischen Mutter gelebt. Wie es zu dem Wechsel in den Haushalt des Vaters gekommen war, bleibt lange etwas unklar, der Vater vermittelt, dass es mit dem Gesundheitszustand der Mutter zu tun gehabt habe. Er erklärt, dass er seit ihrer Geburt einen eher unregelmäßigen Umgangskontakt mit Mandeley hatte.

Ein Kontakt mit der Mutter ist mir lange nicht möglich, sie sagt mehrere Termine ab, ist für mich lange nicht erreichbar.

Mandeley begegne ich etwas überraschend erstmals, als ihr Vater, den ich alleine zu einem Kennenlerntermin eingeladen hatte, Mandeley mitgebracht hatte, mit der Erwartung, dass es ja um Mandeley gehen würde und er keine Notwendigkeit gesehen habe, in die Diagnostik einbezogen zu werden. Die Fünfjährige klammert sich in dieser Situation auf dem Arm des Vaters fest, lässt sich auch in Gegenwart des Vaters auf keinerlei Kontakt mit mir ein. Auch mit dem Vater kommuniziert Mandeley in dieser Situation nicht, sie wirkt versteinert, dissoziiert. Der Vater berichtet, dass dieses Verhalten Mandeleys auch bei ihm zuhause öfter zu beobachten sei. Vor allem im Kontakt mit seiner heutigen Frau sei seine Tochter bis heute stumm geblieben. Er schildert, dass Mandeley zwar etwas, wenn auch wenig, mit ihm sprechen würde, wenn seine Partnerin dazukomme, aber einfach verstummen würde; Kommunikation findet maximal über Zeigen mit dem Finger statt. In der Wohnung würde sich Mandeley dann auch oft verstecken; sie habe eine Fähigkeit, sich in so kleinen Ritzen und Zwischenräumen zu verstecken, dass es öfter nicht leicht sei, sie zu finden, auch weil sie in diesen Situationen keinen Mucks von sich geben würde.

Auch in den folgenden Begegnungen mit mir bleibt Mandeley zunächst stumm. Sie weigert sich, alleine ohne Vater mit mir in den Spielraum zu gehen, bleibt weiter in seiner unmittelbaren Nähe, versteckt sich oft hinter ihm. Dabei fällt auf, dass die Beziehung der beiden wenig liebevoll und zugewandt wirkt, eher einen merkwürdig fremden und ungebundenen Eindruck vermittelt. Mandeley wirkt wie ein Kind, das sich in einer akuten Not an den nächstbesten Menschen klammert, um Schutz zu erfahren.

Im gemeinsamen Spiel mit dem Vater kann sich Mandeley etwas entspannen, auch wenn die Spielsituation etwas hölzern und ausschließlich auf das Spiel konzentriert, dagegen recht wenig aufeinander bezogen wirkt. Hier kann auch ich mich dann langsam einbringen, Mandeley dirigiert mich stumm mit dem Zeigefinger und bestimmt so Nähe und Distanz. Beim gemeinsamen Kneten mit Glitzerknete taut sie dann auf, als ich den Vater unter einem Vorwand wegschicke. Seither können wir auch durchaus lustvoll miteinander spielen und auch sprechen – allerdings niemals über ihr inneres Erleben, über ihre Eltern oder auch nur mehr als über den Namen ihrer Freundinnen im Kindergarten oder was es dort zum Mittagessen gab. Symbolisches Spiel ist mit Mandeley nur auf niedrigem Niveau möglich, es entstehen keine längeren zusammenhängenden Geschichten. Projektive Tests (Bindungstests wie den MCAST oder Familie in Tieren) verweigert sie.

Aus dem Kindergarten wird berichtet, dass Mandeley zu den angesehenen Mädchen gehört, hier eine dominante Rolle einnimmt, oft die Regeln des Spiels vorgibt. Sie ist auch bei den Erzieherinnen beliebt, wird als fröhliches, aufgewecktes Kind beschrieben, sie ist selten in Konflikte verwickelt, hält sich an die Regeln des Kindergartens und ist auch sonst unauffällig, unproblematisch. Der behandelnde Kinderarzt beschreibt eine unauffällige Entwicklung, er hat das Mädchen allerdings selten und nur zu den letzten U-Untersuchungen gesehen, da es aufgrund von Umzügen zu verschiedenen Wechseln der behandelnden Praxis gekommen war.

Mandeley zeigt die deutlich die Symptomatik eines elektiven Mutismus (ICD-10: F94.0), also eine Form des Mutismus, der durch eine deutliche, emotional bedingte Selektivität des Sprechens charakterisiert ist. Mandeley spricht in einigen Situationen, wie z. B. im Kindergarten, in anderen definierbaren Situationen jedoch nicht. Der ICD-10 hebt hervor, dass die Störung üblicherweise mit besonderen Persönlichkeitsmerkmalen wie Sozialangst, Rückzug, Empfindsamkeit oder Widerstand verbunden ist. Diese rein deskriptive Diagnostik nimmt zu den Ursachen der Störung keine Stellung.

Eher nähern wir uns einem Verständnis der inneren Situation des Kindes, wenn die mutistische Symptomatik als dissoziatives Symptom im Sinne einer Konversionsstörung betrachten. Die phasenweise Sprachlosigkeit und das Verstummen Mandeleys, ihr versteinerndes Verhalten und Einfrieren, ihr Versuch des Unsichtbarwerdens vermitteln mir deutlich Momente einer traumatisch anmutenden inneren Überwältigung, deren Hintergründe mir jedoch noch verborgen bleiben. Erst in Verbindung mit der Geschichte ihrer mütterlichen Familie werden die Not des Kindes und seine Sprachlosigkeit verständlich. Es wird deutlich, wie sehr das Schicksal und die Entwicklung des kleinen Mädchens bereits durch die berührende und erschütternde Geschichte ihrer Großmutter geprägt sind, deren traumatische Erfahrungen zunächst das Zusammenleben mit der einzigen Tochter, der Mutter Mandeleys, bestimmt hatten. Diese wiederum trug das noch immer unverstandene und über die Beziehung zur eigenen Mutter aufgenommene Grauen wie ein Phantom in sich, das sie dann transgenerational auch an Mandeley weitergegeben hat.

Es ist hier nicht der Raum, die tragische und bewegende Geschichte der Großmutter Mandeleys, Frau E., auszuführen, die aus einer intellektuellen iranischen Familie hoher Beamter stammte und im Iran eine gute Schulbildung erhalten hatte. Sie hatte gerade ein Medizinstudium begonnen, als sich die politische Situation in ihrer Heimat zuspitzte. Nur kurz kann umrissen werden, dass ihre Großmutter in den Wochen des Umsturzes während der Islamischen Revolution versucht hatte zu fliehen, nachdem ihre dem Schah und seiner Regierung nahestehenden Eltern verhaftet (und später auch getötet) wurden. Auch sie wurde festgenommen und während der Tage der Haft mehrfach vergewaltigt. Mithilfe eines Onkels gelang es, dass sie freigelassen wurde; einige Monate lebte sie im Anschluss in Verstecken, bis der Onkel ihr eine falsche Identität und Papiere verschaffte und ihr mit diesen dann auch zur Flucht aus dem Land verhalf.

Frau E. war schwanger, als sie Deutschland erreichte. Mit Hilfe alter Bekannter ihrer Eltern gelang es der jungen Frau, trotz der erlebten hoch traumatischen Erfahrungen, für sich und ihre bald zur Welt gekommene kleine Tochter (der Mutter von Mandeley) in Deutschland eine zumindest wirtschaftlich stabile Basis zu schaffen. Frau E. fand eine kleine Wohnung, lernte Deutsch und nahm eine Bürotätigkeit auf, die sie anfangs von Zuhause aus erledigen konnte. Zu ihrer kleinen Tochter entwickelte sie eine sehr nahe und bedeutsame Beziehung, wie ich später, als sich ein guter Kontakt zu Mandeleys Mutter eingestellt hatte, von dieser erfuhr. Dass es sich um eine parentifizierende und die traumatisierte Mutter stabilisierende Beziehung handelte, war der jungen Mutter nicht bewusst. Bis heute beschreibt Frau E., z. B. in Gesprächen mit ihrer Tochter, die frühe gemeinsame Zeit als eine sehr glückliche Zeit in ihrer beider Leben.

Es ist aber gerade die sehr frühe Lebenszeit, in der oft unbemerkt und unbewusst Ausläufer gravierender elterlicher Traumata in die kindliche Psyche eindringen und deren Entwicklung entscheidend und dauerhaft beeinflussen. Ilany Kogan beschreibt in ihrem für die Auseinandersetzungen mit der transgenerationalen Weitergabe traumatischer Erfahrungen bahnbrechende Buch *Der stumme Schrei der Kinder* eindrucksvoll, wie früh das Leben traumatisierter Eltern zu Fesseln für deren Kinder wird, von denen sie sich nur schwer befreien können: »Wenn ich meine Trauer durcharbeitete, empfand ich häufig das, was Kinder von Überlebenden empfinden – sowohl eine starke Bindung an die Vergangenheit als auch den Wunsch, mit ihr zu brechen.« (Kogan, 1995) Kogan betont die nicht vollzogene Trennung zwischen traumatisiertem Elternteil und Kind als einen zentralen Punkt bei der transgenerationalen Weitergabe.

Infolge der psychischen Beschädigung der Eltern durch die Erfahrung extremer Traumatisierungen wird die Errichtung natürlicher Grenzen zwischen den Generationen gravierend beeinträchtigt. Die Zerstörung bzw. der mangelnde Aufbau interpersonaler Grenzen führt zu einem Aufrechterhalten einer Ungetrenntheit, einer symbiotischen Verschmelzung von Mutter und Kind, die sich in einer primitiven, globalen Identifizierung des Kindes mit der Mutter niederschlägt (Kogan, 2009). Eine solche umfassende symbiotische Beziehung entwickelt sich auch zwischen Frau E. und ihrer Tochter. Für Frau E. hat Mandeleys Mutter eine lebenserhaltende Funktion. Ihre Existenz und mehr noch ihre Präsenz bedeuten, dass Frau E. die Schrecken der Vergangenheit überlebt hat, dass es eine Zukunft für sie gibt, ein Leben nach dem Trauma. Auf dem Hintergrund der eigenen gravierenden Beschädigung (wie sie sich heute in einer schweren Depression abbildet, unter der Frau E. leidet) braucht sie die Anwesenheit der Tochter, um sich selbst lebendig zu fühlen.

Die Not der Mutter wird so früh zu einem restriktiven Teil der Beziehung und erschwert den Aufbau eines Grundvertrauens (»Epidemic Trust«, Fonagy, 2004), wie es sich über die frühen, durch reifes mentalisierendes Verständnis der Bezugspersonen in Kindern im kind- und altersentsprechenden Spiegeln früh entwickeln kann. Indem in einer gesunden Entwicklung die Mutter die unintegrierten und fragmentierten Selbst- und Objektanteile des Kindes im Sinne eines Containers zusammenhält, übernimmt sie eine integrative Funktion für ihr Kind. Auf dieser sicheren Matrix einer haltenden Beziehung kann dann auch das Kind selbst zunehmend eine Entwicklung zur Integration und einer zunehmenden Differenzierung der inneren und äußeren Welt vollziehen und ein Verständnis des eigenen Selbst wie das der Mutter entwickeln. Die zunehmende Differenzierung und Konsolidierung innerer Selbst- und Objektrepräsentanzen ermöglicht damit die Wahrnehmung sicherer Grenzen und erlaubt das Erleben von Getrenntheit und damit eine Entwicklung zur Autonomie. Es kommt zur Ausbildung einer psychischen Hülle (Anzieu, 1996; Houzel, 1987), die es ermöglicht, zwischen der eigenen psychischen Welt und der psychischen Welt anderer zu unterscheiden. Kogan (2009) postuliert, dass die der normalen psychischen Entwicklung adäquate Entwicklung von Grenzen jedoch für Kinder schwer traumatisierter Eltern von Beginn an behindert ist. Die Durchbrechung des eigenen Reizschutzes (Freud, 1920) hat für diese Eltern zu einer dauerhaften Beschädigung der eigenen psychischen Grenzen geführt. Eine bleibende Verletzung der Integrität der Persönlichkeit ist die Folge. Es kommt zu einer Lockerung und teilweisen Auflösung innerer Grenzen, die es erschwert oder punktuell unmöglich macht, sicher zwischen Selbst und Objekt, und damit auch zwischen Vergangenheit und Gegenwart, sowie zwischen Fantasie und Realität zu unterscheiden. Diese Folge der erlebten schweren

Traumatisierung hat gravierende Folgen für die weitere Beziehungsgestaltung, insbesondere dann auch wieder zu den eigenen Kindern, so dass es zu einer Fortführung der Weitergabe in die folgenden und nun auch in die dritte Generation geht.

Auf dem Hintergrund der Traumatisierung ihrer Mutter war es auch Frau I., der Mutter von Mandeley, während ihrer frühen Entwicklung nicht ausreichend möglich, sichere psychische Grenzen aufzubauen und ein stabiles, von der Mutter getrenntes Selbst zu entwickeln. Die Ängste und die tiefe Erschütterung der Mutter führen dazu, dass eine auf die inneren Zustände und Bedürfnisse des Kindes fokussierende Spiegelung und Mentalisierung des Kindes gerade in Momenten und Situationen, die den emotionalen Zuständen der Mutter und ihren Bedürfnissen entgegenstanden, nicht ausreichend erfolgen konnte. Insbesondere Bedürfnisse und Entwicklungen des Kindes, die die traumabedingt kompromisslosen Wünsche der Mutter nach bedingungsloser Nähe und Präsenz des Kindes als haltendem Objekt für die Mutter in Frage stellten, mussten eine Ablehnung erfahren. Das Kind konnte sich daher an diesen Stellen nicht gehalten fühlen. Besonders schwierig gestaltet sich in diesem Kontext die frühe (und dann auch die spätere) Autonomieentwicklung des Kindes. Anstelle eines gesunden »wahren Selbst« (Winnicott, 1995) entwickelt sich ein falsches oder fremdes Selbst, dass das wahre Selbst schützen und verbergen soll. Mandeleys Mutter musste als kleines Kind erfahren, dass es immer wieder zu Momenten kam, in denen – bedingt durch ihr Verhalten oder auch durch andere, äußere Faktoren – in der Mutter eine Vergangenheit aktualisiert wurde, die die Tochter gerade auf dem Hintergrund der nicht vorhandenen sicheren Abgrenzung von Gegenwart und Vergangenheit zu einer Protagonistin einer unbewältigten lebensbedrohlichen Zeit machten. Die so sehr durchlässigen Grenzen der traumatisierten Großmutter Mandeleys erschwerten ihr an diesen Punkten, die beschriebenen mütterlichen Funktionen eines sicheren Haltens und Containments für eine gesunde Entwicklung ihrer Tochter bereitzustellen. Stattdessen kommt es an dieser Stelle leicht zu einem Eindringen des Traumas in die kindliche Psyche. Anstelle einer gesunden Identifizierung mit einem mütterlichen Objekt, das Halt geben und gleichzeitig ein Gefühl von möglicher Getrenntheit vermitteln könnte, entwickelt sich, wie Ilse Grubrich-Simitis dies bereits früh beschreibt, eine primitive Identifizierung mit dem beschädigten mütterlichen Objekt (Grubrich-Simitis, 1984). Kogan spricht in einer Weiterführung dieses Gedankens von einer »globalen Identifizierung mit dem versehrten Elternteil« (Kogan, 2009, S. 40). Gerade für Momente, in denen ein traumatisiertes Elternteil erneut in der eigenen Geschichte verloren zu gehen scheint und nicht als ausreichend elterlich versorgendes und schützendes Objekt zur Verfügung steht, ist eine solche umfassende Identifizierung ein primitiver Versuch, selbst das Objekt zu werden, um so das Erleben des Verlusts des existentiell notwendigen Objekts zu verhindern. Kinder traumatisierter Eltern, für die eine sichere Selbst-Objekt-Trennung erst gar nicht sicher möglich war, werden durch diese globale Identifizierung mit ihren Eltern mehrfach traumatisiert. An zentraler Stelle steht die Verhinderung einer autonomen Entwicklung des Kindes zu einer eigenen, getrennten Persönlichkeit:

> Die primitive Identifizierung verhindert die Separation-Individuation des Kindes und erleichtert die Weitergabe aggressiver und destruktiver Aspekte der Traumatisierung der Eltern sowie ihrer Trauer-, Schmerz- und Schuldgefühle. Die Trauer und die Schuldgefühle der Eltern werden zu denen des Kindes, das sie dann wie seine eigenen Gefühle externalisiert. Die Kinder von Überlebenden können unbewusst am Selbstheilungsprozess der Eltern teilnehmen und deren Schmerz sowie ihre Überlebensschuld teilen. (Kogan, 2009, S. 41)

Das Kind ist in dieser Weitergabe der elterlichen Traumatisierung zum Container der unerträglichen Gefühle und überwältigenden traumatischen Erfahrungen des traumatisierten Elternteils geworden; die vom Elternteil nicht integrierbaren fragmentierten Erinnerungen sind nun in der kindlichen Psyche deponiert. In der Übernahme der mentalen Zustände der Mutter entwickelt sich auf diesem Hintergrund ein falsches bzw. fremdes Selbst.

Kinder übernehmen in einer solchermaßen indizierten parentifizierten Haltung und in einer subjektiven Verzerrung der Beziehungsstruktur die Bedürfnisse ihrer Eltern, um über diese Verantwortungsübernahme eine Situation zu schaffen, von der sie hoffen, dass auch die eigenen Ängste beruhigt und eigene Bedürfnisse ausreichend befriedigt werden können. Dies kann als eine weitere Form kindlicher Traumatisierung verstanden werden, da das Kind, das einerseits die elterliche Bedürftigkeit spürt und andererseits bemüht ist, ein ausreichend gutes mütterliches Objekt wiederherzustellen, versucht, die Mutter zu trösten. Dabei muss es auf sein eigenes existentielles Bedürfnis nach Trost und Schutz verzichten, da die emotionale Verfügbarkeit des traumatisierten Elternteils nicht vorhanden ist.

Stattdessen ist das Kind in seinem Versuch, das Geschehene zu begreifen, oft auf seine Fantasien angewiesen, die sich häufig gerade mit den transgenerational vermittelten Erfahrungen der Eltern mischen, die mit sadistischen und destruktiven Objekten aus der traumatischen Vergangenheit angefüllt sind, die in den kindlichen Fantasien erneut zum Leben erweckt werden und so ebenfalls traumatisierende Wirkung im Kind entfalten können. Das nach den Zeiten der traumatischen Erfahrungen geborene Kind erlebt so die Anerkennung der eigenen Persönlichkeit als Bedrohung der psychischen Stabilität der Eltern und übernimmt häufig in seiner großen Abhängigkeit und auch auf dem Hintergrund seines Wunsches, den beschädigten Eltern zu helfen, die ihm zugewiesene paradoxe Rolle eines die Eltern schützenden Objekts.

Derart traumatisierte Kinder tendieren dazu, auf der Suche nach einem Begreifen in ihren aktuellen Objektbeziehungen das unverstandene traumatische Erbe zu reaktualisieren und dabei die transgenerational vermittelte Traumatisierung zu wiederholen. Die im eigenen Seelenleben eingekapselte, unverstandene Realität der Eltern bestimmt das Erleben der eigenen Gegenwart, die durch die traumatischen Erfahrungen der Eltern erschüttert scheint. Diese Kinder leben in zwei Realitäten, in der eigenen und der der Eltern, und in zwei Zeiten, in der in ihnen am Leben gehaltenen Vergangenheit der Eltern sowie der eigenen Gegenwart. Dies ist häufig verbunden mit dem Wunsch, die introjizierten überwältigenden Gefühle zu externalisieren. Unbewusst tendieren diese Kinder dazu, die erlebten Grenzverletzungen mit ihren aktuellen Objekten zu wiederholen, was zu gravierenden Beziehungsstörungen führt.

Eine solche Entwicklung kann auch für die Mutter von Mandeley angenommen werden: Frau I., die in ihrer Kindheit ein unkompliziertes Kind war, auch sich selbst als zufrieden und voller Lebensfreude beschreibt, dabei eine sehr enge und aufeinander bezogene Beziehung zur Mutter hervorhebt, schildert, dass ihre Situation sich mit etwa 12 oder 13 Jahren drastisch geändert hat. Während sie zuvor Freundinnen haben durfte, erlaubt die Mutter dies nun nicht mehr. Akribisch kontrolliert sie jeden Schritt ihrer Tochter, begleitet sie zur Schule, holt sie auch von dort ab. Den Wunsch nach einem eigenen Zimmer schlägt die Mutter ab, beide schlafen weiterhin (und bis in die 20er Jahre von Frau I.) im gemeinsamen Zimmer. Frau I. fühlt sich zunehmend von ihrer Mutter verfolgt. In dieser Zeit beginnt Frau I., ein geheimes zweites Leben zu leben. Sie erfindet schulische Aktivitäten, die es nicht gibt, um kleine Freiräume zu haben. Als sie nach dem Abitur eine Ausbildung beginnt, erklärt sie der Mutter kurz vor den Prüfungen, dass sie diese abgebrochen hat, um sich während der Prüfungsphase freier fühlen zu können. Von dem bestandenen Examen weiß Mandeleys Großmutter bis heute nichts.

Frau I. sucht sich im Anschluss eine Arbeit, bei der sie viel unterwegs ist, dennoch spürt die Mutter sie auch hier auf, ruft in den Hotels an, in denen sie übernachtet, fragt an der Rezeption, ob sie bereits eingecheckt hat oder schon abgereist ist. Nun ist es die Tochter, Frau I., die sich verfolgt fühlt, ein Leben im Versteck und der Illegalität führt, wie einst ihre Mutter, während diese in einer Art Identifikation mit dem Aggressor zu einem verfolgenden Objekt wird. Dass sich hier transgenerational die traumatische Situation der Mutter im

Leben der Tochter wiederholt ist beiden nicht klar. Frau I. fühlt sich vielmehr für die Freiräume, die sie sich nimmt, schuldig, sorgt sich um die Gesundheit ihrer Mutter, trotz zunehmender eigener psychischer Belastung bleibt sie auch weiterhin bei der Mutter.

Als sie sich auf der Arbeit in den Vater Mandeleys verliebt, ist sie bereits Ende 20 Jahre alt. Für eine kurze Zeit scheint es, als würde sich ihr Leben ändern. Sie zieht mit ihm in eine gemeinsame Wohnung und wird schwanger. Doch mit der Schwangerschaft ändert sich die Beziehung. Frau I. wird misstrauisch, und als ihre Mutter ihr glaubhaft versichert, dass ihr Partner fremdgegangen ist, trennt sie sich und zieht wieder zur Mutter. Mandeley wächst nun bei Mutter und Großmutter auf, die sich gemeinsam um das Kind kümmern.

Es wiederholt sich die Geschichte ihrer Mutter: Mandeley wird wie eine Puppe einerseits gepflegt und umsorgt, zum anderen hat auch sie keinen Freiraum für eine eigene Entwicklung. Mandeleys Vater hat nicht die Triebkraft und nur selten Gelegenheit, das enge System der mütterlichen Familie zu durchdringen, ein regelmäßiger Kontakt zu seiner Tochter findet nicht statt. Als es vor einem ¾ Jahr zu einer Situation kommt, dass Frau I. eine längere dienstliche Reise unternehmen muss und die Großmutter Mandeleys aus gesundheitlichen Gründen die Versorgung des Kindes nicht gewährleisten kann, kommt es erstmals zu einem für einige Tage geplanten Aufenthalt des Kindes in der väterlichen Familie. Mandeley zeigt in diesen Tagen bereits das sehr auffällige beschriebene Verhalten, spricht nicht, versteckt sich, ist in anderen Momenten kaum vom Vater zu trennen. Bei der Rückkehr der Mutter kommt es zwischen den Eltern zu einer Auseinandersetzung, weil der Vater sich Sorgen macht. Als die Mutter sich gegenüber der Vorstellung von Hilfemaßnahmen verschließt und den Vater auch wieder von Mandeley fernhalten will, droht er damit, das Jugendamt einzuschalten. In einer Streitsituation wird Frau I. sehr impulsiv und übergibt ihm wütend und sichtlich überwältigt die Tochter, mit der sie seither nur selten Kontakt hat.

Für Mandeley ist dies eine traumatische Situation. Sie hat es nicht geschafft, sich das mütterliche Objekt als ein ausreichend gutes Objekt zu erhalten – auch wenn sie wie ihre Mutter bereits ein fremdes Selbst entwickelt hat und mit diesem wie eine Generation zuvor bereits ihre Mutter eine parentifizierte Position in der Familie übernommen hat. Wie bereits ihre Mutter zuvor fühlt sie sich verantwortlich für das Geschehen und schuldig am Leiden ihrer Mutter und Großmutter. Den Vater und seine Welt erlebt sie als mächtigen Aggressor. Seine Welt, in die sie geworfen wurde, erlebt sie als bedrohlich und ängstigend. Auch wenn sie bisweilen – wie in unseren ersten Begegnungen – seinen Schutz sucht, bleibt sie unverbunden und erstarrt in der Beziehung zu ihm. Wie vor einigen Jahrzehnten ihre Großmutter im Rahmen von Folter und Flucht und später ihre Mutter im Versuch, sich einen Raum für ein eigenes und von den traumatischen Erfahrungen ihrer Mutter losgelösten Lebensraum zu schaffen, so lebt auch heute Mandeley in zwei Welten, der traumatisch verzerrten Welt ihrer Familie, auf die sie mit äußerer Anpassung, mit Verstummen und mit Flucht in ihre Verstecke reagiert. Es ist prognostisch günstig und möglicherweise dem gesunden Teil ihrer Mutter zu verdanken, dass es Mandeley – hier wieder wie zuvor der Mutter – möglich war, einen kleinen Teil eines unbeschwerteren Lebens für sich zu erobern und zu erhalten, wie er sich vor allem in ihrem Kindergarten abbildet.

Abschließend möchte ich noch ein paar Gedanken zu einer möglichen Behandlung von Mandeley anfügen. Diagnostisch leidet Mandeley an einer Traumafolgestörung. Es sind die transgenerational übermittelten gravierenden traumatischen Erfahrungen der vorhergehenden Generationen ihrer Mutter und Großmutter, die nun bereits als Fremdseelisches das Selbst des Kindes überformt und zur Ausbildung eines fremden Selbst geführt haben. Dieses fremde Selbst, das einerseits mit viel Angst und Unfreiheit verbunden ist und die überhöhte Verantwortung für das Heil von Mutter und Großmutter übernommen hat, steht gleichzeitig – und das ist seine vorrangige Funktion – schützend vor dem Kern von Mandeleys junger Persönlichkeit. Um Mandeley darin zu unterstützen, ihr wahres Selbst zu stärken und mit der Zeit den schützenden Halt durch das fremde Selbst aufgeben zu können, ist es wichtig, die transgenerationale Symptomatik in den Mittelpunkt zu stellen, um die tiefe und seit den ersten Lebenstagen vermittelte Verkettung mit dem familiären Schicksal lösen zu können. Für eine freie Entwicklung Mandeleys ist es wichtig, die Mutter, möglicherweise auch die Großmutter in die Behandlung einzubeziehen, für beide wäre es natürlich wünschenswert, wenn darüber hinaus die Auseinandersetzung mit den erlebten Traumatisierungen in einer eigenen Therapie Raum finden würden. Es sind vor allem familientherapeutische Ansätze (Cierpka, Zander & Wiegand-Grefe, 1999; Massing, Reich & Sperling, 1992), die in den vergangenen Jahren verstärkt den Fokus auf einen Mehrgenerationenblick gelegt haben. Sie heben hervor, wie wichtig es ist, den intrafamiliären Wiederholungszwang mit den damit verbundenen Delegationen, Aufträgen und Vermächtnissen in seiner Wirksamkeit zu erkennen und zu bearbeiten. In ganz besonderer Weise gilt dies, wenn es sich bei den familiären Geheimnissen und unbewussten Vermächtnissen um ein traumatisches Erbe handelt. Schuld, Angst und die tiefe Verpflichtung, die erlebten traumatischen Wunden der Eltern und Großeltern zu heilen, führen hier zu einer besonders schwerwiegenden teleskopischen Verschränkung der Generationen, deren Auflösung nur behutsam und eben am besten gemeinsam begonnen werden kann.

Die weitreichenden Folgen solcher mehrgenerational wirksamen, transgenerational vermittelten Traumata kennen wir aus unserer eigenen Geschichte. Heute aber ganz aktuell – und mit diesem Gedanken möchte ich schließen – sind wir angesichts der vielen aus Krieg und zerstörter Heimat geflüchteten Menschen und ihren Familien noch einmal besonders herausgefordert, einen solchen Blick in die möglicherweise bereits mehrgenerational von Traumatisierung gekennzeichnete Familiengeschichte unserer Klienten und KlientInnen zu werfen und dies in unsere Arbeit mit den Kindern einzubeziehen.

Literatur

Anzieu, D. (1996): *Das Haut-Ich*. Frankfurt a. M.: Suhrkamp.

Auerhahn, N. C. & Prelinger, E. (1983): Repetition in the concentration camp survivor and her child. *International Review of Psychoanalysis*, 10, 31–34.

Bergmann, M. S.; Jucovy, M. E. & Kestenberg, J. S. (1995): *Kinder der Opfer, Kinder der Täter. Psychoanalyse und Holocaust*. Frankfurt: Fischer.

Cierpka, M.; Zander, B. & Wiegand-Grefe, S. (1999): Therapieziele in der Familientherapie. In: Ambühl, H. & Strauss, B. (Hrsg.): *Therapieziele in der Psychotherapie*. Göttingen: Hogrefe. S. 165–183.

Faimberg, H. (2009): *Teleskoping*. Frankfurt a. M.: Brandes & Apsel.

Fischer, G. & Riedesser, P. (1998): *Lehrbuch der Psychotraumatologie*. München: Reinhardt.

Fischer, G. (2003): *Neue Wege aus dem Trauma. Erste Hilfe bei schweren seelischen Belastungen*. Düsseldorf: Patmos.

Fonagy, P. (2004): *Affektregulierung, Mentalisierung und die Entwicklung des Selbst*. Stuttgart: Klett-Cotta.

Freud, S. (1920): *Jenseits des Lustprinzips*. GW XI. Frankfurt a. M.: Fischer.

Grubrich-Simitis, I. (1984): Vom Konkretismus zur Metaphorik. *Psyche – Z Psychoanal*, 38, 1–28.

Haversiek-Vorgelsang, S. (2010): Sekundäre Traumatisierung bei Kindern in Flüchtlingsfamilien. *Zeitschrift für Psychotraumatologie, Psychotherapiewissenschaft, Psychologische Medizin*, 8 (1), 53–60.

Houzel, D. (1987): The concept of psychic envelope. In: Anzieu, D. (Hrsg.) (1990): *Psychic Envelope*. London: Karnac.

Kestenberg, J. S. (1972): How children remember and parents forget. *International Journal of Psychoanalytic Psychotherapy*, 1–2, 103–123.

Kogan, I. (1995): *Der stumme Schrei der Kinder*. Frankfurt a. M.: Fischer.

Kogan, I. (1998): *Der stumme Schrei der Kinder. Die zweite Generation der Holocaust-Opfer*. Frankfurt a. M.: Fischer.

Kogan, I. (2009): *Flucht vor dem Selbstsein*. Stuttgart: Klett-Cotta.

Kogan, I. (2011): *Mit der Trauer kämpfen. Stuttgart*: Klett-Cotta.

Laplanche, J. & Pontalis, J. B. (1973): *Das Vokabular der Psychoanalyse*. Frankfurt a. M.: Suhrkamp.

Leuzinger-Bohleber, M. (2009): *Frühe Kindheit als Schicksal? Trauma, Embodiment, Soziale Desintegration. Psychoanalytische Perspektiven*. Mit kinderanalytischen Fallberichten von Angelika Wolff und Rose Ahlheim. Stuttgart: Kohlhammer.

Massing, A., Reich, G. & Sperling, E. (1992): *Die Mehrgenerationen-Familientherapie*. Göttingen: Vandenhoeck & Ruprecht. 2. Aufl.

Rauwald, M. (2013): *Vererbte Wunden. Transgenerationale Weitergabe traumatischer Erfahrungen*. Basel u. a.: Beltz.

Scheidt, C. E. (2017): Schmerzen nach traumatischer Erfahrung. *Zeitschrift für Psychotraumatologie und ihre Anwendung*, 15(1).

Tesarz, J. & Eich, W. (2017): Trauma und Schmerz: eine evolutionsbiologische Perspektive. *Zeitschrift für Psychotraumatologie und ihre Anwendung*, 15(1).

Winnicott, D. W. (1995): *Reifungsprozesse und fördernde Umwelt*. Frankfurt a. M.: Fischer.

Barbara Saegesser
(Basel)

Über Konzepte und Heilverfahren für psychosomatisch erkrankte Jugendliche im ostafrikanischen Umfeld

Theorie und Klinik[1]

Soll man alles erzählen? Soll man eine Auswahl treffen?
Soll man die Ereignisse verklären? Ich meine,
man muss alles erzählen.
Michel Leiris: Tagebucheintrag
vom 28. Dezember 1931, S. 199[2]

In den folgenden Überlegungen und Darstellungen beziehe ich mich, wie stets in meinen teils tagebuchähnlichen Feldforschungsberichten aus Ostafrika, auf meine früheren ostafrikanischen Ausführungen (vgl. Saegesser, 2015, 2016a u. 2017) und auf all das, was ich in verschiedenen Kulturen, Ethnien, über und von Clans, in Institutionen, familiären Bezügen gesehen, gearbeitet, gehört, mitgemacht, miterlebt und überdacht habe. Ich ging und gehe oder überdenke jeweils mit wenig spezifischem theoretischem Vorwissen in das diskutierte neue Forschungsumfeld und sehe, verstehe und lerne – seit 14 Jahren – immer mehr und mehr über mögliche kulturelle, theologisch-religiöse, soziale, politische, ethnopsychoanalytische und humane komplexe Zusammenhänge und Verquickungen. Ich lerne vor allem indirekt oder auch direkter am Handeln, Verhalten und aus Gesprächen von und mit schwangeren Frauen, Müttern, Schwestern, Tanten, Hebammen, Ärztinnen, Pflegerinnen, hie und da Ehemännern und manchmal aus Gesprächen mit Freundinnen und Freunden im Umfeld von Waisenhaus, Spital und Psychiatrie.

1 Folge IV meiner Feldforschungs-, psychoanalytischen und ethnopsychoanalytischen Arbeit im ostafrikanischen Teil des afrikanischen Kontinentes.

2 Leiris, Michel: *Phantom Afrika. Tagebuch einer Expedition von Dakar nach Dschibuti 1931–1933. Erster Teil.* Frankfurt a. M. 1985, S. 199; fortan zitert als PHA.

Psychosomatisches Denken und Handeln in medizinischen Institutionen

In denjenigen medizinischen Institutionen Ostafrikas, in welchen ich psychoanalytisch arbeitete und arbeite, kennt man, soweit ich es überblicke, den Begriff und das ungefähre Grundmodell Psychosomatik, verglichen mit entsprechenden westeuropäischen Theorien und Kenntnissen, sozusagen nicht. Ich versuche, in den Spitälern darüber zu sprechen und das basale westeuropäische Krankheitskonzept annäherungsweise zu erklären – jeweils direkt am Beispiel der psychosomatischen Erkrankung, z. B. in diesem Beitrag später hospitalisierter, anorektisch schwer erkrankter Mädchen. Man hört zu, zeigt sich teils interessiert, bleibt allerdings hauptsächlich misstrauisch. Wie soll das denn gehen, dass der Psyche so viel Können, Dynamik und Macht zugeschrieben wird?, fragt man sich wohl. Die jüngeren Spitalärzt*innen scheinen, da sie quantitativ zu wenige und häufig nicht fertig ausgebildete, sehr schlecht bezahlte, dennoch aktiv und mit wenig Kontrolle ärztlich Arbeitende sind, sehr überfordert. Oft hasten sie in den vorwiegend dunklen Spitalgängen herum, sehen sich gehetzt und ungenügend begleitet. Eine der häufigen Reaktionen und Haltungen, die sie zeigen, scheint zu heißen: Nur nicht noch was Neues! Vielleicht auch: Nichts Neues, Kompliziertes und Anstrengendes von einer Weißen, einer »Beinahe-Kolonialistin«! Theoretisch könnten dies neue Krankheitsmodell und das entsprechende ärztliche Vorgehen wohl interessant sein, aber eine praktische Umsetzung erscheint eben aus verschiedenen Gründen unmöglich. Und es fehlt auch, wie ich das wahrnehmen kann, meistens an einer psychiatrisch-psychologischen Unterstützung. Dies ereignet sich u. a. deshalb nicht, weil Psychologie noch ein weitgehend fremdes Fachgebiet zu sein scheint.

Die älteren erfolgreicheren Semester der Ärzte zeigen tendenziell die Haltung: Neues in der Art brauche ich nicht. Ich bin bis jetzt gut zurechtgekommen mit meinem bestehenden Wissen. Und eine Forderung oder Regel, sich weiterzubilden, gibt es wohl nicht. Die Verhältnisse in diesen Institutionen Ostafrikas sind in ausgesprochen vielen – den meisten – Bezügen nicht zu vergleichen mit Institutionen in Westafrika und gar Westeuropa.

Das Psychische

Es ist möglich, das gewisse Ärzt*innen über psychosomatische Fragen gelesen haben. Wahrscheinlich ist dies ihnen ein ganz fremdes Gebiet, weil ja das Psychische imperativ mit hineinspielt. Das Psychische jedoch soll wohl keine mitdefinierende Rolle für das Somatische haben und insgesamt – ganz anders als im westeuropäischen Verständnis – möglichst keine Rolle spielen.

All dem liegen verschiedene Ursachen zugrunde. Den individuell-subjektiven psychischen Prozessen insgesamt kommt, mit Blick auf und im Verständnis des Menschen, kaum eine wichtige Rolle zu – und in der Folge auch der Psychologie, umso weniger noch der Psychotherapie oder Psychoanalyse. Das Psychische, der *psychische Prozess und seine spezifische Dynamik werden durch den Koran, genauso wie die somatischen »Tatsachen« und möglichst alle Gegebenheiten eines menschlichen Lebensverlaufes beschrieben und »erfasst« und seine vielleicht »erlaubten« geduldeten Regungen strukturiert.* Etwa durch das hypostasierte Wirken und Bewirken der – nicht nur – *bösen Geister.* Dem Gedanken, es könnte Geister geben, wird also, wie dies Kant definierte, gegenständliche Realität »unterschoben« bzw. zugesprochen. Das Psychische ist, so gesehen, nicht per se etwas subjektiv Gewordenes, sondern etwas, das sich in Regungen und Krankheitssymptomen offener oder verdeckter manifestiert. Diese dringen von außen, durch etwas Außermenschliches, göttlich Bestimmtes und per göttlichem Dekret Substantialisiertes in den Menschen ein, nämlich als und durch Geister, die in Ostafrika meist Djins heißen. Für manche *ostafrikanischen Menschen* dürfte es geradezu *unheimlich* sein, zu denken, dem Psychischen komme eine gewisse Subjektivität und sogar »Befehlsgewalt« über das Körperliche zu. Das Körperliche ist offenbar das sogenannte Vertraute und Akzeptierte, wohl auch weil Unübersehbare. Und *westeuropäischen Menschen* dürfte es umgekehrt *unheimlich* sein zu denken, ihre psychischen Prozesse seien durch ihnen fremde und böse gesinnte Geister, die unbemerkt in sie hineinschlüpfen, bewirkt und ausgelöst und in Gang gehalten. Natürlich schließe ich in dem Zusammenhang gewisse westeuropäische seelische Krankheitsbilder aus.

Psychische Prozesse und Koran

Die mentale, subjektive und individualisierende Seite eines Subjekts fällt, im Umfeld des ganz und gar vom Koran und koranischem Denken und Handeln geprägten Lebensgeboten und Klima, nicht ins Gewicht. Es gibt sie gleichsam nicht, denn es gibt allein den Allah unterstellten gläubigen Menschen. Der Mensch kann sich nicht subjektivieren – so meine ich –, sondern ist und soll bleiben: ein Selbstobjekt Allahs. Er ist ein Geschöpf Allahs, und dieser befindet, entscheidet und bestimmt über den und den Menschen.

In psychiatrischen Abteilungen, in denen ich arbeitete und arbeite, kannte und kennt man manche psychiatrische Krankheitsbilder und deren Heilungsprozesse dank Medikamenten; hingegen psychotherapeutische Arbeit insgesamt und speziell mit psychosomatisch Erkrankten allenfalls in sehr geringem Ausmaß. Annäherungsschritte im Erkennen psychosomatischer Krankheitsbilder formieren sich gelegentlich in der Arbeit mit schwer heroin- und kokainabhängigen Patienten.

Das Gewicht der Heiler in der medizinisch-psychosomatischen Versorgung

Die hauptsächliche Konkurrenz und Ergänzung zu den Psychopharmaka, die in der Psychiatrie häufig verschrieben und »erlaubt« und von Hilfskräften – mitunter aus großen offenen Dosen, ein bisschen mal so, mal so – »verteilt« werden, dürfte der Besuch von Heilern sein. Man spricht öfters, je nach Land und Umfeld, offen mit mir über viele, im westeuropäischen Verständnis nicht approbierte medizinische Heilsangebote, vorwiegend durchgeführt von Heilern, die, je nach ostafrikanischer Gegend, Kultur und Sprache, andere Namen haben. Häufig heißen sie, wie bereits erwähnt, *Manga*. Meistens spricht man von *Djin*s, als den bösen, seltener auch guten Geistern, die im kranken Körper – von der Kopfhaut bis zu den Füßen – ihr schwer zu fassendes vielfältiges, für westeuropäische Anmutungen meist unheimliches Unwesen treiben. Die vielfältigen Heilsangebote der Heiler sind sehr ernstzunehmende Kleinbetriebe, in welche viele ostafrikanische Menschen tiefes, in der Tradition verwurzeltes Vertrauen hatten und haben. Ich gehe davon aus, dass speziell in diesem Umfeld psychosomatische Beschwerden ernstgenommen und bis zu einem gewissen Grad, dank enorm viel an traditioneller Überlieferung und spezifischem Wissen und Können, gemildert, sogar bis zum Abklingen gebracht werden.

Die WHO sowie die AU (Afrikanische Union) veröffentlichten Berichte über die TAM (Traditionelle Afrikanische Medizin) und listen sämtliche, auch sehr gravierende Krankheiten, wie etwa Aids und Krebs, auf, für welche sich die TAM-Mitglieder als Heiler zuständig sehen. Aufzeichnungen zu den heilenden Praktiken und Prozessen gibt es offenbar keine. Dies u. a., weil viele Heiler nicht schreiben können und möglicherweise auch nichts schriftlich festhalten möchten. Das traditionelle Wissen und klinische Vorgehen werden mündlich und oft im direkten Anschauungsunterricht weitergegeben. So kann nichts vom jeweiligen Können heimlich kopiert bzw. geraubt werden.

Ich erhielt die Chance, mit zwei Heilern zu sprechen (s. u.). Der Direktor der Psychiatrie brachte mich hin, da er selbst an der Arbeit der Heiler enorm interessiert ist. Er möchte gern eine Studie dazu schreiben und wartet auf ein Stipendium hierfür.[3] Er arbeitet je nach Umständen mit ausgewählten Mangas locker zusammen – sie weisen ihm Patienten zu oder umgekehrt –, dank des ihm und den Heilern gemeinsamen muslimischen Glaubens und dank akzeptierten Konzepten der Djins, also der verkörperlichten bösen Geister, die im Körper wirken und Krankheiten verursachen. Djins können in unterschiedlichen Kulturen auch ganz andere Namen haben. Diese Zusammenarbeit des Leiters der örtlichen psychiatrischen Dienste, die wiederum in ihrer Ausgestaltung für westeuropäisches Denken und Wissen über und von medizinischen Institutionen ganz inkompatibel ist, scheint nicht unbedingt üblich, aber sicher vom Heilungsprinzip und -prozess her gesehen sinnvoll und notwendig. 80 Prozent der Menschen, vor allem im östlichen Subsahara-Umfeld, schreibt die WHO, gehen zu Heilern, auch weil es gar nicht ausreichend ärztliches Personal gibt. Viele der Kolons hatten übrigens das Heilen der Heiler verboten. Wahrscheinlich dünkte sie dies Handeln zu unheimlich und zu wenig kontrollierbar, und vielleicht befürchtete man u. a., es könnten böse Zauber gegen die Kolonialherren und deren Familien und Freunde ausgeheckt und ausgesprochen werden.

3 Er hofft, ich könne in Europa ein Stipendium für ihn finden.

Michel Leiris' Beitrag

Als einer der Ersten, so meine ich, hat sich Michel Leiris[4] ungeschminkt mit den verschiedenen Kulten und Heilzeremonien befasst, die er auf seiner Route durch den afrikanischen Kontinent wahrnahm. Er begab sich im Rahmen einer französischen Delegation, geleitet von seinem Freund Griaule, auf Afrikareise. Die Gruppe machte von 1931 bis 1933 u. a. ethnologische Recherchen von West nach Ost, von Dakar nach Djibouti. In seinem *Phantom Afrika*-Tagebuch beschreibt Leiris ausführlich die kulturellen magischen langwierigen Maskenzeremonien der Dogon (Mali) sowie die magischen Zar-Besessenheitskulte in manchen Teilen Äthiopiens, damals Abyessinien. Heinrich schreibt:

> *Phantom Afrika* ist ein Wurf und ein Dokument […], Chiffre eines Versuchs, zu leben und zu überleben, die Langeweile zu überwinden und das Magische festzuhalten […] *Phantom Afrika* dokumentiert die kolonialistische Herkunft der Ethnologie und was einzelne Forscher daraus gemacht haben. (PHA, S. 8)

Leiris' Beschreibungen sind ganz besonders interessant, weil er nichts beschönigt und allen Handlungen ernst beiwohnt, genau beobachtet und hinhört, detailliert und sorgfältig schildert und sie, wie er selbst schreibt, »als Sekretär, Archivar, Untersuchungsrichter, Aufseher und Bürokrat begleitet«. Und zudem berichtet er, was für damalige Zeiten außergewöhnlich war und ist, seine psychischen Reaktionen, also *seine Gegenübertragungsgefühle*, ohne zu wissen, dass seine jeweiligen seelischen Zustände so genannt werden können. Seine innere Haltung und sein Schreiben entsprechen so gesehen, bereits 1931, der ethnopsychoanalytischen Methode, in welcher gerade auch die intersubjektive Wirkung bedeutungsvoll wird und ist. Zugleich distanziert sich Leiris von den damals gängigen Methoden und Hilfskonstruktionen gewisser Ethnologen, beispielsweise von Malinowski, der das Modell der teilnehmenden Beobachtung postuliert, wohl auch, um so bestenfalls innerlich nicht in die ablaufenden Prozesse involviert zu werden. Man distanzierte und distanziert sich, in positivistischer Haltung, um möglichst nicht zu sehr hineingezogen und berührt zu werden. Leiris bezeichnet die Ethnologie als in ihren Fundamenten kolonialistisch: Man stehle den Völkern und Ethnien Afrikas oft die heiligsten Güter, also diejenigen, die für die Heilausübung der Heiler unentbehrlich sind, da es sich meist um Kraft verleihende heilige Statuen und Objekte handelt(e), um sie in eigenen Museen zuhause auszustellen. Alle Ethnologen wissen dies,

4 PHA, Bd. 5 u. 6, Teil I u. II. S. 8.

schreibt Leiris, aber niemand schreibt drüber (vgl. PHA, S. 6) Außer eben: Leiris selbst. Und damit macht er sich nicht nur beliebt.

Dank der größeren Authentizität in seinem Tagebuch soll sich die Möglichkeit ergeben, Konflikte zwischen Menschen verschiedener Kulturen zu erörtern und Kommunikations- und Interaktionsprobleme zu beschreiben. Der Stand der Wissenschaft wird eher auf der Ebene der konflikthaften Erfahrung, denkt er, als auf dem Niveau des Wissens und der Ideale erkennbar.[5]

Solche Konflikte zeigen sich etwa zwischen den Weißen und den Einheimischen, welche von den Weißen noch und noch beraubt werden. Und schließlich kollaborieren gewisse Einheimische, etwa die Abessinier und die Dogon, mit den weißen französischen Ethnologen und schaffen den Weißen in die Hände; sie bringen und verkaufen ihnen ihre heiligsten Güter eigenhändig und so gesehen auch einen wichtigen zentralen Teil von sich selbst (vgl. PHA, Teil I, Vorwort). Leiris verschweigt nicht, dass er selbst mit den »Wilden« nicht besser umging als seine Kollegen (vgl. PHA, S. 8).[6]

Für die Ethnologie wäre es wohl angenehmer, wenn es dieses Tagebuch nicht gäbe oder wenn man es zumindest nicht in den Vordergrund zerrte. Heinrichs schreibt im Vorwort unverhüllt:

> Der Ethnologe, wie ihn Leiris beschreibt, ist über weite Strecken in nichts besser als der schuftigste Industrielle, der dem Arbeiter das letzte nimmt: der Ethnologe nimmt den »Wilden« alles. Mit den geraubten Gegenständen entführen sie »das Leben«.[7]

Leiris selbst: »Bin immer noch niedergeschlagen. Manchmal habe ich Lust, alles kurz und klein zu schlagen… Nach und nach gehen alle den Weg der frommen Lüge und des Arrangements mit dem Himmel.«[8]

5 PHA, Teil I, S. 6.
Eben vernehme ich, dass der neue Direktor (ab 2018) des Kulturforums-/podiums Berlin, die Aufklärung der Besucher über die Herkunft und den Erwerb der ausgestellten Objekte zum dringlichen Punkt in sein Programm aufnimmt und zudem Gespräche und Verhandlungen mit den betroffenen ehemaligen Besitzern der Objekte.

6 Während der Schilderung der ethnologischen Arbeit bei den Dogon lässt sich *Phantom Afrika* als Geschichte der ethnographischen Raubzüge lesen: »von Felsen zu Felsen, von Höhle zu Höhle, von einem heiligen Ort zum anderen wird alles durchstöbert, ausgeführt und zusammengerafft« (Tagebucheintrag, PHA, vom 28. August 1931) und »gestern bei den Dogon haben diese heimlich Federnkostüme für Masken herbeigeschafft, um die wir sie gebeten hatten […] Kein Zweifel: unsere Praktiken haben Schule gemacht: der Einfluss des Europäers« (ebd., vom 12. November 1931).

7 PHA, Teil I, S. 8.

8 Ebd., S. 168.

Spital oder Heiler

Viele Patient*innen sind dem Spital gegenüber misstrauisch. Sie waren vor einem Spitalaufenthalt oft vorher bereits bei traditionellen Heilern oder beabsichtigen zu Heilern zu gehen, wenn sie den Eindruck haben, die Spitalärzte würden ihnen nicht helfen oder ein böser Geist, ein Djin, mache sie selbst oder ihre Angehörigen krank.

Ich hatte, »westlich« denkend, angenommen, vorwiegend eindeutig körperliche Beschwerden, Beinbrüche, Brüche überhaupt, alles in allem Schmerzen, die imperativ ins Körperliche eingreifen, würden die Chance für einen Krankenhauseintritt vergrößern, weil das Leben der Betroffenen dann möglicherweise auf Messers Schneide stehen könnte. Ich dachte, in solchen Situationen müsse zwangsläufig ins Spital eingeliefert werden, gerade auch weil es nach außen hin nichts mehr zu verbergen gibt. Die Aussage der WHO lautet allerdings anders: Priorität haben die Heiler.

In früheren Arbeiten, etwa »Elternschaft« (Saegesser, 2016a), mache ich einige Überlegungen zur *Schamproblematik* im ostafrikanischen Umfeld. Ich erwähne unter anderem den Versuch von Großfamilien, nach außen hin Schwieriges zu verbergen. Dazu gehört wohl auch der Wunsch, Krankheiten bei sich selbst, gerade aber auch bei den Kindern zu verbergen. Immerhin könnte die Überlegung, die ja naheliegt, eine Rolle spielen: Kranke Kinder verweisen auf schlechte Eltern. *Es wäre interessant, genauer zu wissen – bis jetzt konnte ich diesem Faden nicht nachgehen –, ob ein Befallen-Sein von einem Geist Eltern sozusagen von irgendeinem sogenannten Verschulden an ihren Kindern freispricht.* Jedenfalls ging ich in meiner *ersten unvoreingenommenen Hypothese* davon aus – wird statistisch falsifiziert –, dass scheinbar kleinere oder chronische Gebrechen vor allem Heilern vorgestellt werden. Die chronischen Gebrechen sind ja zum Beispiel für Nachbarn nicht ohne weiteres ersichtlich und werden je nachdem im Spital – die Spitäler sind in Vielem völlig anders als zentraleuropäische Spitäler – als solche, nämlich psychosomatische nicht erkannt. Von diesen wie auch von manch anderen Beschwerden spricht man da nicht.

Meine erste Hypothese war also folgende: *Für psychosomatische Beschwerden, die diesen Namen eben nicht tragen sondern als von bösen Geistern, mithin Djin-verursacht gelten, also als Besessenheit von einem Geist, der Djin oder etwa auch Zar heißen mag, wird primär der Weg zum Heiler oder diversen Heilern gewählt.* Verschwinden die Beschwerden daraufhin nicht, wird parallel oder ausschließlich eine medizinisch-ärztliche Behandlung gewählt. Fruchtet diese nichts, führt der Weg meist zu einem neuen Heiler.

Meine eben dargelegte *erste Überlegung*, man möchte und müsse den Gang zum Heiler möglichst vertuschen, ist allerdings *völlig westeuropäisch gedacht* und für *ostafrikanische Verhältnisse ganz und gar unzutreffend*. Möglicherweise verhält sich das Ganze genau *umgekehrt*: Man muss sich *schämen, wenn man in das Krankenhaus geht* und nicht die traditionelle Heilmethode wählt. Krankenhäuser haben im diskutierten Umfeld oft einen sehr schlechten Ruf. Man warnte mich vor dem Krankenhaus, in welchem ich ein Jahr später meine Arbeit begann, so: »Pass' auf, geh', wenn Du krank wirst, nie in dies Krankenhaus. Da kommst du nur tot wieder raus.«

Besuch bei zwei Heilern

Nun zu meinen Begegnungen mit *zwei berühmten, vielbesuchten Heilern,* arrangiert und im Beisein des Direktors der psychiatrischen Abteilung eines Krankenhauses. Der Direktor, ein hochintelligenter, geistig und im Handeln außerordentlich beweglicher Mensch, der mehr Länder als seine eigene Heimat bereiste und gesehen hat und in einem Land mit anderer Sprache, ganz anderer Kultur und anderer politischer Ideologie und Religion (zumeist christlicher Glaube) sein Medizinstudium absolvierte, sagt einmal ganz begeistert zu mir: »Wissen Sie, es gibt z. B. einen sehr berühmten Heiler, der leider weg von hier auf einer kleinen Insel wohnt und 100-jährig ist. Er kennt 100 Geister bzw. kann diese genauestens auseinanderhalten und deren Wirken differenziert benennen.«

Der *erste Manga*, in Jeans und Shirt mit aufgenähtem »Krokodil«, führt das Gespräch mit uns in seinem Kräuterladen mitten im Dorf. Kräuterheiler sind im Subsahara-Gebiet häufig an der Arbeit und gehören zur Jahrhunderte alten oder vielleicht Jahrtausende alten Tradition. So sprechen wir zuerst (englisch) über seine Heilungen mit Kräutern bzw. über seine unzähligen Kräuter: vielleicht 100, vielleicht 200, vielleicht 1000? Ich kann's nicht abschätzen. Danach möchte ich etwas über sein diagnostisches Vorgehen – ich erkläre ihm vorher rudimentär, wie ich es in meiner westeuropäischen Praxis halte – und seine eigenen allfälligen Konzepte erfahren. Auf meine Frage, wie er Psychotisches von Nicht-Psychotischem und Psychosomatischem unterscheide, gibt er keine direkte Antwort. Er erklärt mir, er mache sich, je nach Patient, ein spezifisches Bild und entscheide sich danach für die Behandlung. Es könne sein, dass er Patienten zweimal wöchentlich sehe, mitunter einmal wöchentlich, einmal im Monat oder zwei Monate lang usw. Ich denke, dies könnte wohl auch zu Übertragung und Übertragungsheilungen führen. Schließlich, nach längerem Gespräch, frage ich ihn, ob er vielleicht seine Patienten schreiben oder zeichnen lassen könnte. Es interessiere mich zu sehen, wie er seine Diagnostik mache oder wie ich seine Diagnostik, mithilfe meines graphologischen Wissens und meiner intensiven Arbeit mit ostafrikanischen Patientenzeichnungen, vielleicht verstehen und darstellen könnte. »So vermag ich mir wahrscheinlich ein klareres Bild zu machen«, sage ich zu ihm, wie er sich dank jahrzehntelanger Erfahrung sein Wissen erschaffen hat und das weiterhin ergänzt. »Mich interessiert das sehr.« Er meint, das sei schwierig. Die Menschen, die ihn um Hilfe bitten, würden nicht »einfach so« schreiben oder zeichnen. Aber wenn ich wiederkomme, könnten wir ja darauf zurückkommen. Es sei interessant, mit mir zu sprechen, und er würde mich dann zu sich nach Hause einladen und so könnten wir einen ganzen Tag zusammen diskutieren. Das habe ich leider diesmal nicht wahrgenommen.

Der *andere Manga* wohnt ganz abseits. Der Pfad zu ihm ist von tropischen Unwettern ausgehöhlt und man findet ihn nur schwer. Schließlich sind wir da. Hier nun wird rein äußerlich bereits erkennbar, dass es wohl um zeremonielle Handlungen geht. Der Heilungsraum ist eine Art kleiner Bungalow mit mindestens drei Räumen. Ein Raum hat ein schmiedeeisernes Ziergitter zum Schließen. Solche Gitter sind in ärmlicher Umgebung nicht zu sehen. In einem langen Gewand, im schwarzen Kaftan, begrüßt uns der Manga freundlich vor dem Häuschen stehend, und der Klinikdirektor und ich treten gemeinsam mit dem Heiler ein. Er verhält sich zurückhaltend-zugewandt, zugleich streng im Gesicht und nicht sehr bewegt in seinen Gesten. Wahrscheinlich ist es ihm ein wenig unbequem, mit einer Frau, die nicht Patientin ist, zu diskutieren, zugleich auch eine Art Ehre, wenn europäisches Interesse bekundet wird. Beim Reingehen durchqueren wir einen Raum, darin sitzen zwei Frauen und zwei bis drei Männer um diese herum. Im noch kleineren *Gesprächs*räumlein ist es eng und wir versuchen, in einer Mischung aus Englisch und Suaheli (der Klinikleiter übersetzt für mich) zusammen zu sprechen. Hier gelingt der Austausch nicht ebenso unkompliziert, zugewandt, verstehbar und auch differenziert wie beim anderen Heiler. Ungefähr fünf Assistenten sitzen mit dabei. Sie sprechen kaum. Sie sind vom Körperstatus ganz anders als ihr Lehrer: Es sind stämmige, keineswegs schlanke – wie ihr Lehrer – junge Männer, im Gesichtsausdruck eher stumpf, bis auf einen etwas lebendigeren und interessierteren. Die Assistenten wirken auf mich ziemlich schwerfällig oder, der eine, unerwartet fanatisch. Sie beeindrucken mich ein bisschen unangenehm und als wenig sensibel. Der Heiler selbst und Leiter des Unternehmens drückt viel an Zeremoniellem und ein bisschen auch Asketisch-Spirituellem, zugleich sehr Rationalem aus. Nach dem leider nicht besonders aufschlussreichen Gespräch erlaubt er mir zu beobachten, was im größeren Raum geschieht, also wie eine Austreibung von Djins vor sich gehen kann.

Austreibung von bösen Geistern (Djins) – Heilhandlungen

Zwei Mädchen sitzen auf dem Boden und ein Mann sitzt seitlich, zu dessen Ohr hin gewandt, eng neben dem einen Mädchen. Er streckt seinen unten sehr spitzen Zeigefinger von seinem Handballrücken hinunter auf die Mitte des unter dem Kopftuch verborgenen unsichtbaren Kopfscheitels des Mädchens, dreht seinen Finger dort hin und her, bohrt quasi hinein (siehe Abb.1), während er dem Mädchen gleichzeitig spezielle Suren zum Geister austreiben ins Ohr redet bis schreit. Seine Stimme wird, je nachdem, immer lauter und lauter und so getaktet, als ob er Stimmschläge geben würde. Und zugleich klopft er häufig seinen überstreckten und starken Finger drehend auf den Kopf des Mädchens. Er versucht ihr gleichsam die Suren in den Kopf und ins Ohr einzutrichtern. Das Zeigfinger-Klopfen wird stärker und stärker. Mitunter schwillt der Suren-Sprechgesang hammermäßig an, ähnlich einem Presslufthammer; daraufhin geht die Erregung zurück, und danach wird wie von Neuem gebohrt, immer wieder und immer intensiver im Druck. Und dabei gerät dieser Student und Assistent des Mangas, *wie ich das sehe,* innerlich in eine Art Erregung, man kann auch sagen in Trance oder aber sexuelle Erregung. All dies ausgedrückt im drängenden, stoßenden, sich erregenden Bewegungsablauf des Körpers des Djin-Behandlers und Austreibers und in gewissen, speziell gefärbten Lauten, die er von sich gibt. Nach einer halben Stunde, ich kann die Zeit allerdings nicht genau einschätzen, stößt das Mädchen einen *kleinen hellen Schrei*

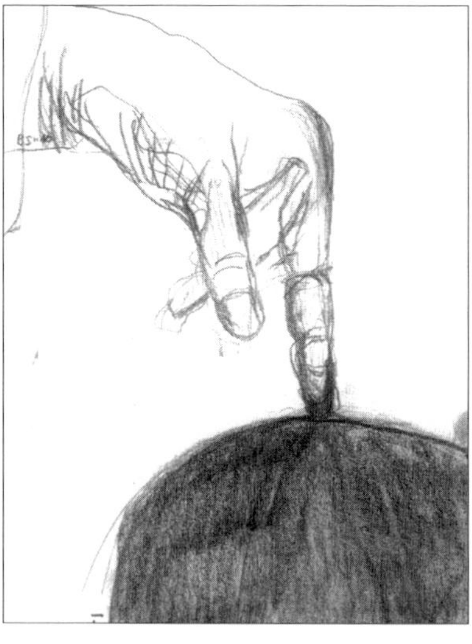

Abb.1

aus. Daraufhin hört der Assistent des Heilers mit seiner Austreibungsarbeit auf. Offenbar ist jetzt ein oder der Djin ausgetreten.

Mir wurde angst und bang, ich fühle mich sehr beklemmt, habe zu wenig Sauerstoff, will nur noch raus aus diesem Haus und zugleich bin ich innerlich sehr schockiert, aufgebracht und besorgt um das bzw. die Mädchen. Während der Zeremonie möchte ich zwischendurch laut rufen oder schreien: Hört sofort auf, diese Frau zu quälen! Sobald der Klinikchef merkt, dass ich es kaum mehr aushalte, flüstert er mir zu: »*Es geht darum, die Geister auszutreiben. Man muss ihnen Angst machen, muss sie erschrecken, damit sie aus dem Körper fliehen.*«

Geht's um Geister oder geht's um Frauen, die gezüchtigt und niedergehalten werden müssen?

Im Nebenraum, der mit einem schmiedeeisernen Ziergitter verschlossen ist, liegt eine jüngere Frau auf dem Boden. Ich erfahre außer dem, was ich zu sehen bekomme, leider nichts über sie und begegne ihr später nicht wieder. Ich fühle mich ziemlich verwirrt, verängstigt, bedroht, ohne selbst direkt physisch angegriffen worden zu sein. Und so stellt sich mir das, was folgt, nur einigermaßen dar. Mit der Frau, welche am Boden liegt und sich, so meine ich, schrecklich wehrt, sind drei Männer beschäftigt. Das Ritual ist ähnlich wie bei den Mädchen. Suren werden laut ins Ohr gesprochen bis gebrüllt und gleichsam in den Kopf gebohrt und, da die Betroffene sich heftig wehrt – übersetzt bedeutet dies: *Die Djins wehren sich dagegen, aus dem Körper auszutreten* –, wird sie offenbar an diversen Körperstellen festgehalten, ich glaube an den Beinen und den Armen, nebst der Behandlung auf dem Scheitel und am Ohr und eben: die Gittertür ist zu. Die speziell ausge wählten Suren werden ihr sozusagen eingeschrien. Eine Beschreibung fällt mir, wie eben angedeutet, schwer, da ich im Moment des Beobachtens bereits beeinträchtigt bin durch die Beobachtung und das gegenübertragungsmäßige Miterleben der ersten Djin-Austreibung (siehe Abb. 2).

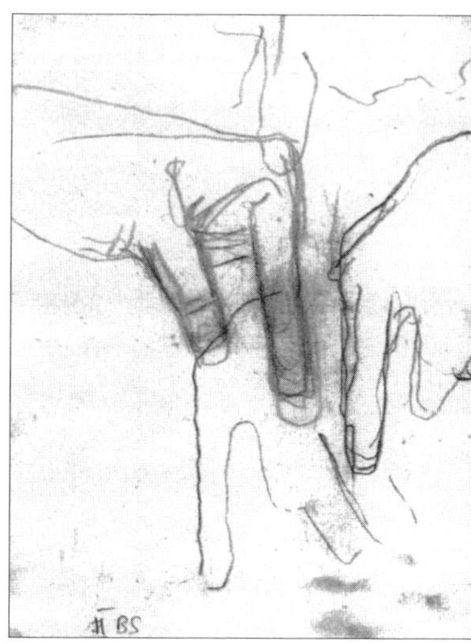

Abb.2

Später kamen die beiden Mädchen, deren Heilbehandlung ich zuerst beobachten konnte und die jeweils je nur von einem Heilerassistenten bzw. Heilerstudenten behandelt wurden, ebenfalls in den kleinen Diskussionsraum, wo wir uns, Heiler, Klinikdirektor und ich, zurückgezogen haben. Die Mädchen setzen sich neben mich. Sie riechen stark nach verbrauchtem Schweiß, nach Angstschweiß, und sind stumm oder verstummt. Sie wirken erschöpft. Dennoch frage ich die Ältere, wie es ihr gehe. Sie meint, sie sei müde und das Kopfweh sei weg. Weshalb sie nicht Tabletten nehme gegen das Kopfweh? Das möge sie nicht.

2017 fragte ich mich bereits (Saegesser, 2017), ob vielleicht eine Besessenheit von bösen Geistern und deren Austreibung den Mädchen größeres narzisstisches Gewicht im Rahmen der Familie geben kann als Tabletten. Eine Besessenheit trifft die familiäre Umgebung härter und die Betroffene wird möglicherweise als Besessene (überhaupt) zur Kenntnis genommen. Sicher ist es für diese Mädchen und Frauen, für ihr Überleben sehr wichtig, narzisstisch (positiv) besetzt und also wahrgenommen zu werden, selbst wenn diese Art, wahrgenommen zu werden – jedenfalls wohl für westeuropäisches Einschätzen und Empfinden –, eine sehr peinliche, erniedrigende, gefährliche, schmach-, schmerz-, schadensvolle, psychoanalytisch verstanden: eine *sadomasochistische* ist. Ich gehe davon aus, dass ein Mädchen, das im Familienbezug wenig respektiert wird, weil es eben »nur« ein Mädchen ist, und meistens gilt das auch für eine Frau, im großen Familienbezug viel mehr ins Gewicht fällt, wenn sie als Erkrankte als von Geistern besessen gelten, als wenn sie »einfach still« Kopfschmerzen haben und »still« Tabletten schlucken.

Möglicherweise trifft aber dieser, mein hypothetisch-entwickelter, psychoanalytischer, westlicher Gedanke nicht zu.

Zwei anorektische Patientinnen im Krankensaal des Spitals

Nun will ich über zwei Patientinnen, die kurz nacheinander im großen Krankensaal des Spitals lagen, berichten. Sie sind beide *deutlich sichtbar psychosomatisch-anorektisch* erkrankt. Andere junge psychosomatisch erkrankte Patientinnen liegen ebenfalls im Krankensaal, ihre Erkrankung erscheint mir allerdings vergleichsweise weniger offensichtlich.

Die eine anorektische Patientin, die ich bereits (Saegesser, 2017) ausführlich besprochen habe, werde ich hier kurz nochmals erwähnen: Sie ist im Krankensaal deutlich sichtbar wegen ihrer Unsichtbarkeit, wegen dem, was von ihr nur noch oder nicht da ist. Sie ist so schrecklich abgemagert, klein und skelettähnlich, dass ich sie mit meinen Blicken suche und suchen muss, um mich zu vergewissern, ob sie sie ist und lebt. Umgekehrt merke ich, dass sie gleich vom ersten Moment an, wo ich den großen Krankensaal betrete, mich mit ihren Augen begleitet. Sie ist wach, hellwach, aufmerksam, vigilant. Man sagt mir, neben ihr sitze ihre Mutter. Eine Frau, gut anzusprechen von ihrer Körperhaltung und von ihrem Gesichtsausdruck her gesehen. Sie ist nicht die Mutter, sondern die Tante. Dieser Akt, nämlich den Mutterstatus auf jemand Anderen, häufig auf Verwandte, zu übertragen, wenn eine Mutter, aus welchen Gründen auch immer, nicht anwesend sein kann, ist kulturell verankert und gilt als natürlich. Wohl hat das unterschiedliche Gründe. Zum einen kann es um das Wohl des Kindes gehen, es kann aber auch zum Wohl der Großfamilie sein, ein mütterliches Mitglied nicht zu verlieren, sondern sogleich einen Ersatz zu schaffen. Und zudem bestimmt der Koran da ebenfalls mit: In muslimischen Ländern gibt es theoretisch, korangemäß, keine Waisenkinder. Gott Allah lässt das nicht zu. Also werden schnell Ersatzmitglieder, Ersatzeltern geschaffen.

Das todkranke anorektische Mädchen hat die Geburt ihrer Mutter kaum überlebt und lebt schon länger bei der Ersatzmutter. Diese erzählt mir, die kleine Patientin habe oft solche Krisen, aber nie so schlimm wie jetzt. Eine Pflegerin fragt mich, was denn das Mädchen habe, dem eine Bluttransfusion und Folsäure verschrieben worden sind. Ich sage: eine Anorexie. Sie fragt, was das sei. Ich erkläre es ihr – die Tante übersetzt ins Suaheli –, und daraufhin geht die Pflegekraft weg. Ich rede, nachdem ich einiges abgeklärt habe, mit der Tante englisch, und das kranke Mädchen beobachtet uns und hört äußerst aufmerksam zu, wenn ich etwas sage. Meine Deutung, die ich ihr damals gab, war sehr lang, und ich wiederhole sie hier nicht (vgl. Saegesser, 2017). Jedenfalls spreche ich mit ihr über Suizid, den man auch machen könne, wenn man nicht esse. Suizid gibt es gemäß Koran nicht, und es ist heikel, darüber zu sprechen. Suizid ist eine verbotene Handlung. Tut man's, kommt man nicht in's »Himmelreich«. Ich erkläre dem Mädchen, dass sie wahrscheinlich manchmal denke, wenn ihre Mutter noch leben würde, wäre alles besser usw. Ich deute also sehr direkt und tief. Das Mädchen hört intensiv zu, und ich sage ihr auch, dass sie, wenn sie leben will, essen muss. Wenn sie sterben will, soll sie nicht essen. Ab diesem Moment hat sie sogleich gegessen. Am nächsten Tag, als ich zu ihr hinkomme, isst sie. Und ich streichle ihr, von der Gangseite herkommend, sanft über ihren abgemagerten Rücken und sie hört sogleich auf zu essen. Die »Mutter« fragt sie, weshalb sie nicht mehr esse. Die Patientin antwortet: Wenn ich esse, dann hört die Frau auf, mich zu streicheln. Die Deutung, die ich hierfür 2017 gab, war, mit dem Streicheln würde ich ihren inneren Kummer streicheln. Jetzt möchte ich noch eine *andere Deutungsoptik* hinzufügen. Die kleine Patientin befürchtet oder *weiß, möglicherweise auch unbewusst*, wenn es ihr besser oder gut gehe und sie sich ernähre, man sich nicht mehr um sie sorge, sie also nicht mehr ganz wahrnehme. Sie erhalte, sobald es ihr gesundheitlich und psychisch besser gehe, keine zärtliche verständnisvolle Zuwendung und Anerkennung ihres Daseins mehr. Diese zusätzliche Deutungsmöglichkeit kommt mir jetzt, beim Niederschreiben, nachträglich in den Sinn. Denn immerhin wiederholen sich die anorektischen Prozesse der kleinen Patientin offenbar, nach Bericht der »Mutter« gleichsam schubweise. Und Zuwendung ist im ostafrikanischen Umfeld mangelhaft, die positive narzisstische Zufuhr, gerade für Mädchen, viel zu flüchtig und zu knapp, wenn überhaupt. *Westeuropäische* typische *Deutungen* wie: schlank wie ein Model sein wollen, sich selbst verachten als zu dick oder lieber ein Bub als Mädchen sein, tödlicher Kampf und Revanche an und mit der eigenen Mutter etc., sind hier fehl am Platz. Manche westeuropäischen bewussten und unbewussten Konflikt- und Problemfelder kennt man im ostafrikanischen psychisch-narzisstischen und somatischen »Hungerumfeld« nicht.

Das andere anorektisch erkrankte Mädchen lebt oder überlebt wahrscheinlich in ganz differenten Umständen: Soweit ich sie wahrnehme in einer gegenseitig stark klammernden symbiotischen Beziehung an die Mutter der kleinen Kranken. Man versteht im Spital nicht, was denn die Kleine habe. Sie zeigt einen anderen Krankheitshintergrund als die eben geschilderte Erkrankte. Ich versuchte zu erklären, wie ich die Krankheit verstehen kann. Einer der Ärzte ist kurzfristig interessiert, hört zu, stellt Fragen, will das tun, was ich ihm sage. Im weiteren Verlauf entschied er sich für eine Behandlung, von welcher er wohl dachte, so wäre es einfacher und zeige schnellere Resultate: Bluttransfusion, künstliche Ernährung und Folsäure. Das Mädchen ließ nicht von der Mutter, ich hatte also keinen alleinigen Zugang zu ihm. Die Mutter gab sich wie eine zuarbeitende behilfliche Dienerin ihres anorektischen Mädchens und verhielt sich mir gegenüber korrekt, jedoch verschlossen.

Als ich am zweiten Tag einen Versuch mache, die Mutter kurz hinauszuschicken, um allein mit der kleinen Patientin zu sprechen, mischt sich sogleich eine nordeuropäische diplomierte Krankenschwester ein und sagt streng zu mir: »Die Patientin braucht ihre Mutter.« Sie schien davon auszugehen, dass ich, wie sie selbst, nichts vom Kranksein der Patientin verstehe.

Schließlich wird die kleine Kranke künstlich ernährt. Sie nimmt immer mehr ab und wird schlussendlich, ohne meine Meinung abzuwarten, nach Hause entlassen. Eines Morgens, wie ich den Krankensaal betrete, ist sie »einfach« nicht mehr zugegen.

Im Rahmen einer europäischen diagnostischen Optik denke ich, die symbiotische Beziehung des Kindes zur Mutter hatte vorwiegend zum Grund, für die Mutter und deren Lebenssinn lebenserhaltend da zu sein. Hintergründe kenne ich, wie häufig, keine, auch über den Beginn dieser psychosomatischen Erkrankung weiß ich nichts. Ich konnte nicht allein, mit Übersetzungshilfe aus dem Feld der Angestellten (selten: Ärztinnen, Pfleger, Hilfspfleger, Putzfrauen etc.), mit Patientin oder Mutter sprechen. Beide begegneten mir abwehrend. Allfällige Gründe und unbewusste Motive für dies möglicherweise tödlich verlaufende symbiotische psychosomatische Verunglücken kann ich, gerade auch in der kulturell und religiös stark fixierten sozialen Struktur, finden. Vielleicht hatte der Ehemann eine zweite oder dritte Ehefrau ins Haus genommen? Dies löst bei vielen Frauen schwere psychische narzisstische Krisen und Verlustängste aus, die sie nicht nach außen hin zeigen und nicht drüber sprechen sollen. Eine solche psychische Krise der Mutter könnte das gegenseitige Anklammern und die Krankheit der Tochter ausgelöst haben. Das Verhalten eines Ehemannes, sich bis zu vier Ehefrauen nehmen zu können, ist ganz korangemäß: Gott will es so. »Mithin«, sage ich etwas bitter, »tut's einer aktuellen Ehefrau, die für vierundzwanzig Stunden pro Tag nun Konkurrenz im eigenen Haus kriegt, nicht weh.« Es soll die vorhandenen Ehefrauen nicht negativ treffen.[9]

Der kleine Waisenbub im Entzug von Khat

Wie stark psychosomatische Probleme den Lebensweg und nicht selten den Weg in den Tod bestimmen, gerade auch der kleinsten Menschlein und Babys, sah und erfuhr ich häufig in Waisenhäusern.[10]

Nun berichte ich über ein ca. vier Monate altes Baby, einen kleinen Buben, V. Ich diagnostiziere ihn u. a. – er ist eine Waise oder weggegeben, als ob er eine kleine Waise wäre – als ein Baby mit Entzugsproblemen. Vorwiegend Männer und nun zunehmend Frauen kauen in diesem geographischen Umfeld Khat (catha edulis), eine natürliche, ähnlich wie hohes Büschelgras wachsende, grüne Pflanze, die ähnlich wirkt wie Amphetamine (enthält Cathin), also

9 Erst wenn ich länger an einem Ort arbeite und das Vertrauen der Menschen ein wenig gewinne, höre ich über die Qualen der Frauen etwa in Harems und in Ehen Viele erkranken psychosomatisch und natürlich an schweren Depressionen. Am schlimmsten ergeht es den zuerst gewählten Ehefrauen, weil sie tendenziell immer unattraktiver zu werden scheinen. Der Ehemann sollte von all diesen Problemen seiner Ehefrauen nicht betroffen werden und keine Klagen zu hören kriegen, weil das, was er tut, korangemäß legitim ist.

10 Vgl. Saegesser, 2014, und für das Folgende.

aufputscht und Aggression und Größenphantasien initiiert. Indirekt provoziert ihr Gebrauch, sie wird gekaut (wie früher in Westeuropa der Tabak), Diabetes, der nun in manchen Gegenden Ostafrikas fast zur Krankheit Nr. 1 geworden ist. Khat, die Naturdroge, macht durstig, und um den Durst zu stillen, werden zuckerhaltige Getränke gewählt. In manchen afrikanischen Staaten ist Khat die Staatsdroge, die vom Staat täglich aus dem Nachbarland eingeführt und ab zwölf Uhr mittags öffentlich an kleinen Ständen entlang den Hauptstraßen verkauft wird. Der Erlös, es geht um Millionen von Dollar, in einem Land, wo manche Menschen Hungers sterben, gehört dem Staat. An Staatsbanketten liege, wie man mir berichtet, die Droge Khat auf Silbertabletts für die Gäste, die Honoratioren und Präsidenten zum Sich-Bedienen und Kauen bereit. (Gesehen habe ich das zuletzt Geschilderte selbst nicht.)

Der kleine V war am Aufgeben. Wahrscheinlich hatte man ihn aufgegeben und in das dunkelste Neben-Steinkämmerchen gelegt. Als Medizin und zu seinem Gesunden sind ein paar Bröcklein Weihrauch angezündet, das ist besonders in Waisenhäusern ein sehr häufig eingesetztes, äußerst günstig zu erwerbendes Rauch- und Duftmittel mit desinfizierender Wirkung, speziell gegen Erkältungserkrankungen. V hatte eine starke Bronchitis. Er keuchte und zeigte ein aufgedunsenes, zugleich ganz verkrampftes und auch verzerrtes – hauptsächlich wohl vom Entzug – Gesicht. Er nahm nicht mehr Kontakt auf und kämpfte oder ergab sich seinen fast übermächtigen Krankheiten. Mit meiner Zuwendung und etwas transformierter psychoanalytischen Arbeit, natürlich wiederum, wie praktisch stets in meiner ostafrikanischen Arbeit, an meinem inneren psychoanalytischen Rahmen orientiert, begann er, mich wahrzunehmen, mich anzuschauen, ruhiger und entspannter dazuliegen, mit mir zu summen und zu lächeln, lebendiger zu werden, immer lebendiger zu sein. Sein Gesichtsausdruck hat sich verändert und auch die Farbe seines Gesichtchens wechselt von gelb nach hellbraun, schließlich in einen rosig-braunen Ton. Wir machen zusammen ein bisschen Handspiele, summen, lächeln, ich massiere seine Füßchen und es wird deutlich, dass er auf dem Weg der Besserung und wohl Heilung ist. Und er hätte diesen Gesundheitszustand wohl auch halten und auf dem Weg der Besserung weitergehen können, hätte ich nicht nach Europa zurückgehen müssen oder hätte jemand sich für ihn interessiert und wäre interessiert gewesen, etwas von mir zu lernen und mit dem Kleinen in dem Sinn weiterzuarbeiten. Aber die Pflege besteht aus Hilfskräften, sehr armen Frauen oder gar ehemaligen Waisenkindern dieser Waisenorganisation, sämtliche aus niedrigster sozialer Schicht, die kaum Bezahlung erhielten. Die Räumlichkeiten solcher Waiseninstitutionen sind für westeuropäische Verhältnisse schlicht undenkbar und nicht vorstellbar, so meine ich wenigstens. Die Waisenbabys werden je nachdem in fensterlose, kellerähnliche Steinräume gelegt oder gepfercht. Die Zusammenarbeit mit dem meist unausgebildeten Pflegepersonal konstituiert sich äußerst schwierig. Ich störe die bestehenden Kreise, wenn ich etwa andeute und zeige, arbeiten kann man auch so oder so und das wäre für die Kleinen etwas besser. Was ich vormache, würde mehr Arbeit und Engagement erfordern. Viele der Helfenden wirken sehr depressiv und hoffnungslos. Etwas Neues zu lernen und das auszuüben scheint aus verschiedenen Gründen nicht möglich zu sein. Hinderlich ist in dem Zusammenhang, aber nicht in jeder Situation in der ich stehe, wohl auch, dass ich eine Weiße und Fremde bin, die engagiert arbeiten will und »der es im Leben sowieso gut geht und die reich ist«. Eifersucht, Neid auf die kleinen Waisenpatienten, die narzisstische Zuwendung von mir kriegen und die zunehmend lebendiger und fröhlicher reagieren und sich freuen mich zu sehen, bilden sich.[11] Ich gehe für drei Monate weg von diesem Heim, zu meiner Arbeit zuhause und lasse die kleinen Patienten zurück.

Wie ich nach drei Monaten zurückkomme, finde ich den kleinen V nirgends. Ich frage nach ihm: »Oh, den kenn' ich nicht«, antwortet man mir. Ich weiß allerdings, dass die »Pflegenden« ihn praktisch alle kennen bzw. kannten. Danach begleitet mich ein einheimischer ärztlicher Kollege zur Administration: Es seien keine Unterlagen mehr da, der Kleine sei nach USA zur Adoption freigegeben worden.

Innerlich rebelliere, verzweifle und erstarre ich. Zum einheimischen Kollegen sage ich: »Das stimmt nicht, weil kein Kind von hier nach USA geschickt wird und schon gar nicht im Verlauf von drei Monaten.« Der kleine V ist tot. Er ist, kurz nachdem ich wegging – so hörte ich später – gestorben.

11 Heute sehe ich, wie sehr ähnliche Mechanismen in westeuropäischen Alters- und Pflegeheimen zu spielen beginnen, wenn eine Insassin von Dritten, die von außen kommen, gut behandelt, verwöhnt und geschätzt wird. Es entwickeln sich schnell Neid und Eifersucht. Neben Neid spielt wohl auch das Faktum eine Rolle, dass Besucher, die häufige Heimbesuche machen – das sind nicht unbedingt Verwandte –, zu viel an unglücklichen Heimsituationen mitbekommen und deshalb der Heimleitung unwillkommen werden. In Ostafrika berichteten mir Leiterinnen über solche Ängste. In Westeuropa wird etwa mit Besuchsverboten seitens der Heimleitungen reagiert.

Literatur

Bion, W. R. (2005a): *The Tavistock Seminars*. London: Karnac. Dtsch.: Bion: W. R. (2007): *Die Tavistock-Seminare*. Frankfurt a. M.: Brandes & Apsel.

Bion, W. R. (2005b): *The Italian Seminars*. London: Karnac. Dtsch.: Bion: W R. (2007): *Die italienischen Seminare*. Frankfurt a. M.: Brandes & Apsel.

Hirsi Ali, A. (2015): *Reformiert euch! Warum der Islam sich ändern muss*. München: Knaus.

Leiris, M. (1985): *Phantom Afrika. Tagebuch einer Expedition von Dakar nach Dschibuti 1931–1933. Erster und zweiter Teil*. Einleitung v. Hans-Jürgen Heinrichs. Übers. v. Rolf Wintermeyer. Frankfurt a. M.: Suhrkamp.

Özdaglar, A. (2016): *Psychoanalytische Autorität in der Arbeit mit Patienten aus dem muslimischen Kulturkreis*. EPF-Konferenz.

Racamier, P.-C. (1993): *Le psychanalyste sans divan. La psychanalyse et les institutions de soins psychiatriques*. Paris: Payot.

Saegesser, B. (2012): *Meine psychoanalytische Arbeit in verschiedenen afrikanischen Ländern*. Vortrag Psychoanalytisches Seminar. Basel.

Saegesser, B. (2014): Psychoanalytische Arbeit mit BB's, Kleinkindern und Müttern in unterschiedlichen afrikanischen Ländern (Le travail psychanalytique avec les bébés, des petits enfants et des mères dans divers pays d'Afrique). *Bulletin No 77. Schweizerische Gesellschaft für Psychoanalyse – SGPsa*, 5–13.

Saegesser, B. (2015): Psychoanalytische Feldarbeit in ostafrikanischen Städten. In: Bründl, P. & Scheidt, C. E. (Hrsg.): *Spätadoleszenz: Indentitätsprozesse und kultureller Wandel. Jahrbuch der Kinder- und Jugendlichen-Psychoanalyse, Bd. 4*. Frankfurt a. M.: Brandes & Apsel. S. 212–239.

Saegesser, B. (2016a): Elternschaft in ostafrikanischen Städten Psychoanalytische Arbeit mit Müttern, ersatzmüttern, Vaätern und Waisenkindern. In: Bründel, P.; Endres, M. & Hauser, H. (Hrsg.): *Elternschaft: klinische und entwicklungspsychologische Perspektiven. Jahrbuch der Kinder- und Jugendlichen-Psychoanalyse, Bd. 5*. Frankfurt a. M.: Brandes & Apsel. S. 269–285.

Saegesser, B. (2016b): Un travail psychothérapeutique en marge de ma practique psychanalytique et de la culture islamique dans des villes d'Afrique de l' est. Traduction et adaptation de mon manuscript originale écrit en allemand. *Tribune Psychanalytique*, 13.

Saegesser, B. (2016c): Eine Skizze psychoanalytischer Arbeit in ostafrikanischen islamischen Städten. Islamische religiös-weltliche Gesetze und Normen als Basis für Widerstand und Abwehrbewegungen von PatientInnen im Rahmen (situativ angepasster) psychoanalytischer Arbeit. *A jour*, 4.

Saegesser, B. (2017): »Gleichschwebende« Assessments, ambulatorisches Auswählen und psychoanalytische Kurzpsychotherapie mit adoleszenten Patientinnen im ostafrikanischen Krankensaal. In: Bründel, P. & Pedrina, F. (Hrsg.): *Abklärung – Diagnose – Fallschreibung. Forschung und Behandlungsplan. Jahrbuch der Kinder- und Jugendlichen-Psychoanalyse, Bd. 6*. Frankfurt a. M.: Brandes & Apsel. S. 196–215.

Spitz, R. (1946): Anaclitic depression. *Psychoanalytic Study of the Child*, 5, 113–117.

Adriana Grotta / Paola Morra
(Mailand / Bologna)

Diagnose und psychodynamische Abklärung in der Therapie eines autistischen Patienten – Die Geschichte von Leo

In dieser Arbeit präsentieren wir unsere Überlegungen zum Konzept der psychodynamischen Abklärung und deren Auswirkungen auf schwere Psychopathologie. Wir beschreiben einen klinischen Fall mit in vielerlei Hinsicht »extremen« Symptomen: Es handelt sich um den Patienten Leo mit der Diagnose Autismus. Er war über zwölf Jahre in psychoanalytisch orientierter Behandlung.

Diese Krankengeschichte veranschaulicht, wie die therapeutisch geförderte emotionale und kognitive Entwicklung in das defizitgeleitete Bild vom Autismus eingepasst werden kann.

Berücksichtigt man den Zusammenhang zwischen Diagnose und Prognose, so erlaubt uns der Fall die Diskussion darüber, was eine »Heilung« in Fällen von schwerer Psychopathologie und insbesondere von Autismus bedeutet.

Wir ziehen Rückschlüsse sowohl aus den besonderen Entwicklungsmöglichkeiten bedingt durch die Ressourcen des Patienten, als auch aus den Anstrengungen, Grenzen zu überwinden, ermöglicht durch lange Behandlung: Leo ist mittlerweile erwachsen und in vieler Hinsicht gut angepasst. Er hat kürzlich Hilfe gesucht.

Zunächst einige einleitende Betrachtungen zur Abklärung, psychoanalytisch verstanden als ein Prozess mit besonderem Bezug auf diagnostizierten Autismus.

Wir präsentieren das klinische Material anhand zweier sich ergänzender Stränge: Auf der einen Seite stehen »externe« Beurteilungen basierend auf Beobachtungen und Tests, durchgeführt in verschiedenen Entwicklungsphasen des Patienten, und auf der anderen Seite die Beurteilungen der Psychotherapeutin Adriana Grotta »aus dem Inneren der Therapie« – im Besonderen die Dynamik von Übertragung und Gegenübertragung im Verlaufe des therapeutischen Prozesses.

Zuletzt analysieren wir einen Text von Leo, den er nach Abschluss seiner Psychotherapie geschrieben hatte, eine Selbsteinschätzung seiner Innenwelt am Ende der Adoleszenz.

Autismus – Diagnose und psychodynamische Abklärung

Autismus gilt heute als eine Psychopathologie auf organischer Grundlage, die bislang nicht eindeutig definiert ist, und als multifaktoriell bedingt (Hochmann, 2009). Unter kategorialem Gesichtspunkt beinhalten die Autismusspektrumstörungen (DSM-V) eine Vielzahl von Pathologien, die eines gemein haben: ein schweres Defizit in der sozialen Kommunikations- und Interaktionsfähigkeit bei Patienten auf unterschiedlichem Funktionsniveau.

Die kategoriale Diagnostik hat einerseits das Verdienst, die Definition einer psychischen Störung von mitunter irreführenden ätiopathogenetischen Hypothesen zu lösen, so hat sie andererseits den Grundannahmen über Psychopathologie verflacht.

Diagnose und ätiopathogenetische Hypothese gehören nicht zwangsläufig zusammen. Die Freud'sche Theorie über die Neurose tendierte dazu, die Psychopathologie mit der Regression in frühere Phasen der Entwicklung zu verbinden. Tatsächlich aber bot sie keine präzisen Hypothesen über die Ursachen der Fixierungen und der Regression an.

Was die schwere Psychopathologie betrifft, unterscheidet Bleuler zwischen primären und sekundären Symptomen, Grundsymptomen und akzessorischen Symptomen, bei »welchen sich die ätiopathogenetische Untersuchung, die psychopathologische sowie die psychodynamische Reflexion hilfreich ergänzen und trotzdem getrennt bleiben« (Barale & Ucelli, 2006. S. 75).

In der Folge »gingen diese Unterscheidungen verloren und [es zeigte sich] ein Kurzschluss zwischen psychodynamischem Verständnis, psychopathologischer Beschreibung und der Zuschreibung des ätiopathogenetischen Wertes auf das psychodynamische Verständnis« (ebd., S. 76).

Das führte zum dichotomen Denken bei schweren Pathologien, die als Krankheiten mit organischer oder psychologischer Ursache verstanden werden. Dies hat insbesondere den Autismus betroffen, so Barale und Ucelli: »Der Begriff Autismus wurde schließlich beschrieben als Regression während einer normalen Entwicklungsphase und im wesentlichen als Scheitern der frühen Phasen der Bildung der Objektbeziehungen.« (ebd., S. 76) Heute ist diese Position nicht mehr haltbar: Die Untersuchung über die frühe Entwicklung, angefangen mit Stern (1985), hat nämlich eindeutig die Existenz einer von Mahler, Pine und Bergman (1975) postulierten, frühen autistischen Phase widerlegt.

Angesichts dieser Überlegungen finden wir es wichtig, im Rahmen eines multifaktoriellen Verständnisses, das notwendigerweise auch die organische Hypothese beinhaltet, erneut psychodynamisch zu denken. Dies stellt die Realität eines primären Defizits nicht in Frage (Alvarez, 1999), arbeitet aber an den Störungen und den Abweichungen der Entwicklung und verringert damit die Auswirkungen auf die Persönlichkeit des Kindes (ebd., S. 62).

Wir denken, wie Alvarez, dass es unter psychodynamischem Gesichtspunkt wichtig ist, zu verstehen, wie in jeder Person die Persönlichkeitsmerkmale mit den autistischen Merkmalen interagieren. Dabei entsteht eine spezifische psychische Struktur, welche in ihrer Einzigartigkeit erfasst und behandelt werden muss.

Obwohl die deskriptive Diagnostik sehr unterschiedliche Patienten zusammenfasst, hilft sie dem Psychoanalytiker, seinen jeweiligen Patienten einzuordnen. Die psychodynamische Abklärung unterscheidet sich in einem ausschlaggebenden Punkt von der kategorialen Diagnostik: Sie stellt einen Prozess dar, dessen Ergebnis an sich vorläufig ist. Dies ist ein gemeinsamer Grundgedanke aller psychoanalytischen Richtungen und betrifft alle Patienten mit jedem beliebigen Schweregrad seiner Störung. Er wird uns auch bei der Darstellung des Falles Leo leiten.

In Anna Freuds Modell wird diese Vorläufigkeit explizit betont: Das diagnostische Profil[1] ist ein longitudinales Instrument der Entwicklungsdiagnostik – weder bestimmend noch definitiv –, es fokussiert auf die Entwicklungsgeschichte, die protektiven Faktoren (persönliche und umweltbedingte Ressourcen) und auf die pathogenen Faktoren. Die prognostischen Aspekte werden im Laufe der Behandlung definiert, in der Behandlungsmitte, später am Behandlungsende.

In diesem Modell tragen die Informationen über den Patienten, die sich aus der Übertragung und Gegenübertragung ergeben, nicht ausdrücklich zur Abklärung bei: Dies ist der grundlegende Unterschied zur kleinianischen Schule. Kleinianische Psychotherapeuten sind nicht in gleichem Maße an den Entwicklungsaspekten interessiert und halten es für nicht möglich, ein »objektives« Bild der inneren Welt des Patienten zu gewinnen. Im Vordergrund steht bei ihnen die Analyse des hic et nunc (Hier und Jetzt) der analytischen Interaktion. Die ersten Begegnungen sollen die Neugier und die »Wandlungsfähigkeit« der inneren Repräsentanzen des Patienten erkunden. Aus der »Diagnose« folgt die Indikation für die Behandlung, ferner die Prognose und deren Bewertung als explorativ und von Natur aus offen.

1 Das diagnostische Profil entspricht dem metapsychologischen Profil (Freud, A., 1965). Es wurde im Jahr 2016 revidiert (Davids et al.).

Die theoretische Divergenz zwischen diesen zwei Ansätzen, die bekannterweise historisch zu einem Bruch zwischen den beiden Schulen geführt hat, ist heute teilweise durch die klinische Praxis überwunden, insbesondere was schwere Psychopathologien angeht.

Bei der diagnostischen Einschätzung nach dem diagnostischen Profil ist die Übertragungsbeziehung eigentlich immer implizit präsent gewesen, da derselbe Kindertherapeut im Laufe der Behandlung weitere diagnostische Einschätzungen durchführt.

Zudem haben seit einigen Jahrzehnten die Gegenübertragungsprozesse des Therapeuten immer mehr Gewicht im Prozess der Abklärung eingenommen, insbesondere seitdem »schwerst gestörte« Patienten nicht mehr von der psychoanalytischen Behandlung ausgeschlossen werden.

Wir denken, dass diese subjektiven in die Theorie integrierten Erfahrungen die Auswertung vertiefen und eine verdeckte, symptomorientierte Konkretisierung vermeiden: Denn diese ist ein stets präsentes Risiko – jenseits des Bezugsmodells –, wenn ein komplexes Instrument mechanisch angewandt wird (Yorke, 1985).

Wenn das Abklärungsmodell von Tavistock auf Patienten angewendet wird, die sich Beziehungen verschließen, wie eben autistische Kinder, kann die Einschätzung der Wandlungsfähigkeit zu Beginn schwierig sein (Alvarez et al., 1994): Die Struktur des Innenlebens und der Grad der Integrität der Ichfunktionen gewinnen demnach notwendig an Bedeutung. Die Entwicklungsaspekte werden selbstverständlich mit berücksichtigt.

Autismus und die Grenzen – Der Fall Leo

Anfang dieses Jahres wurde die Kinder- und Jugendpsychotherapeutin Adriana Grotta, lange Zeit nach Beendigung der Psychotherapie von Leo, die im Alter von fünf bis 18 Jahren durchgeführt worden war,[2] von einer Psychiaterin am Zentrum für Psychische Gesundheit des Nationalen Gesundheitsdienstes kontaktiert. Die Psychiaterin bat um ein Treffen, um die lange Krankengeschichte dieses jungen Mannes besser verstehen zu können, der damals mit der Diagnose »tief greifende Entwicklungsstörung« (ICD-10) zu ihr in Psychotherapie kam.

Sie informiert darüber, dass Leo den Wunsch geäußert hat, seine ehemalige

2 Zusammenfassung der ersten Jahre der Behandlung siehe Cassola und Grotta (1998).

Therapeutin wiederzusehen, weil er sie um einen Rat bitten möchte. Die Diagnose Autismus stehe nicht zur Diskussion, aber der Patient würde die Psychiaterin immer wieder mit seinen Reflexionen über seinen Zustand und durch seine Kreativität überraschen.

Er ist circa 30 Jahre alt, arbeitet und wird bald in einer kleinen Wohnung in der Nähe seiner Mutter leben. Sein Vater ist vor einigen Jahren verstorben. Das Treffen findet in Anwesenheit seiner Mutter statt; alle sind aufgeregt, sich wiederzusehen. Leo gelingt es mit einer gewissen Aggressivität zu sagen, dass er nicht wirklich mit dem Ende der Therapie einverstanden gewesen war, die er anscheinend vor zwölf Jahren nicht hatte fortsetzen wollte. Die Therapeutin glaubt, dass Leo damals wahrscheinlich ein adoleszenzspezifisches Verhalten gezeigt hatte. Sie ist sehr beeindruckt von seinem Gedächtnis: Der junge Mann erinnert sich in der Tat gut an die letzten Sitzungen.

Leo äußert den Wunsch, die Arbeit mit einem Therapeuten wieder aufzunehmen, und bittet Adriana Grotta, einen für ihn zu finden, um das Thema Sexualität zu bearbeiten, das er jetzt angehen möchte.

In dem jungen Mann ist der Leo von damals wiederzuerkennen, einige Veränderungen lassen sich jedoch feststellen, vor allem seine gute Fähigkeit, selbstbewusst Konflikte mit seiner Mutter zu bewältigen. Seit der Geburt wurden er und seine Eltern von vielen Fachkräften begleitet. Wir werden diesen Prozess veranschaulichen und die wichtigsten Meilensteine des kontinuierlichen diagnostischen Prozesses hervorheben.

1. Die ersten Einschätzungen

Aus den Patientenakten der Geburtsstation geht hervor, dass Leo nach einer Risikoschwangerschaft als Siebenmonatskind per Kaiserschnitt auf die Welt kam. Nach einem vierzigtägigen Krankenhausaufenthalt wurde er mit der Diagnose »dystrophisches Kind, klein für sein Alter« entlassen.

Während des Krankenhausaufenthaltes wurde Leo nach einem Monat von einem Kinderneurologen, Dr. A, untersucht, welcher das Vorhandensein von »allgemeiner Reizbarkeit« feststellte, ebenso das Bestehen von typischen Reflexen der perinatalen Phase, Muskelhypertonus, Schwierigkeit, den Blickkontakt herzustellen, und fehlende Reaktionen auf Körperkontakte.

Dies ist die erste einer langen Reihe von Entwicklungseinschätzungen in seiner Krankengeschichte. Bei der Entlassung werden die Eltern eingeladen, mit den lokalen Diensten der Kinderpsychiatrie Kontakt zur Überwachung der Entwicklung des Kindes aufzunehmen. Trotz der offensichtlichen Schwierigkeiten unmittelbar nach der Entlassung wurde der Rat nicht befolgt. Der Arzt A. blieb die wichtigste Bezugsperson und übernahm die Aufgabe, die Eltern zu begleiten, wobei ihm eine Kinderpsychiaterin des Dienstes, Dr. B, zur Seite stand. Nach seinen Beobachtungen besteht mit sieben Monaten bei Leo weiterhin ein »hypertonischer Stil« mit einer beobachtbaren Motorik, »die nicht darauf ausgerichtet ist, Gegenstände zu manipulieren«. Mit neun Monaten tritt zudem die Tendenz auf, auf Zehenspitzen zu stehen. Mit 13 Monaten ist er ständig überreizt, was auf Schwierigkeiten in der Affektregulation hinweist.

Die andere Bezugsperson, die das Kind regelmäßig sieht, ist der Kinderarzt.[3] Dank seinem Einschreiten wird Leo mit zwei Jahren und drei Monaten schließlich mit folgenden Begründungen dem kinderpsychiatrischen Dienst gemeldet: »Das Kind spricht nicht, es hat die Kontrolle des Schließmuskels nicht entwickelt, es ist ungeduldig und übermütig.«

Es werden neue Daten erfasst, durchgeführt von einem Psychologen, Doktor C. Das Kind wird beschrieben als »kleiner Tyrann« und »ein Tierchen«, unfähig Blickkontakt zu halten und Fragen zu beantworten. Man vermutet Autismus und schlägt ein mehrstufiges therapeutisches Prozedere vor: mit einer Mutter-Kind-Therapie, mit einer von Dr. B und Dr. C gemeinsam durchgeführten elterlichen Unterstützung sowie mit der Vorbereitung zur Aufnahme in den Kindergarten in Anwesenheit einer Erzieherin.

Man schafft somit Raum, um das Erlebte und die Sorgen der Eltern aufzufangen, ganz besonders jene der Mutter. Außerdem wird versucht, den eher distanzierten Vater mit einzubeziehen. Frau S erzählt, sie fühle sich verantwortlich für die vorzeitige Geburt von Leo – schuldig, ihn im Krankenhaus gelassen zu haben. So sei sie unfähig gewesen, ihn zu trösten. Sie nahm den »anklagenden« Blick ihres Kindes wahr und hatte Angst, es könne aufgrund seiner Zerbrechlichkeit sterben. Sie fühlte sich von einer Krankenschwester »beschimpft«, die sie darauf aufmerksam machte, wie »winzig« ihr Kind sei.

Das Stillen an der Brust war sehr schwierig: Leo war sehr langsam und erbrach häufig. Die Probleme nahmen mit der Entwöhnung zu, vor allem bei salzigem Essen und fester Nahrung. Er ernährt sich sehr selektiv und beschränkte sich auf bekannte Speisen. Er erbrach häufig, oft auch in neuen Situationen, die eine Angstreaktion auslösten. Leo wuchs normal. Aufgrund seiner häufigen Infekte befürchtete seine Mutter trotzdem, er würde sterben. Als das Kind im Alter vom 15 Monaten zu laufen anfing, erinnert sie sich, dass sie ihm Steinchen in die Hand gegeben hat, damit er das Gefühl bekäme, von »ihren Fingern« gehalten zu werden. Die interdisziplinären Interventionen von diesem Dienst dauerten ungefähr zweieinhalb Jahre. Am Ende wurde die Diagnose »tiefgreifende Entwicklungsstörung« formuliert und den Eltern mitgeteilt. Schließlich wurde Leo zur Psychotherapie weitergeleitet.

3 Allgemeinmediziner für Kinder 0 bis 14 Jahren.

2. Die zweite Kindheit – Kontinuierliche Abklärung in der Psychotherapie

Mit fünfeinhalb Jahren beginnt die Psychotherapie. Leo wird von den Eltern als »unverwaltbares« Kind vorgestellt; tatsächlich gelingt es ihm schon beim ersten Treffen mit der Therapeutin im Zimmer zu bleiben. Er schaut sie nicht an, führt ein langes Selbstgespräch ohne erkennbare Kommunikationsabsicht, hüpft durch das Zimmer und zeigt viele Stereotypien. Dennoch signalisiert Leo mit einer kleinen Geste, dass er wahrgenommen hat, dass etwas – oder jemand – anwesend ist und für ihn da ist. Er betrachtet aufmerksam ein kleines Auto, nimmt es und hält es lange in seiner Hand. Als er rausgeht, sagt er zum Vater: »Dort drüben ist ein roter Ford.«

Die Therapie beginnt: Sie wird beinahe 13 Jahre dauern und begleitet Leo durch Kindheit, Frühadoleszenz und Adoleszenz. Zudem werden Leo und seine Familie durch das von Dr. B koordinierte Netz von Fachkräften unterstützt, das auf Schul-, Erziehungs- und Familienebene eingreift. Dies führt auch zur Anerkennung der Behinderung, die eine finanzielle Unterstützung für die Familie, den Zugang zu Erziehungshilfen und andere soziale Erleichterungen vorsieht.

Adriana Grotta hatte seinerzeit keine Erfahrung in der Arbeit mit autistischen Kindern. Ihre Ausbildung war nach Anna Freud in der Strukturtheorie verankert und ergänzt durch deren Entwicklungsmodell. Sie nähert sich Leo mit Neugier und Respekt. Sie hält es für wichtig, mit Leo auf Augenhöhe zu stehen, ohne ihn zu einer Beziehung zu drängen, aber zu versuchen, sich »sichtbar« zu machen und zu hoffen, »interessant« zu werden; sie versucht also, sich als ein neues Objekt anzubieten, das er in sein »Blickfeld« einbeziehen kann und von dort an seinen »Kopf weiterleitet«. Sie hat Erfahrung in der Babybeobachtung (*Infant Observation* nach E. Bick) und kennt die Entwicklungsphasen der Triebe und der Objektbeziehungen: Sie denkt demnach an Leo, den die Eltern des öfteren als »Alien« bezeichnet hatten, ausgestattet mit einem »Entwicklungsdrang« (Freud, A., 1965) über den Autismus hinaus. Sie teilt den in den Fall involvierten Kollegen und den Eltern mit, dass sie mit Hilfe der Psychotherapie die Entwicklung des Kindes »aus einem anderen Gesichtspunkt« verstehen möchte. Sie stellt sich der Elternarbeit zur Verfügung. Als Leo, der immer in seinem Bett durchgeschlafen hatte, mit etwa acht Jahren nachts aufwacht und mitten in der Nacht die Mutter ruft, weist sie die Eltern darauf hin, dass dies ein wichtiger Schritt zur Anerkennung ihrer Schutzfunktion durch Leo ist und keineswegs eine Verschlechterung. Ein anderer wichtiger Aspekt der Arbeit ist der ständige Informationsaustausch mit Dr. B, der die Arbeiten koordiniert. Dies ermöglicht auch, in einer kontinuierlichen Supervision, jene negativen Aspekte der Gegenübertragung (Langeweile, Mutlosigkeit, Wut) einzugrenzen und zu bearbeiten, die manchmal die Beziehung, oder anders gesagt, die therapeutische Funktion des »lebendigen/lebenden Begleiters« behindern (Alvarez, 1992).

Das ständige Augenmerk auf den Veränderungsprozess erlaubt es der Therapeutin, nicht die Heilung des Autismus zum Ziel zu haben, sondern die Stärkung der gesunden Funktionsbereiche. Dies erlaubt die Beobachtung von wichtigen Schritten, sei es auf kognitiver Ebene (Aneignung der Dreidimensionalität und somit der Perspektivenübernahme), sei es auf emotionaler Ebene (ödipale Wünsche). Dies wurde unter anderem durch die außergewöhnliche Neugier Leos ermöglicht. Die autistischen Aspekte werden häufig als unbequeme Begleiter behandelt, die es einzudämmen gilt, damit sie nicht die umfassenderen Funktionen stören. Als Leo beispielsweise eines seiner langen bizarren Selbstgespräche beginnt, versucht die Therapeutin, diese zu umschreiben, indem sie eine Schachtel auf- und zumacht, als ob sie ein Mund wäre; er bezeichnet diese als »große elektrische Schachtel« und sie lachen gemeinsam. Der Austausch mit den anderen Fachkräften erlaubt der Therapeutin auch, sich aus der Verstrickung mit den Besonderheiten von Leos Gedanken zu lösen. Aufgrund seiner Kreativität riskiert sie, die autismusbedingten Grenzen nicht mehr zu »sehen«.

Während der Kindheit haben zwei medizinische Komplikationen Leos Entwicklung beeinflusst, ein angeborener grauer Star mit acht Jahren und Absencen (epileptische Anfälle) mit ungefähr elf Jahren. Eine Brille und eine medikamentöse Behandlung haben die negativen Auswirkungen auf seine Entwicklung verringert.

3. Eine diagnostische Neubewertung in der Frühadoleszenz

Mit Beginn der Pubertät, Leo ist 13 Jahre alt, wird entschieden, eine diagnostische Neubewertung durchzuführen. Anlass dieser Entscheidung ist das schnelle Körperwachstum begleitet von steigenden Triebregungen. Ebenso der mögliche Einfluss der Epilepsie auf seine kognitive Entwicklung, diese erscheint altersgemäß und erlaubt gute schulische Resultate. Dr. D, eine Psychologin, die den Jungen kennt, führt verschiedene Tests durch: den WISC-R, den Rohrschach und den TAT. Die Ergebnisse des WISC-R sind überdurchschnittlich und zeigen ein Gleichgewicht zwischen dem Verbal- und dem Handlungsteil; die Unterschiede der Ergebnisse der verschiedenen Subtests, auch wenn nicht indikativ für aktuelle pathologische Aspekte, sind dennoch auf klinischer Ebene bedeutend, da sie ein gewisses kognitives Ungleichgewicht aufzeigen, welches als Folge der schweren Entwicklungsstörung angesehen werden kann.

Z. B. erzielt Leo einen sehr hohen Wert im »Zahlen nachsprechen« und mittlere Werte beim »Bilderergänzen« und dem »Figuren legen«.

Der Rohrschach mit seinen vieldeutigen und beunruhigenden Anregungen zeigt Triebregungen, die die Integrität des Selbst zu gefährden drohen. Um die Integrität zu wahren, greift Leo einerseits zur Externalisierung der Bedrohung und der daraus resultierenden Verfolgung zurück: Tafel 1 beschreibt er folgendermaßen: *»Ich sehe eine Art Fledermaus mit großen Flügeln, der Kopf und der lange und magere Körper, er sieht mich an und ist bereit mich anzugreifen.«* Tafel 7: Wahrnehmung von geometrischen Figuren: *»Bizarre Bäume mit einer Art Quadrat [...] an der Spitze eine Art Rechteck.«* Die autistischen Abwehrmechanismen, die in der Vergangenheit hilfreich waren, helfen nicht mehr gegen die Angst, wie man aus seinen qualitativ spärlichen Antworten und bizarren Elementen erkennt, derer Leo sich im Übrigen bewusst ist.

Beim TAT herrscht ein gutes Gleichgewicht zwischen der Projektion und der Wahrnehmung der Reize. Er erkennt die wesentlichsten Themen. Am fragilsten sind die Beziehungsaspekte. Diese sind zwar bewusst, jedoch nicht ausreichend entwickelt.

Das zeigt, wie schwierig es für ihn ist, die ödipalen Anforderungen zu meistern, die bereits in der Psychotherapie aufgetaucht waren, aber noch nicht angemessen aufgearbeitet werden konnten: Antwort auf Tafel 2: *»Hier sieht man zwei... Mädchen, die eine besucht eine Schule in der Nähe, die andere muss Haushaltsangelegenheiten erledigen, vielleicht ist es die Mutter. Der Jugendliche und das Pferd machen sich auf den Weg, die Felder zu pflügen...«*

Der Zusammenbruch der Omnipotenz, der sich bei Leo aufgrund der Überwindung der autistischen Mechanismen besonders intensiv zeigt, führt zu depressivem Erleben, auch weil er seine Defizite immer bewusster wahrnimmt.

Zu Tafel 3BM sagt Leo: *»Dieser Junge oder dieses Mädchen ist sehr bedrückt, in der Tat weint sie auf dem Bett oder dem Sofa. Vielleicht weint sie, weil sie auf den Arm genommen wird oder die Eltern haben zu ihr gesagt, dass sie niemanden heiraten darf. Aber die Sache ist wohl anders, weil in der Nähe ist eine Trillerpfeife, die keine Trillerpfeife ist, sondern eine ›Alles-ist-möglich-Maschine‹, die er erbaut hat, weil er müde vom Warten war. Unglücklicherweise spielte er in einer Fußballmannschaft der Kategorie U10 und im Rahmen eines Spieles stellte er die Maschine hin, setzte sich auf die Torlatte, damit war das Tor aber leer und seine Mannschaft verlor somit 20:0, worauf er die ›Warte-auf-alles-Maschine‹ zerstörte, nach Hause ging und weinte.«*

Insgesamt zeigt sich eine Verringerung der autistischen Merkmale bezogen auf die Abwehr und auf Beziehungen, die dennoch begrenzt bleiben; Leo scheint gute Anpassungsfähigkeiten zu haben, dank auch seiner kognitiven Fähigkeiten.

Die Tests zeigten nicht seine kreativen Fähigkeiten. Diese ließen sich in der Psychotherapie beobachten.

Andererseits besteht das Risiko einer psychotischen Entwicklung aufgrund der Adoleszenz und der Reduzierung der strengen Kontrollmechanismen des Autismus.

4. Die Adoleszenz und die letzten drei Jahre der Psychotherapie

Zwei Jahre später (Leo ist 15 Jahre alt) wird eine weitere neuropsychologische und psychodiagnostische Abklärung im Department der Neurowissenschaften durchgeführt. Er wird umfangreich getestet. Von den Ergebnissen gibt es nur eine Zusammenfassung. Diese bestätigt das Vorhandensein von signifikanten autistischen Zügen begleitet von hohen kognitiven Fähigkeiten. Daraus folgt die Diagnose Asperger-Autismus, welche sich auch auf die frühen anamnestischen Daten bezieht. Obwohl diese Diagnose sehr detailliert beschrieben ist, bleibt für uns ein Fragezeichen, vor allem, wenn wir sie mit der Diagnose vor zwei Jahren und mit dem Material aus der zeitgleich stattfindenden Psychotherapie vergleichen. Wir vermuten, dass einige Faktoren Leos Testleistungen beeinflusst haben: das fremde Umfeld, der schulmedizinische Ansatz und die daraus folgende Leistungsangst.

Leo, der das Gymnasium mit mehr als befriedigendem Ergebnis besucht, ist immer mehr an seinem Umfeld interessiert, insbesondere an den Gleichaltrigen. Er hat sich sukzessive vom beruhigenden Traum verabschiedet, die Welt könne von Seinesgleichen bewohnt werden. Diesen Traum erzählte er in seiner frühen Adoleszenz. Er »benutzte« die Therapeutin, um Phantasiedialoge mit Gleichaltrigen zu inszenieren; er übertrug ihr die Rolle der Regisseurin von beinahe theatralischen Szenen. Als unersättlicher Leser verschlingt er Romane, die Jugendgruppen als Hauptfiguren haben, und diskutiert mit ihr darüber. Die Unberechenbarkeit der Erwachsenen stört ihn, auch wenn er »theoretisch« die Unvollkommenheit des menschlichen Wesens akzeptiert. Er liebt die Serie die Simpsons; zu Beginn bewundert er vorbehaltslos Ned Flanders, den Nachbarn von Homer Simpson. Ned ist ein unbestechlicher Mann, ein braver Bürger und frommer Christ. Er scheint seine Unnachgiebigkeit gut zu verkörpern. Allmählich entdeckt er die Sympathie und die Menschlichkeit von Bart Simpson, Homers Sohn: Der kleine Junge muss sich mit einem Vater auseinandersetzen, der alles andere ist als ein »Musterbürger« und somit das Gegenteil von Ned. An jenem Tag, als Leo mit dem Bild von Bart auf dem T-Shirt zur Sitzung erscheint, begrüßt die Therapeutin das Auftreten dieser Figur mit Wohlgefallen. Sie deutet, dies verkörpere auch sein Bemühen zwischen so verschiedenen Erwachsenenmodellen, eines vorbildlichen und strengen (Ned), und eines menschlichen, aber unberechenbaren und ungeschickten (Homer) zu wachsen. Die Identifikation mit Bart gibt der Therapeutin zu verstehen, dass er akzeptiert, sich jung zu fühlen, nicht mehr erwachsen und »besserwisserisch« zu sein. Er erwirbt die zeitlichen Abläufe und damit die Idee der Unvermeidbarkeit des Todes. Leo wird sich seiner Andersartigkeit, seiner außergewöhnlichen Eigenschaften wie seines Gedächtnisses und seiner Belesenheit (»Meine Enzyklopädie«), aber auch seiner Naivität und seiner Schwierigkeit metaphorisch zu denken (»ich möchte lernen, zu scherzen«) bewusst. Mit 17 Jahren verliebt er sich in eine berühmte italienische Sängerin: ein Mädchen mit einer warmen Stimme, einem üppigen Körper und einem schönen Lächeln. Ihre Lieder handeln von der Liebe. Die »Vernarrtheit« dauert viele Jahre, verbunden mit Besuchen des Geburtsortes der Sängerin und mit an sie gewidmeten Erzählungen. Der nächste Schritt, die Annäherung an einen realen Partner, findet nicht statt.

Die letzte Sitzung, welche mit 18 Jahren nach einer langen Vorbereitung stattfindet, beendet die intensive psychotherapeutische Erfahrung. Sie öffnet neue Entwicklungsaufgaben, welche auf Leo in den kommenden Jahren warten. Wir zitieren aus den Mitschriften der Therapeutin: »Er kommt mit einem Heft. Er sagt, er war bei der kreativen Schreibwerkstatt und dass es ihm gefallen hat. [...] Er hat einige Techniken verstanden und erklärt sie mir. Beim nächsten Kurstreffen werde er nicht hingehen, weil er mit seiner Mutter am Meer ist. Bei dieser Gelegenheit wird über Erotik gesprochen. Er führt eine lange Rede über die Allgegenwart der Erotik in der heutigen Literatur. Er fügt hinzu: ›Vielleicht ist es ein Fügung, dass ich nicht dabei bin, aber vielleicht auch nicht. [...] Auch als in der Schule der Aufklärungsunterricht stattfand, war ich nicht dabei, weil ich bei einer Arztvisite war [...].‹ Vielleicht sind dies wichtige Aspekte seines Lebens, die er jetzt in Angriff nehmen muss, jetzt, wo wir uns nicht mehr sehen werden. Energisch sagt er: ›Richtig!‹, und fügt hinzu: ›Ich muss jemanden finden, mit dem ich darüber reden kann, da ich mit dir nicht mehr darüber reden kann!‹«

5. Das Schreiben – endliche und unendliche Therapie

Die Studie dieses Falles hat bislang die Komplexität und die Vorläufigkeit des Abklärungsprozesses verdeutlicht, selbst in einer scheinbar klar definierten Situation. Wir haben versucht, aufzuzeigen, wie sehr der Entwicklungsdrang Leos Bestreben nach Veränderung unterstützt hat, begleitet und begünstigt durch das Nachdenken über sich selbst.

Hier fügen wir wertvolles Material an, das einen Einblick in die Innenwelt Leos ermöglicht, einen Text, den der Junge nach Abschluss der Therapie geschrieben hat. Wir nützen ihn für den aktuellen Stand der Behandlungsergebnisse und zur Vertiefung der Diagnostik.

Es ist »Die Welt den Frauen«, so der Titel, leicht abgeändert. Es handelt sich um eine »Sciencefiction«-Erzählung in Ich-Form, Leo ist die Hauptfigur. Wir fassen die Handlung zusammen:

> Der Junge ist in einer Abteilung der Psychiatrie untergebracht, er leidet unter einer extremen Form von Frauenhass. Er lässt seinem Arzt, einer Person »nicht ohne Grenzen, aber mit einem gewissen Verständnis«, ein Manuskript zukommen. Dieses beschreibt das Ereignis, das zur stationären Aufnahme geführt hat. Nach dem tragischen Verlust seiner Mutter ist Leo mit einer kleinen Besatzung von Männern, denen auch sein Vater angehört, zu einer Reise in die Zukunft aufgebrochen. In tausend Jahren ist die Erde nur von Frauen bewohnt. Ansonsten scheint nichts verändert zu sein. Die Frauen sind anfangs sehr neugierig den aus der Vergangenheit kommenden »außerirdischen Personen« gegenüber. Die Mitglieder der Besatzung werden von einer wohlgesinnten Ärztin empfangen und untersucht. Dieser steht jedoch eine misstrauische und sadistische Wissenschaftlerin zur Seite. In einer ersten Phase übernimmt Leo in der neuen Welt eine maßgebende Rolle als wissenschaftlicher Übermittler: Er versucht, die Menschheit und die männliche Sexualität zu »erklären«, die Liebe, die Generation der Kinder, so wie es zu seiner Zeit war. Er organisiert kulturelle Veranstaltungen über verschiedene Themen und hält auch eine Vorlesung über Psychoanalyse. Als jedoch der Vater einer Frau gegenüber ordinäre Annäherungsversuche macht, führt dies zur Verfolgung und damit zum Tod oder Suizid aller anderen Männer der Besatzung. Leo bleibt allein zurück. Sein Versuch, ein sich in Lebensgefahr befindliches Mädchens zu retten, wird als Vergewaltigung und Mord missverstanden: Er ist gezwungen zu fliehen. Er versteckt sich vor den tobenden Frauen und rekonstruiert die Ursache der weiblichen Propaganda, die mit dem Unterschied der Geschlechter auch die Liebe und die Fortpflanzung in der Welt ausgelöscht hat (die Mädchen werden nun im Labor produziert). Leo gelingt es schließlich, noch ein anderes Mädchen zu retten, vermutlich mit Hilfe der wohlgesinnten Ärztin. Er kann in sein Zeitalter zurückkehren, indem er seine Flucht als Suizid tarnt. In der Gegenwart angekommen landet er aufgrund des schrecklichen Ausgangs der Reise im Krankenhaus.

Wir wenden uns den wichtigsten Themen zu, die sich in der Erzählung zeigen. Sie lassen auf Leos psychische Verfassung nach dem Ende der Psychotherapie schließen. Insbesondere werden wir die kritischen, mit dem Übergang ins Erwachsenenalter verbundenen, Aspekte und ihre Beziehung mit den residualen autistischen Modalitäten aufzeigen: Leos Zukunftsvision, seine Wünsche, die Hoffnungen und Ängste und schließlich seine Ressourcen und seine Anpassungsfähigkeiten.

Am Ende seiner Adoleszenz erlebt sich Leo als »außerirdische Person«. Er nimmt seine Eigenartigkeit und seine motorische Ungeschicklichkeit wahr, er spürt, »einige Schwierigkeiten mehr im Vergleich zu den anderen« zu haben. In der Erzählung versucht er, diese Aspekte zu kompensieren, indem er sich enzyklopädische Sachkenntnisse aneignet: Er hat Ingenieurwissenschaft, Biologie und Astronomie studiert. Seine Reisebegleiter anerkennen seine »Eklektizität eines Genies«. Diese Eklektizität scheint jedoch auch eine tiefgreifende Unsicherheit auszudrücken. Die wichtigsten Themen in der Erzählung sind die Geschlechtsidentität, die Sexualität und die Fortpflanzung. Leo selber weiß nicht, wie man sich als Mann fühlt, ebenso wie die Frauen, die ihn in der Erzählung empfangen. Er beschreibt seinen Körper »von außen«, als ob er derjenige eines Fremden wäre: »Ich hatte riesige Schultern, aber auch eine unglaubliche Behaarung.« Die Ärztin drückt als Sprachrohr seine Ungläubigkeit aus, wenn er von seinen Genitalien spricht, die er als »seltsame Sache … als komische externe Organe« bezeichnet. Sie haben überdies einen devitalisierten Charakter (»ein kleines glattes Rohr mit variabler Länge, welches vom Schamhügel herabhängt«). Leos Unsicherheit scheint in gewissem Maße in seinen alten autistischen Modalitäten verwurzelt zu sein, in welchen das Lebende und das Leblose verschwimmen. Der Wachstumsprozess, die Reise in die Zukunft, erfolgt nicht auf natürliche Art, sondern wird einer Zeitmaschine überlassen, was ihn von vornherein willkürlich und reversibel macht. Dieser Aspekt, welcher wahrscheinlich sowohl ein primäres Defizit als auch eine Abwehr aufzeigt, bringt eine gewisse zeitliche Verwirrtheit mit sich; die Generationsunterschiede verschwimmen und verstärken die Schwierigkeiten Leos in der Bewältigung von ödipalen Themen. Der Vater verhält sich wie ein unvernünftiger Junge, impulsiv und grob, nervig, den der weise Leo im Zaum zu halten versucht; oder, alternativ, wie ein Tyrann, der die Auseinandersetzung verweigert: Während der Reise, sagt Leo, »wollte mein Vater, eigensinnig wie er war, die Tatsache nicht akzeptieren, dass wir Kadetten … an seiner Stelle die Lage besprachen«.

Leo weiss nicht, was er sich von der »Reise« erwarten soll, sprich von der Zukunft: Die Welt könnte »zur Hälfte in einem neuen Eiszeitalter versunken« sein oder »gefährlich Richtung Sonne« gehen. Er hat Angst, Emotionen nicht regulieren zu können, in die autistische Kälte zurückgewiesen oder einem glühenden und vernichtendem Trieb ausgesetzt zu werden. Die Begegnung mit dem anderen ist mit extremer Angst verbunden.

Im Text zeigt sich eine starke Spannung zwischen dem Wunsch, die Außenwelt zu erkunden, und dem Bedürfnis, ein Vertrautheitsgefühl zu bewahren.

Leo ist während seiner Reise aktiv, zeigt seine Kompetenzen, um Raum und Zeit unter Kontrolle zu halten, und erkennt die Orte. Er bemüht sich, »die Langeweile zu bekämpfen«, das zeigt eine neue aktive Position gegenüber dem autistischen Bedürfnis nach Gleichförmigkeit.

Leo ist sich seiner Schwierigkeiten bewusst: Sowohl in der Erzählung als auch in der Wirklichkeit bittet er um Hilfe und kämpft. Er möchte verstanden und unterstützt werden. Er wendet sich an seinen Psychiater, er soll seinen Text lesen wie ein echtes Buch und nicht als Schriftstück eines Irren. Er lässt sich von der guten Ärztin helfen, welche an seine Psychotherapeutin erinnert. Die Anwesenheit einer bedrohlichen Weiblichkeit (die sadistische Wissenschaftlerin) zeigt dennoch die Schwierigkeit, widersprüchliche Objekte zu integrieren. Leo verteidigt mutig die Wichtigkeit der Differenz und der kreativen Beziehungen gegenüber einer Welt »ohne Liebe«, aus der er aufgetaucht ist. Er hat Angst, in seiner Absicht missverstanden zu werden. Sobald dies geschieht, hat er ein »herzzerreißendes« Verlangen, sich auszudrücken, da ihm »jede Möglichkeit, dies zu machen«, entzogen wurde; ein Ereignis, das ihn zur völligen Verzweiflung bringt, wie das Ende seiner »Reise« deutlich macht.

Selbstverständlich erlaubt das literarische Hilfsmittel, katastrophale Angstzustände einzudämmen. So kann er sich von Wünschen und Konflikten distanzieren, die ihn bedrohen und zu einem Zusammenbruch oder zu einer erneuten Isolation führen könnten.

Diskussion

Der Fall von Leo beinhaltet unterschiedliche diagnostische Abklärungen, die wir kurz zusammenfassen.

Bei der Geburt wurde er als Risikokind gemeldet aufgrund seiner abweichenden Reaktivität. Mit zweieinhalb Jahren kam er in den neuropsychiatrischen Dienst, nachdem er bisher aufgrund der Indisponibilität seiner Eltern nur aus der Ferne überwacht worden war. Ausgehend von der Hypothese, er habe Autismus, beginnen die Fachkräfte mit einer strukturierten psychoedukativen Intervention für Eltern und Kind. Erst nach Abschluss wurde den Eltern die Diagnose »tiefgreifende Entwicklungsstörung« mitgeteilt. Dieser lange Prozess hat es den Eltern ermöglicht, die Diagnose aufzunehmen, ohne zu dekompensieren. Der Verlauf der Abklärung wird mit einer kontinuierlichen

Funktionsanalyse innerhalb der Psychotherapie fortgeführt. Im Alter von 13 und 15 Jahren werden zwei weitere Abklärungen durchgeführt. Die erste Abklärung zeigt einen Rückgang der autistischen Merkmale und eine Zunahme der adaptiven Fähigkeiten mit der Gefahr der Entwicklung einer Psychose aufgrund seines Alters und der sich aufweichenden Abwehrmechanismen. Die nachfolgende Diagnostik hingegen scheint den Autismus mit hohen kognitiven Fähigkeiten wieder zu bestätigen.

Leos Entwicklung und die unterschiedlichen diagnostischen Einschätzungen zeigen klar die Spannung zwischen der autistischen Funktionsweise und seinem Entwicklungsdrang, der sich explizit im Text nach Ende der Psychotherapie zeigt. Die Beobachtungen der Psychiaterin, die den 30-jährigen Leo betreut, bestätigen dies. Ausgehend von den Entwicklungsaufgaben können wir einige Überlegungen über die frühadoleszente Krise anführen. In der Latenzzeit wird Leo von der autistischen Funktionsweise nicht signifikant gestört, da das Bedürfnis nach Gleichheit und Ordnung sowie das Bestreben nach einem enzyklopädischen Wissen charakteristisch für die meisten Kinder dieser Altersgruppe ist. Sicherlich erscheinen einige Verarbeitungsprozesse von Leo bizarr. Mit Eintritt in die Pubertät wird die Schere zwischen Leo und den Gleichaltrigen zunehmend größer. Die typische Regression in diesem Alter hat für Leo dramatische Folgen, weil seine Körperwahrnehmung tief verwurzelt ist in dem frühen autistischen Erleben. Die Gefahr einer Psychose aufgrund des Prozesses der Integration des sexuellen Körpers in das Selbst während der Adoleszenz hat bei Leo besondere Auswirkungen. Diese kommen klar in seinen Phantasien in der Psychotherapie zum Ausdruck, in den Antworten im Rohrschach und in seinem Text, wo Triebregungen eine Katastrophe verursachen und zum erneuten Rückzug des Hauptdarstellers führen.

Eine gesunde Adoleszenz verarbeitet den Verlust der Kindheit mit ihren omnipotenten Phantasien und die daraus folgenden depressiven Affekte. Leo entzieht sich nicht dieser wichtigen Entwicklungsaufgabe, welche ihn mit seinen Grenzen konfrontiert, die durch den Autismus bedingt sind. Zudem benutzt er die Literatur als Medium zwischen seiner dürftigen Erfahrung und der externen Realität. Die Intellektualisierung (Freud, A., 1936) ermöglicht ihm, seine Triebe unter Kontrolle zu halten und gleichzeitig die Entwicklung des Denkens und des Selbstwerts zu fördern. Leo nähert sich damit auch dem symbolischen Denken, welches ihn sehr anzieht, aber für ihn teilweise fremd bleibt aufgrund der mangelnden Verankerung des Denkens mit seinem Körper. Dies führt zu Fragen nach der Symbolisierungsfähigkeit, die als eine charakteristische Eigenschaft des Autismus gilt, und nach den Grenzen zwischen Symbol und symbolischer Gleichung (Seagl, 1957).

Diese Betrachtungen lassen uns über die Prognose und Heilung aus psychodynamischer Sicht nachdenken. Die psychoanalytische Abklärung ermöglicht es bei einer tiefgreifenden Störung wie dem Autismus, an der Funktionsfähigkeit der Person zu arbeiten, ohne dass die Prognose a priori von der Diagnose bestimmt wird. Auch in den nach Symptomen eingestuften Fällen ist es möglich, ein dynamisches Konzept der Heilung zu formulieren. In allen erfolgreich beendeten Therapien behalten die Patienten eine Persönlichkeitsstruktur bei. Man kann in der Therapie eine teilweise Kompensation des Defizits erreichen, die das Leben maßgeblich verändern kann, ebenso eine Veränderung des Verhältnisses zwischen konfliktfreien und pathologischen Anteilen. In diesem neuen Gleichgewicht breiten sich die Funktionen des Ichs aus, während sich die Abwehrmechanismen verringern (Hartmann, 1939). Dies ermöglicht es, sich zumindest teilweise der Angst zu stellen, die jede Entwicklung mit sich bringt, zumal naturgemäß ein andauerndes Ungleichgewicht entsteht (Freud, A., 1965).

Eine größere Denk- und Lernfähigkeit, die Entfaltung der kreativen Persönlichkeitsanteile, die Möglichkeit des zwischenmenschlichen Austauschs, wenn auch begrenzt, können es ermöglichen, die zwanghaften Modalitäten zu verkleinern, die den Patienten einsperren. Mit lebensbejahender Unterstützung nähren sie zugleich seine psychische Entwicklung.

Übersetzung aus dem Italienischen durch
Barbara Pfeifer, Bozen/Bolzano, und Peter Bründl, München

Literatur

Alvarez, A. (1992): *Live company: Psychoanalytic psychotherapy with autistic, borderline, deprived and abused children.* New York: Tavistock/Routledge. Dt.: *Zum Leben wiederfinden. Psychoanalytische Psychotherapie mit autistischen, Borderline-, vernachlässigten und missbrauchten Kindern.* Frankfurt a. M.: Brandes & Apsel.

Alvarez, A. (1999): Disorder, deviance and personality. Factors in the persistence and modificabilità of autism. In: Alvarez, A. & Rei, S.: *Autism and personality.* London/New York: Routdledge.

Alvarez, A. et al. (1994): *Un buon incontro. La valutazione secondo il modello Tavistock.* Quagliata, E. (Hrsg.): Roma: Astrolabio.

American Psychiatric Association (2013): *Diagnostic and Statistical Manual of Mental Disorders*. Washington, DC. 5. Aufl.

Barale, F. & Ucelli, S. (2006): La debolezza piena. Il disturbo autistico dall'infanzia all'età adulta. In: Ballerini, A.; Barale, F.; Gallese, V. & Ucelli, S. (Hrsg.): *Autismo. L'umanità nascosta*. Torino: Einaudi.

Cassola, M. G. & Grotta, A. (1998): »Leo«. Multiple interventions in the case of a very disturbed young boy with autistic features. In: Hurry, A. (Hrsg.): *Psychoanalysis and developmental therapy.* London: Karnac. Dt.: *Psychoanalyse und Entwicklungsförderung von Kindern*. Frankfurt a. M.: Brandes & Apsel.

Davids, J.; Green, V.; Joyce, A. & McLean, D. (2017): Revised provisional diagnostic profile 2016. Journal of Infant, Child and Adolescent Psychotherapy, 16(2), 149–157.

Freud, A. (1936): *Das Ich und die Abwehrmechanismen.* Frankfurt a. M.: Fischer. 2006. Erstausgabe: Wien: VIP.

Freud, A. (1965): Normality and Pathology in Childhood. Assessments of Development. In: *The Writings of Anna Freud, Vol. VI*. New York: IUP.

Hartmann, H. (1939): Ich-Psychologie und Anpassungsprobleme. *Intern. Zeitschr. Psychoanal.*, 24, 62–135.

Hochmann, J. (2009): *Histoire de l'autisme.* Paris: Odile Jacob.

Laufer, M. & Laufer, M. E. (1984): *Adolescence and developmental breakdown. A psychoanalytic view.* New Haven, CT: Yale UP.

Mahler, M. S.; Pine, F. & Bergman, A. (1975): *The psychological birth of the human infant. Symbiosis and individuation.* New York: Basic Books.

Segal, H. (1957): Notes on symbol formation. *International Journal of Psychoanalysis*, 38, 391–397.

Stern, D. N. (1985): The interpersonal world of the infant. New York: Basic Books.

World Health Organisation (1992): *International Statistical Classification of Diseases and Related Health Problems, 10th Revision (ICD-10).* Geneva: WHO.

Yorke, C. (1985): Diagnostic Thinking about a Boyhood Disturbance. *Bulletin of the Anna Freud Centre*, 8 (3), 195–2011.

Die Autorinnen und Autoren

Christine Anzieu-Premmereur, Psychiaterin und Psychoanalytikerin. Mitglied der Societé Psychoanalytique de Paris und des New Yorker Psychoanalytischen Instituts .Sie ist niedergelassen in New York in eigener Praxis für Erwachsenen, Kinder, Jugendliche, sowie für Eltern mit Babys und Kleinkindern. Sie leitet am Columbia Psychoanalytic Center for Training and Research die Ausbildung in Eltern-Kleinkind-Psychotherapie. Sie ist Vorsitzende der Arbeitsgruppe für Eltern-Kleinkind Programme bei den Tagungen der Psychoanalytischen Institute der Amerikanischen Psychoanalytischen Vereinigung (ApsaA).
E-Mail: canzieu@gmail.com.

Dieter Bürgin, Dr. med., Prof. em., ehemaliger Chefarzt der Kinder- und Jugendlichenpsychiatrie der Universitätsklinik Basel, Psychoanalytiker für Kinder, Jugendliche und Erwachsene, Lehranalytiker der Schweizer Psychoanalytischen Gesellschaft/IPA. Niederlassung in eigener Praxis in Basel. Veröffentlichungen zur Psychiatrie, Psychosomatik, Psychoanalyse und Psychotherapie im Kindes- und Jugendalter.
E-Mail: dieter.bürgin@unibas.ch

Peter Bründl, Dr. phil., Psychologischer Psychotherapeut, Psychoanalytiker (MAP, DGPT), Kinderanalytiker (ACP) und Analytischer Kinder- und Jugendlichen-Psychotherapeut (VAKJP). Niedergelassen in eigener Praxis in München, Lehranalytiker, Supervisor und Dozent der Münchner Arbeitsgemeinschaft für Psychoanalyse e.V. (MAP). Zahlreiche Veröffentlichungen zu Adoleszenz, Migration, Fernwirkung des NS-Terrors auf nachfolgende Generationen, Trauma, männliche Entwicklung, junges Erwachsenenalter und Elternschaft. Mitherausgeber dieser Reihe.
E-Mail: peterbruendl@t-online.de

Adriana Grotta, Psychologin und psychoanalytische Psychotherapeutin für Kinder, Jugendliche und Erwachsene. Niedergelassen in eigener Praxis in Bologna, ausgebildet an der Mailänder Association Psicoterapia e Scienze Umane und teilweise in London am Anna Freud Center. Mitherausgeberin des klinischen Teils des *Journal Psicoterapia e Scienze Umane*. Zahlreiche Veröffentlichungen zu Theorie und Praxis der Psychoanalyse, Anwendung der

Psychoanalyse auf die Erziehung und auf die Matrixbildung in interdisziplinären Teams. Zusammen mit Paola Morra (s. u.) organisierte sie in Bologna den internationalen Kongress »L'utopia del possibile. Tra pedagogia e psicoanlisis: la lezione die Anna Freud oggi«.
E-Mail: adrigrotta@yahoo.it

James M. Herzog, M. D., Psychoanalytiker (ApsaA, IPA), Professor für Psychiatrie, an der Harvard Medical School, Lehranalytiker und Supervisor (Kinder, Jugendliche Erwachsene). Mitglied des Boston Analytic Institute und der Boston Analytic Society. Niedergelassen in eigener Praxis in Boston. Zahlreiche Veröffentlichungen zu Entwicklungspsychologie, Theorie und Klinik von Entwicklungspathologien, Theorie und Praxis von Kinder-, Jugendlichen- und Erwachsenenanalysen; u. a.: *Father Hunger. Explorations with Adults and Children* (2014).
E-Mail: jim@herzogmail.com

Agathe Israel, Dr. med., Fachärztin für Psychotherapeutische Medizin, Psychiatrie/Neurologie, Kinder- und Jugendpsychiatrie, Psychoanalytikerin für Erwachsene, Kinder- und Jugendliche (VAKJP), Lehranalytikerin DGPT, Supervisorin, Dozentin am Institut für analytische Kinder- und Jugendlichenpsychotherapie – Esther Bick. Bis 1999 Praxis und Leitungstätigkeit in der stationären Kinder- und Jugendpsychiatrie, seitdem niedergelassene Psychotherapeutin mit dem Schwerpunkt analytische Säuglings-Kleinkind-Eltern- Psychotherapie (SKEPT) und Erforschung frühen psychischen Erlebens von Frühgeborenen, Säuglingen, Kleinkindern mittels der Methode der teilnehmenden Beobachtung nach Esther Bick; auf diesen Gebieten Lehrtätigkeit und zahlreiche Publikationen. Bei Brandes & Apsel u. a. erscheinen: *Der Säugling und seine Eltern* (2007) und *Früh in der Welt* (2008).

Paola Morra, Psychologin und psychoanalytische Psychotherapeutin für Kinder, Jugendliche und Erwachsene, ausgebildet in Mailand an der Fondazione Bonaccorsi und an der Association Psicoterapia e Scienze Umane und teilweise in London an der Tavistock Clinic und an der Portman Clinic. Arbeitete mehrere Jahre an der Neuropsychiatrischen Einheit für Kinder und Jugendliche des italienischen staatlichen Gesundheitssystems in Mailand. Niedergelassen in eigener Praxis in Bologna und Mailand. Mitglied des Wissenschaftsausschusses des Istituto Psiba (Institut für Kinder- und Jugendlichen-Psychotherapie) in Mailand. Mitherausgeberin des klinischen Teils des *Journal Psicoterapia e Scienze Umane*. Zahlreiche Veröffentlichungen zur Klinik in der Kinder- und

Jugendlichen-Psychotherapie. Zusammen mit Adriana Grotta (s. o.) organisierte sie 2014 in Bologna die Internationale Tagung »L'utopia del possibile. Tra pedagogia e psicoanalisis: la lezione di Anna Freud oggi«.
E-Mail: paola.morra@gmail.com

Fernanda Pedrina, PD Dr. med. habil., Kinder- und Jugendpsychiaterin und -psychotherapeutin (FMH), Psychoanalytikerin (PSZ), Kinderanalytikerin (ACP), Dozentin und Supervisorin. Niedergelassen in freier Praxis in Zürich. Mitbegründerin des Zürcher Zentrum für Entwicklungspsychotherapie »Baby und Kleinkind« (www.babyundkleinkind.ch). Privatdozentin an der Universität Kassel, Fachbereich Sozialwesen. Dozentin im Eltern-Kleinkind-Psychotherapie-Curriculum der ärztlichen Akademie für Psychotherapie von Kindern und Jugendlichen in München. Ehem. Schweizer Präsidentin der Gesellschaft für seelische Gesundheit in der frühen Kindheit (GAIMH). Zahlreiche Veröffentlichungen zur psychoanalytischen Arbeit mit Kindern im Alter von null bis fünf Jahren und zur Psychotherapie mit Migranten.
E-Mail: pedrina@hin.ch

Marianne Rauwald, Dr., Psychoanalytikerin (DPV). Leiterin des Instituts für Trauma – Bearbeitung und Weiterbildung Frankfurt. Veröffentlichungen zur transgenerationalen Weitergabe traumatischer Erfahrungen.
E-Mail: rauwald@institut-fuer-traumabearbeitung.de

Barbara Saegesser, Dr. phil.. Studium der Philosophie (Promotion), Psychologie, Germanistik und Soziologie in Basel. Ausbildungsanalytikerin der Schweizerischen Gesellschaft für Psychoanalyse (SGPsa/IPA), Psychotherapeutin, Supervisorin SPV/ASP.VPB. Dozentin an verschiedenen psychoanalytischen Instituten. Langjährige leitende Aufgaben im Rahmen der SGPsa. Niedergelassen in eigener Praxis in Basel. Seit vierzehn Jahren arbeitet sie individuell, humanitär und ethno-psychoanalytisch in ostafrikanischen städtischen Gebieten: Waisenhäuser, Streetboys, Spitäler für die Ärmsten, Maternité, Neonatologie, Psychiatrie. Vorträge und Publikationen zur weiblichen Sexualität, zur psychischen Bisexualität, zum Verführen in psychoanalytischen Prozessen, zu ethischen Fragen in psychoanalytischen Gesellschaften und schließlich zur ethnopsychoanalytischen Arbeit mit ostafrikanischen muslimischen, korangebundenen Babys, Müttern, Vätern, Verwandten sowie intra-afrikanischen Flüchtlingen, vorwiegend in Somalia, Eritrea, Sudan und Äthiopien.
E-Mail: Barbara.saegesser@bluewin.ch

Carl E. Scheidt, Arzt für Psychiatrie, Psychotherapie, Psychoanalyse (DPV/IPV), Thure von Uexkuell-Stiftungsprofessor für stationäre und teilstationäre Psychotherapie am Zentrum für psychische Erkrankungen, Klinik für Psychosomatische Medizin und Psychotherapie der Albert-Ludwigs-Universität Freiburg, Leiter der Sektion für Psychoanalytische Psychosomatik, Lehranalytiker und Supervisor am DGPT-Institut Freiburg.
E-Mail: carl.eduard.scheidt@uniklinik.freiburg.de

Adriana von Schelling, Dipl. Psych., Psychoanalytikerin für Erwachsene (DGPT, MAP) und Kinder, Jugendliche und junge Erwachsene (VAKJP). Niedergelassen in eigner Praxis für Kinder, Jugendliche und Erwachsene. Dozentin und Ambulanztherapeutin der Ambulanz für Kinder, Jugendliche und deren Eltern der MAP.
E-Mail: avonschelling@gmx.de

Viktoria Schmid-Arnold, Dr. med., Frauenärztin, Fachärztin für Psychosomatische Medizin, Psychoanalytikerin (DGPT, MAP), Dozentin, Supervisorin und Lehranalytikerin der BLÄK/MAP/DGPT. Leiterin der Babyambulanz der MAP. Dozentin für SKEPT im Ausbildungsverbund SKEPT des Psychoanalytischen Forums München (PFM); seit 1991 niedergelassen in eigner Praxis; Veröffentlichungen über Schwangerschaft, frühe Mutterschaft und Vaterschaft mit und ohne Migrationshintergrund.
E-Mail: dr.schmidarrnold@googlemail.com

Barbara Steck, Priv. Doz., Dr. med. Sie war über viele Jahre Oberärztin an der kinder- und jugendpsychiatrischen Universitätsklinik und Poliklinik Basel. Sie verfügt über eine breite psychoanalytische und familientherapeutische Ausbildung und arbeitet in freier Praxis.

Alfred Walter, Dr. phil., psychoanalytische Ausbildung für Kinder, Jugendliche und Erwachsene (DPV,VAKJP), analytischer Paar- und Familientherapeut (GaG), Gruppenanalytiker und Gruppenlehranalytiker (D3G). Seit 20 Jahren niedergelassen in eigener Praxis in Augsburg. Langjähriger Dozent und Supervisor beim Centrum für Integrative Psychotherapie München (CIP) sowie beim Freien Musikzentrum München und beim Masterstudiengang Musiktherapie am Leopold-Mozart-Zentrum Augsburg. Schwerpunkte: Tiefenpsycholo gie,Psychoanalyse, Kinder- und Jugendlichenpsychotherapie, Familientherapie, Gruppentherapie. Dozent und Supervisor der Münchner Arbeitsgemeinschaft für Psychoanalyse (MAP), Mitglied des Arbeitskreises der Kinderanalyse der Deutschen Psychoanalytischen Vereinigung. Seit über 10 Jahren Dozent und Supervisor bei der Fundacia Pomorskie psychotraumalogiene in Danzig/Polen. Publikationen u. a. zu Trauma, Behandlungstechnik in der Kinder- und Jugendlichenpsychotherapie und -analyse und zur therapeutischen Beziehung, E-Mail: alfredwalter.praxis@t-online.de

Dank

Die Erstellung dieses Bandes wurde im Rahmen des Forschungsschwerpunktes »Synchronisation in Embodies Interaction« durch das Freiburger Institute of Advanced Studies (FRIAS) unterstützt. Wir danken dem FRIAS für die großzügige Unterstützung und Gewähgrung der hilfreichen Rahmenbedingungen für die interdisziplinäre Zusammenarbeit.